Tamer Kemeröz
Foodsport®

Für Inga

Beruflicher Erfolg zählt
nur dann, wenn der
Mensch, der dahinter
steckt, auch gesund bleibt...

In diesem Sinne
meine allerbesten Wünsche

Tamer

28.06.2007

Für meine Mutter Nevin.

Tamer Kemeröz

FOODSPORT®

Gesund und schlank trotz Zeitmangel

Mit CD-ROM

GABAL
management

Foodsport® ist eine eingetragene Marke von Tamer Kemeröz. Aus Gründen der besseren Lesbarkeit verzichten wir im laufenden Text auf den Schutzrechtshinweis hinter Foodsport®. Dieser steht nur in Abbildungen und Übersichten.

Bibliografische Information der Deutschen Bibliothek

Die Deutsche Bibliothek verzeichnet diese Publikation
in der Deutschen Nationalbibliografie; detaillierte
bibliografische Informationen sind im Internet über
http://dnb.ddb.de abrufbar.

ISBN 10: 3-89749-633-X
ISBN 13: 978-3-89749-633-0

Lektorat: Susanne von Ahn, Hasloh
Umschlaggestaltung: +malsy Kommunikation und Gestaltung, Bremen
Umschlagfotos: Getty images, München, und Corbis, Düsseldorf
Food-Fotos/-Styling: Gerhard Hirsch/Mike Wozny, Frankfurt
Satz und Layout: Das Herstellungsbüro, Hamburg (www.buch-herstellungsbuero.de)
Druck und Bindung: Salzland Druck, Staßfurt

www.gabal-verlag.de
www.gabal-shop.de
www.gabal-ist-ueberall.de

Inhalt

Vorwort

Wer kennt das nicht? Man will im Beruf erfolgreich sein, nimmt lange Arbeitszeiten und zahlreiche Geschäftsreisen in Kauf, möchte aber zugleich der eigenen Familie gerecht werden und seine Hobbys pflegen: Die zunehmende Karriereorientierung vieler Menschen lässt ein stressfreies Berufs- und Alltagsleben zur Ausnahme werden. Diese Entwicklung scheint dem gleichzeitig wachsenden Interesse an bedarfsgerechter Ernährung und dem Wunsch nach körperlicher Aktivität entgegenzustehen.

Für Personen, die beruflich oft unterwegs und somit auf Kantinen- und Restaurantessen angewiesen sind, wird es immer schwieriger, sich figurbewusst und vollwertig zu ernähren. Häufig fehlt darüber hinaus die Zeit für regelmäßige Bewegung.

Die steigenden Zahlen an übergewichtigen und adipösen Menschen sowie die Zunahme der so genannten Zivilisationskrankheiten belegen, wie relevant dieses Problem ist.

Tamer Kemeröz setzt sich kompetent und praxisnah mit diesem Phänomen auseinander und zeigt Wege, die es jedem ermöglichen, beruflichen Erfolg mit Gesundheit, ausgewogener Ernährung und angemessener körperlicher Betätigung optimal zu vereinen. Mit dem Foodsport-Konzept kann es trotz knappen Zeitbudgets gelingen,

- den Ursachen für einen ungesunden Lebensstil aus dem Weg zu gehen,
- das Körpergewicht im Griff zu haben,
- sich auch außer Haus bedarfsgerecht zu ernähren,
- immer auf frische Lebensmittel zurückzugreifen und diese in kurzer Zeit zuzubereiten sowie
- den eigenen Kräften und Bedürfnissen entsprechend regelmäßig Sport zu treiben.

Mit den Vorschlägen aus diesem Buch wird es jedem Interessierten sehr viel leichter fallen, einen gesundheitsbewussten, genussvollen und aktiven Lebensstil erfolgreich und langfristig zu verwirklichen.

Viel Freude beim Lesen und Umsetzen!
Günter Wagner

Günter Wagner ist Ernährungswissenschaftler und Mitglied im Vorstand des Instituts für Sporternährung e. V. in Bad Nauheim. Er ist Lehrbeauftragter in der Deutschen Trainerakademie des Deutschen Sportbundes in Köln und berät Leistungs- und Freizeitsportler in Fragen bewussten Essens und Trinkens.

Teil I

Hintergrund – Zeitmangel und seine Folgen

1. Warum dieses Buch?

Als ich nach einem wirtschaftswissenschaftlichen Studium ins Berufsleben einstieg, wurde ich sehr bald mit dem Phänomen Zeitmangel und seinen gesundheitlichen Folgen konfrontiert. Mit wachsender Verantwortung verschlang mein Arbeitsalltag immer mehr Ressourcen. Nach nur vier Jahren im Job, im Alter von gerade mal 28 Jahren befand ich mich bereits am Anfang eines schleichenden Prozesses gesundheitlicher Degeneration. In dieser Phase nahm ich langsam, aber stetig an Gewicht zu und meine Kraft, Ausdauer und Muskulatur nahmen in gleicher Weise ab. Es wurde immer schwieriger, diese Defizite mit temporären Gegenmaßnahmen, wie Diäten oder sporadischem Training, auszugleichen.

Zeitmangel – Bewegungsmangel

Aus Zeitmangel fand ich kaum Gelegenheit, mich ausreichend zu bewegen. Der Besuch in einem Fitness-Studio etwa bedeutete für mich, um 20:00 Uhr noch hinauszufahren, dann mindestens eine Stunde zu trainieren und danach erst nach Hause zu kommen. Gegessen hatte ich bis dahin natürlich auch noch nichts. Obwohl ich mir meines ungesunden Lebenswandels durchaus bewusst war, mangelte es mir an Anreizen, ein regelmäßiges Training zu absolvieren. Was mir half, waren meine Leidenschaft für das Kochen und meine Vorliebe für frische, vollwertige Lebensmittel. Meine Kollegen durchliefen einen ähnlichen Prozess. Sie waren sogar noch schlimmer betroffen, weil sie im Gegensatz zu mir überhaupt nicht auf ihre Ernährung achteten und schon gar nichts vom Kochen verstanden.

Nach einem ausgiebigen Urlaub, in dem ich regelmäßig aktiv war, fühlte ich mich so wohl, dass ich auch zu Hause nicht mehr auf mein Training verzichten wollte. Da ich erfahrungsgemäß kaum Zeit dafür hatte, beschloss ich, die Strategie zu ändern. Statt ein langes Training anzustreben, das ich ohnehin kaum regelmäßig schaffen würde, wollte ich mir ein möglichst kurzes Training vornehmen, für das es kaum Ausreden gab, es ausfallen zu lassen. Das klappte gut mit Gymnastik zu Hause. Je mehr Sprossen ich allerdings auf der Karriereleiter erklomm, desto intensiver wurde mein Arbeitspensum, das zudem nun sehr international geprägt war. Durch unzählige Stunden im Flugzeug und in Hotels wurden zusätzlich wertvolle Kapazitäten gebunden. Daher fiel selbst mein kompaktes Training öfter aus. Sobald es wieder etwas ruhiger wurde, konnte ich es jedoch leicht wieder aufnehmen, da es kaum Zeit beanspruchte. Auf meine Ernährung achtete ich die ganze Zeit über und entwickelte über die Jahre viele alltagstaugliche Tricks für zu Hause und unterwegs. Die neue Strategie schien aufzugehen und ich fühlte mich wohler denn je. Auch mein Gewicht hatte ich endlich unter Kontrolle.

Der Foodsport-Kerngedanke

Nach vielen Jahren strapaziösen Managementalltags konnte ich also rückblickend feststellen, dass insbesondere meine genuss- und gesundheitsorientierte Ernährungsweise zum Erhalt meiner Fitness und meiner schlanken Figur beigetragen hat. Ein moderates, einigermaßen regelmäßiges Training reichte offensichtlich völlig aus. Selbst in Phasen, in denen ich keine Möglichkeit hatte zu trainieren, schienen die unvermeidlichen negativen Folgen, wie Gewichtszunahme und Muskelabbau, weit weniger zum Tragen zu kommen. Dies wurde mir auch von Experten bestätigt. Für den Aufbau bzw. Erhalt eines gesunden und sportlichen Körpers ist demnach nicht das Training allein verantwortlich, sondern hauptsächlich eine gesunde und angepasste Ernährungsweise. Eine sehr nützliche Erkenntnis, insbesondere für alle Menschen mit chronischem Zeitmangel. Denn wer sich langfristig gesund ernährt, hat selbst bei einem moderaten und zeitlich kompakten Training sehr gute Chancen, auf Dauer schlank und gesund zu bleiben. Damit waren eine gesunde Ernährungsweise und regelmäßiger Sport für mich ein Team, das sich gegenseitig unterstützte und auf keinen Fall auf Dauer getrennt werden durfte. So wurde auch der Name dieses Konzeptes geboren. Von diesem Moment an verfolgte ich nämlich kein getrenntes Ernährungs- und Trainingsprogramm mehr, sondern trieb einfach nur noch *Foodsport*.

Umfangreiche Recherchen und zahlreiche Gespräche mit Experten aus den Bereichen Medizin, Biochemie, Ernährungs- und Sportwissenschaften bescheinigten mir die Vorteile meines Lebensstils, die ich in diesem Buch weitergeben will. Der Schwerpunkt soll dabei nicht in der Analyse und Zusammenstellung ernährungswissenschaftlicher Empfehlungen liegen, sondern vielmehr in deren konkreten und alltagstauglichen Umsetzung – gerade bei einem knappen Zeitbudget. Viele Menschen möchten gesünder leben. Aufgrund beruflicher Restriktionen ist es ihnen jedoch kaum möglich, überdurchschnittlich viel Zeit in einen gesünderen Lebensstil zu investieren. Genau an dieser Stelle lassen viele Gesundheitsratgeber den Leser alleine. Diese Lücke möchte ich mit dem vorliegenden Buch schließen.

Foodsport schafft die Voraussetzungen für mehr Genuss und Lebensqualität. Wer Foodsport treibt, muss sich nicht an komplexe Anleitungen halten, sondern handelt langfristig aus einer Grundüberzeugung heraus und nicht aus einem Zwang. Kulinarische Ausrutscher oder Phasen ohne Sport sind im Alltag unvermeidlich und daher fester Bestandteil des Konzeptes. Andernfalls bestünde bereits nach den ersten Fehltritten die Gefahr, alle schönen neuen Vorsätze zu verwerfen und entmutigt in den alten Lebensstil zurückzukehren. Solange man jedoch Foodsport treibt, bleiben Fauxpas dieser Art nur ein kleiner Ausschlag in einem sonst gesunden Trend.

2. Die Zielgruppe – Menschen in Zeitnot

Moderne Haushaltsstrukturen

Betrachten wir einmal die Haushaltsstrukturen unserer Zeit. Es ist nicht von der Hand zu weisen, dass Singlehaushalte in unserer Gesellschaft stetig zunehmen und damit die Arbeitsteilung im Haushalt bestenfalls durch »Outsourcing« (z.B. Reinigung, Schnellrestaurant, ...) ersetzt werden kann. Auch unter jungen Paaren oder kinderlosen Eheleuten sind beide Partner zumeist berufstätig und stehen vor vergleichbaren Problemen. In Familien mit Kindern erscheint das Bild der klassischen Hausfrau, die ihr Leben ausschließlich ihrem Mann, den Kindern und dem Haushalt widmet, ebenfalls nicht mehr zeitgemäß. Beide Ehepartner wollen, so gut es eben geht, einer Berufstätigkeit nachgehen und gleichzeitig die Kinder großziehen. Damit nicht genug, auch der Arbeitsmarkt verlangt immer mehr Flexibilität und vor allem Mobilität. Es ist keine Seltenheit mehr, dass jemand innerhalb der Woche weit ab von der Familie seiner Tätigkeit nachgeht. Er lebt quasi als Single und kommt nur am Wochenende nach Hause. Alle diese Personen stehen zunehmend vor der Herausforderung, effizient mit ihrer knappen Zeit umzugehen.

Viele möchten aber mehr für ihre Gesundheit tun, als nur Vitaminpillen zu schlucken und sich hin und wieder durch eine mehr oder weniger erfolgreiche Diät zu quälen. An sie alle richtet sich das Foodsport-Konzept, an Menschen, die – zumeist beruflich bedingt – über ein knappes Zeitbudget verfügen und trotzdem gesünder leben und schlank bleiben möchten. Zur Zielgruppe von Foodsport gehören Personen, auf die eine oder mehrere der folgenden Beschreibungen zutreffen:

Wer ist betroffen?

- Sie haben aus beruflichen Gründen kaum Zeit für eine gesunde Ernährung und regelmäßigen Sport.
- Sie sind viel unterwegs und essen überwiegend auswärts.
- Ihre Ernährung ist mangels Zeit, Wissen und Kochfähigkeiten eher ungesund; sie greifen häufig auf Fertiggerichte oder ähnliche Lebensmittel zurück.

- Sie sind beruflich bedingt nur am Wochenende bei ihren Familien und führen in der Woche ein Singledasein, versorgen sich also selbst.

Die oben beschriebene Personengruppe hat grundsätzlich zwei Strategien zur Auswahl, um trotz alltäglicher Zeitprobleme gesünder und aktiver zu leben. Die erste Strategie zielt auf eine neue Gewichtung der Zeitressourcen. Man investiert mehr Zeit in die eigene Gesundheit und zum Ausgleich reduziert man andere kritische Faktoren wie beispielsweise die Arbeitszeit. Wer kann und will sich das schon leisten? Die zweite Strategie erscheint dagegen anwenderfreundlicher. Sie stellt die Frage, wie sich trotz Zeitmangel und möglichst ohne zusätzlichen Zeiteinsatz gesünder leben lässt. Hier setzt das Foodsport-Konzept an. Es möchte einen alltagstauglichen Weg zur Umsetzung der zuletzt genannten Strategie aufzeigen.

3. Essverhalten unter Zeitdruck

Zeit ist eine knappe Ressource, die heutzutage rational eingesetzt werden will. Hierbei gibt es zwei exogene Faktoren, auf die wir nur eingeschränkt Einfluss nehmen können. Das sind die schon erwähnte Arbeitszeit und unser Schlaf. Berücksichtigt man beides, verbleiben mit etwas Glück noch etwa vier bis fünf Stunden Freizeit täglich. Das klingt nach recht viel, ist es aber nicht, denn in diesem Zeitraum konkurrieren mehrere Optionen miteinander: Sie müssen sich Zeit nehmen für Ihre Familie, für Freunde, Hobbys, Hausarbeit, Sport und private Verpflichtungen sowie für Ihre Ernährung. Viele stressgeplagte Menschen lassen daher Mahlzeiten ausfallen oder verteilen sie ungleichmäßig über den Tag. Oft wird auch zu schnell gegessen und für die Auswahl und Zubereitung der Speisen kaum Zeit investiert.

Frühstück gut – alles gut

Da gibt es Menschen, die behaupten, am Morgen nichts außer Kaffee herunterzubekommen. Damit vertun sie leichtfertig die beste Chance, das tägliche Leistungspotenzial mit gesunden und ausgesuchten Lebensmitteln voll auszuschöpfen. Je besser die Qualität des Frühstücks, desto effizienter arbeiten Körper und Geist am Vormittag und bis in den Mittag hinein. Ohne ein ausreichendes Frühstück ist man schon am frühen Vormittag den süßen Versuchungen der Bäckereien, den Besprechungskeksen oder anderen kalorienreichen Snacks und Süßigkeiten wehrlos ausgesetzt. Ein ausgewogenes und vollwertiges Mittagessen hilft über den Rest des Tages hinweg und stellt gegebenenfalls sogar noch genug Energiereserven für Aktivitäten am frühen Abend zur Verfügung. Fällt das Mittagessen aus oder handelt es sich eher um ein kalorienreiches Fastfood-Gericht, so sieht die Sache anders aus. Der Heißhunger meldet sich meist bereits am frühen Abend zurück. Ein eilig und wahllos zusammengestelltes oder bestelltes Abendessen im XXL-Format ist die Folge, inklusive eines lähmenden Völlegefühls.

Trend »Dinner-cancelling«

Wer sich tagsüber gesund ernährt und abends Hunger bekommt, darf ruhig noch etwas essen. Weisheiten, die besagen, dass man nach 20 Uhr oder sogar noch früher nichts mehr zu sich nehmen sollte, verunsichern und machen das Leben unnötig schwer. Wie soll das denn funktionieren, wenn man um diese Zeit erst aus dem Büro kommt oder noch ein wenig Sport treiben will? »Dinnercancelling« heißt ein Trendwort, das als Schlüssel für ein schlankeres Leben gepriesen wird. Es bleibt jedoch die Frage, wie viele betroffene Menschen solch einen Verlust an Lebensqualität hinnehmen und die Abende mit knurrendem Magen verbringen möchten. Sinnvoller ist es, am späteren Abend die Portionen kleiner zu halten und möglichst leichte Kost zu sich zu nehmen. Wer regelmäßig Sport treibt und sich gesund ernährt, kann diese Regel für den Rest seines Lebens einhalten, ohne auf Genüsse verzichten zu müssen und unter Übergewicht zu leiden.

Das Sättigungssignal wahrnehmen

Menschen, die es eilig haben, fahren zu schnell Auto und essen in der Regel auch zu schnell. Beides kann eine Zeit lang gut gehen, aber auch rasch unangenehm werden. Die Verdauung beginnt im Mund. Es ist schlimm genug, dass wir unserem stressgeplagten Magen und unserer Verdauung einiges zumuten und unsere Nahrung meist unzureichend zerkaut herunterschlucken. Wir verpassen damit auch die Chance, eine Mahlzeit als Moment der Ruhe und der Gaumenfreude zu genießen. Zu schnelles Essen überlistet zudem das Sättigungsgefühl, das aufgrund verschiedener Körperprozesse eine bestimmte Zeit braucht, um im Gehirn anzukommen. Man läuft also Gefahr, innerhalb dieser Zeit mehr zu essen, als nötig gewesen wäre, um ein Sättigungsgefühl zu erzeugen. Es lohnt sich allemal, ein langsameres Essverhalten zu entwickeln. Vielleicht verhält es sich in dieser Sache nicht anders als beim Autofahren. Der Raser kommt meist nicht wesentlich früher an als derjenige, der eher langsam in gleichmäßigem Tempo gefahren ist. In den meisten Fällen hat der Langsamfahrer die Fahrt genossen und erreicht ausgeruhter und entspannter sein Ziel.

Essgewohnheiten hinterfragen

Die Gefahr eines Fehlverhaltens ist groß, wenn man aufgrund der persönlichen und beruflichen Lebenssituation seiner Ernährungsweise nicht genügend Aufmerksamkeit schenkt. Die Macht der Gewohnheit verstärkt eine unregelmäßige Nahrungsaufnahme noch. Hinterfragen Sie einmal gezielt Ihre Essgewohnheiten. Ein Verkaufsleiter etwa, der viel unterwegs ist, hat auf seinen Touren nicht die Möglichkeit, selbst zu kochen. Er kann sich aber gesund ernähren, wenn er, statt an einem Trucker-Imbiss Pommes frites zu essen, Vollwert-Sandwiches mitnimmt oder in Raststätten zu Salat greift, den es fast überall gibt.

Bei den täglichen Mahlzeiten dominiert in unserem hektischen Alltag der Wunsch nach schneller Verfügbarkeit. Die Angebotsseite reagiert darauf und sorgt für eine reichhaltige Auswahl an Fastfood. Das fängt beim Schnellimbiss an und geht über das Kantinenessen bis hin zu Fertiggerichten, die schnell und bequem in der Mikrowelle aufgewärmt werden können. Vor diesem Hintergrund erscheint die Frage nach einer gesundheitsorientierten und dennoch zeiteffizienten Ernährung sehr berechtigt. Sehen wir uns die Entwicklung des Lebensmittelangebots einmal näher an.

4. Auswirkungen auf unser Lebensmittelangebot

Fertiggerichte, Nahrungsergänzungsmittel und funktionale Lebensmittel haben ein erhebliches Marktvolumen mit hohem Wachstumspotenzial. Um der hohen Nachfrage gerecht zu werden, entwickelt die Lebensmittelindustrie regelmäßig neue Produkte. Inwiefern diese der Gesundheit zuträglich sind, bleibt zu überprüfen.

Insbesondere aus Gründen der Zeitersparnis tendieren wir immer mehr zu vorgefertigten Lebensmitteln. Das macht uns offensichtlich nichts aus, weil diese Nahrungsmittel scheinbar frisch und lecker schmecken. Wir kaufen natürlich keine ungesunden Fertiggerichte, sondern achten auf gesunde Zutaten, Vitaminzusätze oder andere gesundheitsfördernde Inhaltsstoffe. Hierbei scheinen wir den farbenfrohen Bildern und Werbeaussagen auf den Verpackungen blind zu vertrauen. Im Zweifel bleibt uns ja noch der kritische Blick auf die deklarierten Zutaten. Da wir glauben, dass wir unseren Körper trotzdem nicht ausreichend mit allen benötigten Mitteln versorgen können, schlucken wir zusätzlich Vitamintabletten und Mineralien. Sind wir damit wirklich auf dem richtigen Weg oder merkt der Körper vielleicht doch auf Dauer den Unterschied in der Qualität seiner Versorgung? Schauen wir uns einige interessante Teilbereiche einmal genauer an.

Fertiggerichte

Fertiggerichte unterschiedlichster Art zielen darauf ab, die Nahrungsaufnahme möglichst einfach und zeitsparend zu gestalten. Jeder Laie soll mit diesen Gerichten in der Lage sein, ein tolles Menü zu zaubern. Aber auch in Großküchen (z.B. Kantinen, Hotels usw.) kommen diese Produkte zum Einsatz, um eine Vielzahl von Menschen in kurzer Zeit kostengünstig mit einer warmen Mahlzeit zu versorgen. Wer nimmt sich heute noch die Zeit, ausgewählte Zutaten frisch einzukaufen und selbst zuzubereiten?

Abschied von der Dose zugunsten der Frischepackung

Massenprodukte, die im industriellen Rahmen gefertigt werden, stehen allerdings nicht im Ruf, besonders gesund zu sein. Und Gesundheit ist dem Verbraucher bei aller Bequemlichkeit wichtig. Daher verabschieden sich die Hersteller immer mehr von der altmodischen Dose und entwickeln moderne Frischeverpackungen, deren Inhalte zudem häufig mit Vitaminen und Mineralstoffen angereichert sind. Die angebotenen Fertiggerichte erlauben in vielen Fällen das Verfeinern und Variieren mit frischen Zutaten. Das mag daran liegen, dass der Konsument immer noch das Gefühl haben will, nicht völlig vorgefertigte Lebensmittel zu sich zu nehmen. Darüber hinaus ist es für den Absatz wichtig, dass diese Produkte möglichst frisch und vor allem nach den deklarierten Zutaten schmecken. Alles in allem wird eine genussvolle, gesunde, einfache und vor allem zeitsparende Ernährungsalternative versprochen – und das Geschäft läuft hervorragend. Wie ist es jedoch um die Inhaltsstoffe bestellt?

Zusatzstoffe in Lebensmitteln

Immer bedeutender: Aromastoffe

Interessanterweise entwickelt sich im Hintergrund ein noch ziemlich unbekannter Industriezweig prächtig: die Aroma- und Duftstoffindustrie als wichtiger Partner der Lebensmittelindustrie. Das Verwenden von Aromastoffen ist bei der Herstellung vieler Lebensmittel sehr hilfreich. Das Genusserlebnis eines Nahrungsmittels hängt ab von der im Mund gefühlten Konsistenz sowie den enthaltenen Geschmacks- und Aromastoffen. Aromastoffe sind chemisch definierte Stoffe mit bestimmten aromatisierenden Eigenschaften. Es handelt sich dabei um flüchtige Verbindungen, die über die Geruchsrezeptoren aufgenommen werden und die geschmackliche Sinneswahrnehmung in erheblichem Maße beeinflussen. Ein einfacher Selbstversuch verdeutlicht diesen Effekt: Halten Sie sich beim Essen eines bestimmten Lebensmittels (z.B. eines Gewürzes) die Nase zu und vergleichen Sie diese Empfindung mit der bei freier Nase. Sie werden sich wahrscheinlich wundern, wie wenig Sie bei verschlossener Nase geschmacklich wahrnehmen können.

Die Angebotspalette an industriell gefertigten Aromen reicht vom Käse-Zwiebel-Aroma für Kartoffelchips bis zum Pfirsich-Maracuja-Geschmack von Lutschbonbons. Da sie sehr geschmacksintensiv sind, werden sie nur in kleinen Mengen verwendet. In einem kleinen Fläschchen steckt somit theoretisch das Aroma eines ganzen Erdbeerfeldes. Man unterscheidet im Wesentlichen zwischen *natürlichen*, *naturidentischen* und *künstlichen* Aromastoffen.

Arten von Aromastoffen

- Bei *natürlichen Aromastoffen* handelt es sich um solche, die durch bestimmte physikalische oder mikrobiologische Verfahren (z.B. Destillation bzw. Fermentation) aus Naturprodukten gewonnen werden. Darunter fällt beispielsweise Erdbeeraroma aus Erdbeeren. Wird der Erdbeergeschmack im Jogurt aus den Wurzeln und Rinden aromatischer Hölzer gewonnen, so ist dies ebenfalls ein natürlicher Aromastoff, weil die Bestandteile ja einem Naturprodukt entstammen.
- *Naturidentische Aromastoffe* sind chemisch hergestellte Aromen, welche die Eigenschaften des natürlichen Vorbildes nachbilden. Der große Vorteil dieser synthetischen Stoffe liegt darin, dass die gewonnenen Geschmacksnoten intensiver sind und dadurch sparsamer dosiert werden können. Bei bestimmten Lagerbedingungen oder Herstellmethoden sind naturidentische Aromastoffe auch individuell resistenter und in der Regel preisgünstiger als ihr natürliches Vorbild.
- *Künstliche Aromastoffe* sind schließlich Substanzen, deren Geschmackseigenschaften so in der Natur noch nicht nachgewiesen werden konnten. Je nach Land sind jedoch nur einige wenige für bestimmte Lebensmittel zugelassen. In Deutschland nutzt man im Wesentlichen das Äthylvanillin für künstliches Vanillearoma.

Bewirbt ein Hersteller also seine Produkte mit dem Hinweis, dass keine künstlichen Aromastoffe zugesetzt wurden, so ist das oft kein Wunder. Es stehen einfach nicht genügend zugelassene Aromen zur Auswahl und meist gibt es sowieso noch ausreichend natürliche bzw. naturidentische als Alternativen.

Aromastoffe sind demnach sehr nützliche Produkte für die Lebensmittelindustrie. Sie sollen dazu beitragen, dass die in Massen verarbeiteten Lebensmittel länger gut schmecken und der Inhalt hält, was die Verpackung verspricht. Wer weiß, wie unsere Lebensmittel in den Supermärkten schmecken würden, wenn es weniger industriell gefertigte Aromastoffe gäbe? Man könnte die Frage aber auch anders formulieren: Wer weiß, wie das Angebot an Lebensmitteln aussähe, wenn weniger solcher Aromen Verwendung fänden? Gäbe es beispielsweise nur noch einfachen Naturjogurt, und je nach Saison müsste der Kunde frisches Obst kaufen und hineinschnippeln? Wäre das eigentlich sehr schlimm? Wie dem auch sei, mich wundert es nicht, dass diese Stoffe in der industriellen Verarbeitung von Lebensmitteln sehr beliebt sind.

Hersteller von Lebensmitteln müssen die verwendeten Aromastoffe natürlich deklarieren. Mit Ausnahme von künstlichen Aromastoffen, die beim Namen genannt werden müssen, reicht in Deutschland ein für den Laien wenig aussagekräftiges »Aromen« auf der Verpackung aus. Werfen Sie doch einmal einen genauen Blick auf die Zutatenliste auf den Verpackungen in Ihrem Einkaufswagen. Sie werden überrascht sein, wie oft Sie »Aromen« als Zutaten auf der Verpackung finden. Die Kennzeichnungspflicht gilt selbstverständlich auch für andere Zusatzstoffe, etwa Konservierungsstoffe. Dabei sollte der Verbraucher allerdings um einige problematische Punkte der Kennzeichnung wissen.

Spezifika der Kennzeichnungspflicht: Beispiel Konservierungsstoffe

Industrielle Fertigungsprozesse sind auf effiziente Massenproduktion mit möglichst geringen Ausschussraten ausgelegt. Gibt es nun Zutaten (z. B. bestimmte chemische Stoffe), die auf prozessorientierte Aspekte (z. B. Teilverarbeitungsschritte) abzielen und keine Wirkung auf das Endprodukt ausüben, so sind diese Lebensmittelzusätze laut Zusatzstoffzulassungsverordnung keine Zutaten und müssen folgerichtig vom Hersteller auch nicht deklariert werden. Ob die eine oder andere Zutat eine technologische Wirkung auf das Endprodukt hat, kann nämlich nur im Einzelfall beurteilt werden. Einen solchen Spielraum gibt es beispielsweise für die Umgehung der Angabe von bestimmten Konservierungsstoffen. Reicht deren Anteil etwa nicht aus, um den gesamten Inhalt des Lebensmittels zu konservieren, so müssen diese nicht angegeben werden. Auf der anderen Seite gibt es wiederum Konservierungsstoffe, die man unabhängig von der Menge stets deklarieren muss (z.B. solche mit einem allergenen Potenzial). Dieses Beispiel sollte genügen, um zu zeigen, dass dem Endverbraucher gegenüber nicht gerade umfassende Transparenz geboten wird, was die Angabe von Zusatzstoffen in Lebensmitteln angeht.

Ob nun deklarierte bzw. nicht deklarierte Zusatzstoffe ungesund sind oder nicht, scheint in diesem Zusammenhang noch nicht einmal das Kernthema zu sein. Die Folgen für unser Ernährungsverhalten und unsere Geschmackswahrnehmung sind von weit größerer Tragweite. Nehmen wir eine kräftige Hühnersuppe aus der Dose. Wenn sie kaum Huhn und frisches Gemüse enthält, aber so schmeckt, als wäre ein ganzes Huhn mit frischem Suppengemüse dafür gekocht worden, verzichtet man dadurch nicht eher auf die Zubereitung einer frischen Hühnersuppe? Was könnten wohl die Folgen sein, wenn solche oder ähnliche Fertigprodukte aus Zeitmangel und Bequemlichkeit immer mehr den Hauptbestandteil unserer Ernährung ausmachen? Vielleicht gewöhnt man sich ja mit der Zeit so sehr an das geschmacksintensive Feuerwerk dieser Fertigprodukte, dass frisch zubereitete Lebensmittel auf der Zunge irgendwann einmal fad und »unnatürlich« erscheinen? Werden wir hierdurch frisch zubereitete Gerichte Schritt für Schritt verbannen?

Nahrungsergänzungsmittel und Functional Food

Der Erfolg von Nahrungsergänzungsmitteln scheint in dem gestiegenen Gesundheitsbewusstsein in unserer Gesellschaft begründet zu sein. Der gesundheitsorientierte Mensch möchte seinen ungesunden Ernährungsstil offenbar mit der schnellen und bequemen Einnahme aller notwendigen Vitaminpillen und ähnlicher Produkte ausgleichen. Ich halte das für einen Irrweg. Eine laienhafte Bekämpfung möglicher Ernährungsdefizite mit Nahrungsergänzungsmitteln kann im Übrigen auch das Gegenteil des gewünschten Effekts bewirken. Der bedenkenlose und überhöhte Einsatz bestimmter Produkte birgt nämlich das Risiko einer Überversorgung. Die pauschale Regel »viel hilft viel« ist in diesem Zusammenhang nicht sehr nützlich. Im Gegenteil, sie ist in bestimmten Fällen sogar mit Gesundheitsrisiken verbunden. Jeder einzelne Hersteller mag sinnvolle Dosierungen empfehlen, der Endverbraucher, der verschiedenste Präparate und gleichzeitig angereicherte Lebensmittel zu sich nimmt, ist in der Summe jedoch nicht vor zu hohen Dosen bestimmter Vitamine oder Mineralstoffe geschützt. Die dänische Veterinär- und Lebensmittelbehörde hat bereits reagiert und die Vermarktung einiger mit Vitaminen und Mineralstoffen angereicherter Lebensmittel verboten. Auch das deutsche Institut für Risikobewertung arbeitet zurzeit an Vorschlägen für die Festlegung von Höchstmengen für Vitamine und Mineralstoffe in Nahrungsergänzungsmitteln und angereicherten Lebensmitteln.

Es gibt sicherlich Personengruppen, die eher einen Bedarf an zusätzlichen Vitaminen und Mineralien haben. Das sind zum Beispiel Schwangere, Hochleistungssportler, Veganer, ältere Menschen oder auch Raucher. In diesen Fällen können Nahrungsergänzungsmittel sinnvoll sein, sofern diese nicht ziellos und ohne professionellen Rat eingenommen werden. Konstruieren wir ein Beispiel:

Beispiel: leichtfertiger Umgang mit Vitaminzusätzen

Stellen wir uns einen starken Raucher vor, der in den letzten Jahren eine zunehmende Verschlechterung seiner Sehschärfe beobachten konnte. Vielleicht hat er gehört, dass Raucher sowieso mehr Vitamine brauchen, und sieht genau hier die Ursache für sein Problem. Um dem entgegenzuwirken, hört er natürlich nicht mit dem Rauchen auf, sondern nimmt von nun an regelmäßig hochdosierte Vitaminpräparate zu sich, die insbesondere Beta-Carotin (Provitamin A) enthalten, weil dieses Vitamin bekanntlich gut für die Augen sein soll. Zur Sicherheit trinkt er außerdem noch täglich ACE-Getränke. Wahrscheinlich hat er nun das Gefühl, etwas Gutes für seine Gesundheit getan zu haben. In einer Stellungnahme des Bundesinstituts für Risikobewertung (BFR) wird empfohlen, Beta-Carotin nur mit äußerster Vorsicht bei Nahrungsergänzungsmitteln einzusetzen. Studien haben belegt, dass bei einem erhöhten Einsatz von isoliertem Beta-

Carotin, insbesondere bei starken Rauchern und Asbestarbeitern, neben anderen Problemen ein erhöhter Anstieg der Lungenkrebsrate festgestellt werden konnte. Es müssen zwar noch weitere Zusammenhänge erforscht werden, dennoch wurde aus Gründen des vorbeugenden Gesundheitsschutzes die Höchstmenge von zwei Milligramm Beta-Carotin als Tagesdosis eines Nahrungsergänzungsmittels empfohlen. Mit ein bis zwei Gläsern ACE-Getränken am Tag und der täglichen Einnahme von Beta-Carotin-haltigen Vitamintabletten würde unserer fiktiver Freund die empfohlene Dosis sehr schnell überschreiten.

Das Bundesinstitut für gesundheitlichen Verbraucherschutz und Veterinärmedizin (BgVV) empfiehlt Rauchern, auf Beta-Carotin-haltige Vitaminpräparate zu verzichten, eine natürliche Vitaminzufuhr vorzuziehen und am besten gleich mit dem Rauchen aufzuhören. Wer sich falsch ernährt und ziellos alle möglichen hochkonzentrierten Vitaminpillen schluckt, tut nur sehr wenig für seine Gesundheit und seine Abwehrkräfte. Im Gegenteil, er halst sich durch eine dauerhafte Überversorgung vielleicht sogar zusätzliche Gesundheitsrisiken auf. Im Gegensatz zu den Bestandteilen in frischen Lebensmitteln ist die gesundheitsfördernde Wirkung vergleichbarer Nahrungsergänzungsmittel ohnehin noch nicht umfassend nachgewiesen. Mit einer Ernährungsstrategie, die Frischprodukte in den Mittelpunkt stellt, ist man hingegen immer auf dem richtigen Weg. Nur wer sich wirklich gesund ernährt, hat auch Chancen, auf lange Sicht gesund zu bleiben.

Funktionale Lebensmittel

Gerade in den letzten Jahren führte die Nachfrage nach Lebensmitteln mit gesundheitsfördernden Eigenschaften zu einem weiteren Wachstumsmarkt, nämlich dem für funktionale Lebensmittel (so genanntes *Functional Food*). Funktionale Lebensmittel sind Produkte, die eine gesundheitsfördernde Wirkung versprechen. Wer kennt nicht die probiotischen Jogurts, die die natürliche Darmflora verbessern sollen? Lebensmittel, die schnell und einfach konsumiert werden können und gut schmecken, verbunden mit einem gesundheitlichen Zusatznutzen, sind für viele Menschen hochattraktiv und bieten somit immense Absatzchancen für die Hersteller. Voraussetzung für den Verbrauchernutzen ist jedoch, dass die angebotenen Produkte auch halten, was sie versprechen. In der Europäischen Union gibt es derzeit noch keine einheitliche Gesetzgebung zu gesundheitsbezogenen Aussagen. Es werden jedoch erste Ansätze diskutiert, um in Zukunft den Verbraucher besser zu schützen. Dabei sollen die versprochenen Gesundheitseffekte für den Konsumenten klar und nachvollziehbar dokumentiert werden. Das könnte in Zukunft bedeuten, dass Gesundheitswirkungsversprechen für bestimmte Lebensmittel fundierte wissenschaftliche Beweise zugrunde liegen müssen. Bleibt abzuwarten, welche Auswirkungen eine verabschiedete Nachweispflicht auf diese profitablen Märkte und ihre Produkte haben wird.

5. Unzureichende Bewegung

Zeitmangel hat nicht nur Auswirkungen auf unsere Ernährungsgewohnheiten, sondern auch auf unsere körperliche Aktivität. Die Menschen leiden zunehmend unter Bewegungsmangel. Selbst bei Kindern macht sich dieser Trend bereits bemerkbar. Der menschliche Körper braucht aber Bewegung. Unzureichende Bewegung ist eine der Hauptursachen für Übergewicht und zahlreiche Folgeerkrankungen. Für jeden Einzelnen gibt es eine individuelle Dosis der Art, Dauer und Häufigkeit körperlicher Beanspruchung, die für den Erhalt und die Förderung seiner Gesundheit notwendig ist. Die Weltgesundheitsorganisation (WHO) empfiehlt generell für Menschen mit sitzender Tätigkeit mindestens eine halbe Stunde Bewegung am Tag. Bewegung fängt beim einfachen Treppensteigen an und geht im Extremfall bis hin zum Leistungssport.

Falsche Ideale

Wie hinsichtlich der Ernährung ist unsere Gesellschaft auch in der Bewegungsfrage voller Widersprüche. Gesundheitsinstitutionen beklagen, dass sich die Menschen viel zu wenig bewegen. Andererseits sind Fitness und Wellness in allen Medien präsent und bei den meisten Menschen »top of mind«. Dieses widersprüchliche Phänomen ließe sich damit begründen, dass zwei Extreme herrschen. Zunächst scheint es eine eher kleine Gruppe extrem sportlicher Menschen zu geben, die als »Opinionleader« in Sachen körperlicher Fitness agieren. Die große Mehrheit kann oder will ihnen jedoch offenbar nicht folgen – und plagt sich derweil mit einem schlechten Gewissen. Vielleicht, weil ihr die Messlatte zu hoch erscheint? Insbesondere in den Medien und in der Werbung werden uns ständig durchtrainierte Körper als vorbildliche Schönheitsideale präsentiert. Natürlich wird oft genug verschwiegen, wie hart und zeitintensiv solche Menschen an ihrer Figur arbeiten und im Extremfall sogar schönheitschirurgisch nachhelfen lassen, um noch perfekter auszusehen. Fitness gehört bei Fotomodellen und Schauspielern zum Job. Modells schlüpfen in die Rolle von extrem attraktiven, aktiven, entspannten und dennoch erfolgreichen Menschen. Mit diesen Vorbildern im Kopf geht es uns angesichts unseres ständigen Zeitmangels ähnlich wie einem Verkäufer mit zu hoch und unrealistisch angesetztem Umsatzplan. Erscheint das Ziel unerreichbar, so versuchen wir erst gar nicht, uns anzustrengen.

Sport: mäßig, aber regelmäßig

Sport kostet Zeit. Der Umfang einer sportlichen Betätigung und der dafür benötigte Zeitaufwand sind jedoch oft viel geringer, als die meisten befürchten. Es kommt auf die Regelmäßigkeit an und nicht unbedingt auf ein stundenlanges Training. Selbst sehr leichte und moderate Übungen können viel zur Gesundheit beitragen, auch wenn nicht zwingend eine Athletenfigur dabei herauskommt. Diese Erkenntnis sollte jeden verleiten, sich zu überwinden, mit einem regelmäßigen Training anzufangen, ohne zu hohe Erwartungen an sich zu stellen. Man sollte sich bewusst sein, dass Sport für Menschen mit Zeitmangel sehr oft Überwindung kostet und nicht von Anfang an selbstverständlich ist. Das muss nicht daran liegen, dass er keinen Spaß macht. Das Problem besteht eher darin, dass diese Entscheidung stets mit anderen Alternativen konkurriert. Es gibt immer hundert Gründe, keinen Sport zu treiben. Daher ist es enorm wichtig, die Voraussetzungen für ein regelmäßiges Training zu schaffen. Ein ideales Training sollte nur geringe Zeit beanspruchen, möglichst nicht an einen Ort oder ein Trainingsgerät gebunden sein, sichtbare Erfolge zeigen, nicht überfordern und vor allem Spaß machen. Nutzen Sie daneben jede Gelegenheit, um sich körperlich zu bewegen. Holen Sie sich Ihren Kaffee selbst aus der Küche, gehen Sie mal zu Ihren Kollegen, anstatt sie anzurufen, und steigen Sie in keinen Aufzug mehr, sofern Sie auch die Treppe nehmen können. Zu diesen Themen folgt später Genaueres.

6. Gesundheitsprobleme

Ungesunde Ernährung und unzureichende Bewegung können irgendwann zu Gesundheitsproblemen führen. Diese Erkenntnis ist nicht neu und ich möchte sie auch nicht als neu verkaufen. Sie ist einfach eine Tatsache, an die wir uns scheinbar gewöhnt haben, die wir nicht mehr richtig ernst bzw. wahrnehmen, bis wir persönlich davon betroffen sind. Unsere stressgeplagte Gesellschaft leidet an vielerlei Gesundheitsproblemen, die durch eine gesündere Lebensweise zwar nicht immer verhindert, deren Eintrittsrisiken aber auf jeden Fall reduziert werden könnten. Hier nur einige wichtige Beispiele:

Typische »Wohlstandserkrankungen«

- Übergewicht und damit häufig verbundene Folgeerscheinungen wie
  - Diabetes Typ 2
  - bestimmte Krebskrankheiten (u.a. Dickdarmkrebs)
  - Herz-Kreislauf-Erkrankungen (Bluthochdruck, Herzinfarkt, Schlaganfall)
  - hoher Cholesterinspiegel
- Haltungsfehler / Rückenschmerzen
- Müdigkeit / Schlaflosigkeit
- Impotenz / Lustmangel
- Hautprobleme
- Magen- und Darmprobleme

Es liegt auf der Hand, dass wir sehr viel Zeit dafür aufwenden, oben beschriebene Krankheiten mit teuren Mitteln zu bekämpfen. Wir sollten uns klarmachen, dass wir nur einen Bruchteil dieser Zeit benötigen würden, um diesen Problemen vorzubeugen.

Das Wirtschaftlichkeitsprinzip auf die Gesundheit übertragen

Eine effiziente Entscheidung zu treffen bedeutet, entweder ein bestimmtes Ziel mit den geringsten notwendigen Mitteln zu erreichen oder mit gegebenen Mitteln ein bestimmtes Ziel zu maximieren. Im Berufsleben werden täglich solche Entscheidungen getroffen. Wenn es um Leib und Leben geht, denken wir jedoch alles andere als effizient. Im übertragenen Sinne heißt das: Wir wollen das gegebene Ziel (Gesundheit) erreichen, aber wir sind noch nicht einmal bereit und in der Lage, den Mindesteinsatz dafür zu erbringen. Wer ständig solche Entscheidungen trifft, hat wahrscheinlich nicht nur in der Wirtschaft geringere Überlebenschancen.

7. Das Foodsport-Konzept

Welche Antworten gibt nun Foodsport auf das Problem ständigen Zeitmangels wie auf die Verlockungen eines überall verfügbaren Fastfood-Angebots? Das Foodsport-Konzept erlaubt auf gesunde Weise, die Herausforderungen des beruflichen Alltags erfolgreich zu bewältigen. Dabei bekämpft Foodsport umfassend und systematisch die Ursachen eines ungesunden Lebensstils, der meist mit einem stressgeladenen Berufsalltag verbunden ist. Werden die tatsächlichen Ursachen langfristig ausgeschaltet, so verschwinden die Folgeprobleme, wie beispielsweise Übergewicht, quasi nebenbei. Es ist möglich, mehr für die eigene Gesundheit zu tun, ohne dabei zeitliche und berufliche Restriktionen außer Acht zu lassen. Letzten Endes geht es um die Schaffung von mehr Lebensqualität durch Gesundheit, körperliche Fitness und beruflichen Erfolg. Foodsport ist damit Teil des Life-Balancing.

Erfolgreich in Balance leben

Das Foodsport-Konzept ist nicht als Diätplan zu verstehen. Foodsport ist eine gesundheits- und genussorientierte Antwort auf die spezifischen Lebensumstände einer zeitlich sehr eingespannten Zielgruppe, die beruflichen Erfolg und Gesundheit vereint sicherstellen möchte. Allzu oft opfert man dem beruflichen Erfolg leichtfertig seine Gesundheit, ohne es zu merken oder merken zu wollen. Dabei sollte man wirklich erfolgreiche Menschen nicht allein an ihrem positiven wirtschaftlichen Beitrag messen, sondern auch an ihrer Lebensqualität. Das haben inzwischen auch Personalverantwortliche erkannt. Management-Development-Programme betrachten Kandidaten zunehmend aus solchen Blickwinkeln. Im Rahmen einer umfassenderen Analyse der Qualifikation werden auch Life-Balance-Aspekte wie Familie, Freunde sowie ein aktiver und gesunder Lebensstil mit in die Gesamtbeurteilung einbezogen.

Je mehr man seinem Körper abverlangt, umso mehr sollte man ihm auch zurückgeben.

Um was geht es genau beim Foodsport-Konzept?

Das Foodsport®-Konzept

Zielsetzung	Mehr Lebensqualität: nachhaltige Gesundheit, körperliche und geistige Leistungsfähigkeit, beruflicher Erfolg
Strategie	Entwicklung einer Lebensweise, die den Erhalt von Gesundheit und Leistungsfähigkeit mit persönlichem und beruflichem Erfolg verbinden kann, ohne zusätzlichen Zeiteinsatz. Das bedeutet im Einzelnen: ▪ gesunde, genussorientierte Ernährung, die der eigenen Lebensweise angepasst und zeiteffizient ist ▪ individuell definierter regelmäßiger Sport mit geringem Zeitaufwand und ausreichendem Trainingseffekt
Umsetzung	▪ Schaffung eines fundierten Grundlagenwissens im Bereich Gesundheit, Ernährung und Sport (Teil II) ▪ beispielreiche Anleitung für ein erfolgreiches Ernährungsmanagement im Alltag (Teil III) ▪ beispielreiche Anleitung für ein erfolgreiches Bewegungsmanagement im Alltag (Teil IV) ▪ schnelle, gesunde und vor allem sehr genussvolle Rezepte, die auch Anfänger leicht nachkochen können (Teil V)

Teil II

Ernährungsgrundlagen kompakt

1. Ernährungswissenschaftliche Wirkungszusammenhänge

Im ersten Teil haben wir gesehen, warum wir aus akutem Zeitmangel einen immer ungesünderen Lebensstil entwickeln. Die damit verbundenen Risiken scheinen wir leichtfertig in Kauf zu nehmen oder wir verdrängen sie einfach. Möchten wir diesen Lebensstil ändern und gesünder leben, so müssen wir wissen, wie eine gesunde Ernährungsweise aussieht und wie oft und intensiv wir Sport treiben sollten.

Ernährungswissenschaftler untersuchen, welche Zusammenhänge zwischen dem Konsum bestimmter Lebensmittel und deren gesundheitlichen Folgen bestehen. Die Ergebnisse werden zum Teil kontrovers diskutiert und auch regelmäßig revidiert. Für den Laien ist es kaum möglich, den wissenschaftlichen Diskurs nachzuvollziehen. Nehmen wir beispielsweise die Diskussion über die Frage, was denn der Gesundheit zuträglicher sei: Margarine oder Butter. Vor gut dreißig Jahren herrschte die Meinung, Margarine sei besser als Butter, weil sie einen hohen Anteil an ungesättigten Fettsäuren enthalte. Butter dagegen habe einen sehr hohen Anteil an gesättigten Fettsäuren und sollte daher durch Margarine ersetzt werden. Mittlerweile hat die Wissenschaft festgestellt, dass beim Herstellungsprozess von Margarine unterschiedliche Trans-Fettsäuren entstehen, die die Bluteigenschaften ebenfalls ungünstig beeinflussen. Die Lebensmittelindustrie reagiert zum Teil auf solche Erkenntnisse und verbessert ihre Produkte entsprechend. Generell bleibt der Laie jedoch in solchen Fällen schlicht überfordert.

Stichhaltigkeit ökotrophologischer Erkenntnisse

Für die Interpretation von ernährungswissenschaftlichen Erkenntnissen unterscheidet man laut Harvard School of Public Health drei Arten von Wirkungszusammenhängen:

- Ein etablierter / überzeugender Zusammenhang *(»established / convincing relationship«)* liegt vor, wenn eine Vielzahl von fundierten Studien einhellig für und nur eine sehr geringe Zahl an Studien gegen einen

Wirkungszusammenhang spricht (z. B. »moderater Konsum von Alkohol reduziert das Herzinfarktrisiko« oder »übermäßiger Alkoholkonsum erhöht das Risiko für Leberkrebs«).

- Ein wahrscheinlicher Zusammenhang *(»probable link«)* besteht, wenn nur eine geringe Zahl an fundierten Studien für eine bestimmte Fragestellung spricht. Ein solcher Zusammenhang ist auch gegeben, wenn es quasi ein Unentschieden zwischen den einzelnen Studien gibt, die dafür bzw. dagegen sprechen. Das kann selbst dann passieren, wenn nur eine Hand voll sehr fundierter Studien Zweifel an den übrigen Ergebnissen aufkommen lassen (z. B. »moderater Konsum von Nüssen kann das Herzinfarktrisiko reduzieren«).
- Von einem möglichen Zusammenhang *(»possible link«)* spricht man schließlich, wenn die Beweiskraft der bisherigen Arbeiten noch zu gering ist. Dies ist der Fall, wenn beispielsweise erst wenige eindeutige Studien vorliegen. Auch können bestimmte Themenbereiche erst am Anfang der Untersuchung stehen (z. B. »hoher Konsum von Trans-Fettsäuren kann möglicherweise das Diabetesrisiko erhöhen«).

Darüber hinaus wird die Beweiskraft einer Studie durch ihren Umfang (z. B. Teilnehmerzahl, Laufzeit) sowie ein entsprechend sorgfältig ausgelegtes Testdesign bestimmt. Wird der Laie mit Gesundheitstipps in Zeitschriften oder anderen Medien konfrontiert, so fehlt ihm sehr oft ein Hinweis darüber, wie fundiert die gepriesenen positiven oder negativen Folgen eines bestimmten Ernährungsverhaltens oder Lebensmittels sind. Bestenfalls wird auf einzelne aktuelle Studienergebnisse hingewiesen und damit nicht selten der Eindruck eines *»überzeugenden«* Zusammenhangs erweckt. Das macht den Weg in ein gesünderes Leben nicht gerade leichter. Wenn man etwas aus dem Feuerwerk der diskutierten Wirkungshypothesen ableiten kann, dann ist es, eine gesunde Skepsis gegenüber besonders exotischen Diäten oder Ernährungstipps zu entwickeln. Zur Verifizierung vieler solcher Wirkungshypothesen müssten nämlich eine Reihe unterschiedlicher und zum Teil sehr aufwendiger und langjähriger wissenschaftlicher Studien durchgeführt werden. Insbesondere Ernährungsempfehlungen, die beispielsweise gewisse Lebensmittelgruppen ausschließen, den übermäßigen Konsum von bestimmten Lebensmitteln bzw. Vitaminpräparaten empfehlen oder sonstige Sonderregeln aufstellen, erscheinen somit in einem anderen Licht. Sehr oft liegen diesen Empfehlungen keine oder bestenfalls nur unzureichend fundierte wissenschaftliche Belege zugrunde. Bei diesen Ernährungsempfehlungen können daher die gesundheitlichen Risiken höher sein als die versprochenen Chancen.

Eine ausgewogene Ernährungsweise mit regelmäßiger körperlicher Bewegung ist zweifelsfrei mit einer Reihe positiver Effekte verbunden, die im folgenden Abschnitt ausführlich behandelt werden sollen.

2. Vorteile eines gesunden und aktiven Lebensstils

Körperliche und geistige Leistungsfähigkeit

Hohe Anforderungen im Job

Wer im heutigen Berufsleben erfolgreich sein will, benötigt neben fachlicher Kompetenz und emotionaler Intelligenz auch Durchhaltevermögen, Stressresistenz, ein dickes Fell und viele ähnlich gelagerte Voraussetzungen. Diesen Anspruch kann sicherlich auch ein schwächerer Körper über eine gewisse Zeit erfüllen. Wenn Sie aber noch Spaß am Leben und in der Liebe haben möchten, sollten Ihnen die beruflichen Herausforderungen nicht alle Energiereserven rauben. Eine gesunde Ernährungsweise und regelmäßiger Sport sorgen dafür, dass Ihre Leistungsfähigkeit nicht dauerhaft im roten Drehzahlbereich läuft und Stress abgebaut werden kann. Damit haben Sie die Chance, im Job die notwendige Souveränität sicherzustellen, ohne Ihr Familienleben oder andere Interessen – freiwillig oder unfreiwillig – beschneiden zu müssen.

Nahrungsbestandteile funktionieren als Team

Wenn Sie ein schwieriges Projekt durchzuführen haben, dann suchen Sie sich normalerweise ein hoch qualifiziertes Team von Kollegen, um mögliche Risiken zu minimieren und Terminziele einzuhalten. Das ist ein strategischer Schritt, von dem der Projekterfolg in hohem Maße abhängt. Verstehen Sie Ihren Körper und Ihren Geist als das komplizierteste Projekt schlechthin. Damit dieses Projekt problemlos laufen kann, benötigen Sie auch hier ein hoch qualifiziertes Team mit den unterschiedlichsten Spezialkompetenzen. Verschiedene Lebensmittel verkörpern die einzelnen Teammitglieder, die das unvorstellbar komplizierte Zusammenspiel Ihrer Lebensfunktionen sicherstellen. Nur so sind Ihr Körper und Ihr Geist in der Lage, optimal zu funktionieren. Übermäßig oder falsch eingesetzte Teammitglieder wie Alkohol, Tabak oder Fette stören den Projektablauf und sorgen für eine verminderte Effizienz der gesamten Mannschaft. Bedenken Sie: Im Vergleich zum Projekt »Leben« ist das Generalüberholen einer Boeing 747 oder der Bau eines Tankers ein Kinderspiel.

Stärkung der natürlichen Abwehrkräfte

Eine ausgewogene Ernährung, verbunden mit einem regelmäßigen Training, schützt den Körper gegen Infektionen. Ein gesunder Körper verfügt über weitaus bessere Abwehrkräfte als ein geschwächter. Unsere Abwehrkräfte werden sehr häufig durch ungesunde Nahrung, übermäßige körperliche Anstrengung und in Stresssituationen geschwächt. Für einen Virus ist man in solchen Fällen eine leichte Beute, insbesondere, wenn man viel verreist oder mit anderen Menschen in Kontakt kommt. Je gesünder ein Körper ist, desto besser ist das Immunsystem gegen Angriffe von Viren gewappnet. Der Körper darf zur Prävention vor Infektionen nicht übermäßig geschunden und gestresst werden. Im Falle einer Infektion ist es dann extrem wichtig, dem Körper genügend Zeit zu geben, sich zu regenerieren. Ignoriert man eine Infektion oder bekämpft man sie mit »harten« chemischen Mitteln, so wird die Krankheit eines Tages wiederkommen – und sie wird »Verstärkung« mitbringen.

Gesunde Verdauung

Ernährung ist unweigerlich mit der Verdauung verbunden. Dieses Wechselspiel muss optimal funktionieren, damit wir die zugeführten Nahrungsmittelbestandteile verwerten können. Ist der Darm zu träge, kann es zur Verstopfung kommen. Mögliche Folgen eines solchen Darm-Missmanagements sind unter anderem Luftaufstoßen, Sodbrennen, Völlegefühl, Blähungen und Stuhlprobleme.

Eine gesunde Lebensweise mit einer vollwertigen und ballaststoffreichen Ernährung sowie genügend Flüssigkeitszufuhr und ausreichender Bewegung beugt solchen Problemen sehr gut vor.

Aufbau und Erhalt der Muskulatur

Muskeln sind nicht sofort erkennbar

Sofern Sie Ihren Körper gezielt und regelmäßig trainieren und sich dabei richtig ernähren, werden Sie mit der Zeit Ihre Muskulatur aufbauen bzw. diese im Laufe der Jahre erhalten können. Ich möchte dennoch keine falschen Hoffnungen wecken. Es geht hier nicht um Muskelberge, die man bis zum letzten Muskelstrang deutlich sehen kann. Eine natürliche Muskulatur ist harmonisch verteilt, leistungsfähig, ausdauernd und beweglich. Halten Sie daher Ihre Erwartungen in einem realistischen Rahmen, damit Sie motiviert am Ball bleiben. Selbst wenn Sie Muskeln aufbauen, müssen diese nicht sofort sichtbar werden, insbesondere, wenn Sie nicht systematisch Fett verbrennen. Das beste Beispiel ist die Bauch- und Rückenmuskulatur, die hauptsächlich Ihre Wirbelsäule schützen soll. Wichtig ist, dass Sie beide Bereiche durch ein entsprechendes Training aufbauen bzw. erhalten, damit Sie Rückenproblemen vorbeugen. Wenn Sie außerdem einen schlanken und straffen Bauch und eine erkennbare Taille herausarbeiten wollen, müssen Sie selbstverständlich ein entsprechend aufwendigeres Trainingsprogramm absolvieren. Unabhängig von den sichtbaren Erfolgen werden Sie sich nach einiger Trainingszeit bestimmt an der merklich gestiegenen Leistungsfähigkeit Ihres Körpers erfreuen.

Die Muskulatur schützt die Knochen

Die Muskulatur spielt beim Erhalt Ihrer Knochen und Gelenke eine entscheidende Rolle. Wer viel sitzt und keinen Sport treibt, darf sich über nachhaltige Gelenk- und Rückenbeschwerden nicht wundern. Knochen- und Muskelaufbau gehören zusammen. Die Knochen werden durch Reize der Muskeln angeregt, Knochensubstanz aufzubauen und zu erhalten. Bei gering ausgeprägter Muskulatur und schwachem Knochenbau ist das Verletzungsrisiko weit höher als im trainierten Zustand. Alltägliche Vorkommnisse wie falsches Heben von Getränkekisten, Umknicken am Bordstein oder Verletzungen beim Gelegenheitssport können Sie ohne trainierte Muskulatur schnell außer Gefecht setzen.

Aufbau und Erhalt der Muskulatur sind zwei der wichtigsten Gründe, um Sport zu treiben. Eine größere Muskelmasse sorgt grundsätzlich für einen höheren Energieverbrauch. Damit ist der

Aufbau bzw. Erhalt eines muskulösen Körpers das beste Mittel, um Übergewicht langfristig vorzubeugen. Leider tendiert unser Körper mit steigendem Lebensalter immer mehr dazu, Muskelmasse abzubauen, und ersetzt diese auch noch besonders gerne durch die überproportionale Zunahme von Körperfett. Je älter Sie werden, desto wichtiger und auch härter wird somit der Kampf um den Erhalt der Muskelmasse. Wer daher glaubt, dass Sport in der Jugend für den Rest des Lebens ausreicht, irrt sich. Ich empfehle jedem, alles dafür zu tun, seine Muskelmasse bestmöglich zu erhalten bzw. angemessen aufzubauen – unabhängig vom jeweiligen Alter.

Vermeiden von Übergewicht

In den Köpfen der meisten Menschen wird das Thema Übergewicht wohl in erster Linie als ästhetisches Problem verstanden und nicht als eine wesentliche Ursache für viele folgenschwere Krankheiten. In den kommenden Abschnitten beschreibe ich deshalb einige der erheblichen Folgerisiken, wie Bluthochdruck, Herz-Kreislauf-Erkrankungen, Diabetes mellitus, Schlaganfall und bestimmte Krebskrankheiten, z.B. Dickdarmkrebs. Ich hoffe, damit wird klar, dass mit Übergewicht überhaupt nicht zu spaßen ist und dass es vor allem nicht nur mit äußerer Schönheit verbunden werden darf.

Der Body-Mass-Index

Wenn man von Übergewicht spricht, so muss man zunächst wissen, was ein normales bzw. gesundes Körpergewicht ist. In diesem Zusammenhang hat sich der so genannte *Body-Mass-Index* (BMI) bewährt. Dieser berechnet sich wie folgt:

BMI = Körpergewicht in Kilogramm : (Körpergröße in m)²

Ein Mensch mit einem BMI zwischen 18,5 und 24,9 hält sein Normalgewicht. Wer mit seinem BMI über 25 liegt, hat bereits leichtes Übergewicht. Bei Personen mit einem BMI über 30 spricht man von Fettsucht (Adipositas).

Ein 87 Kilogramm schwerer Mann mit 1,87 Meter Körpergröße hat hiernach einen BMI von 24,9 [87 : (1,87 x 1,87)].

Je höher der BMI jenseits der Übergewichtsgrenze liegt, desto höher wird das Ausmaß des Übergewichts und damit steigt das Risiko von Folgeerkrankungen. Die Festlegung einzelner Stufen kann man sicherlich noch weiter präzisieren und beispielsweise das Alter mit berücksichtigen. Aber selbst auf dieser einfachen Basis dürften die Indexwerte den meisten Menschen als gute Orientierungsgröße zur Feststellung der individuellen Ausgangssituation dienen. Sehr muskulöse Menschen können aus dem obigen Einteilungsraster fallen. Durch den relativ hohen Anteil der schwereren Muskelmasse kann auch ein schlanker athletischer Mensch sehr viel wiegen und den BMI zu hoch erscheinen lassen. Ein Weltmeister im Schwergewichtsboxen, mit knapp zwei Metern Körpergröße und mehr als 115 Kilogramm Körpergewicht, dürfte bei einem BMI zwischen 29 und 30 landen, ohne dabei übergewichtig zu sein.

Fett ist relativ leicht

Auch wenn dieses Extrembeispiel für die meisten nicht gilt, sollte uns der Zusammenhang zwischen schwerer Muskel- und relativ leichter Fettmasse dennoch aufhorchen lassen. Im letzten Teilabschnitt konnten wir bereits lesen, dass unser Körper mit zunehmendem Alter dazu neigt, Muskelmasse abzubauen und durch Fett zu ersetzen. Schauen wir also nur auf das Gewicht auf unserer Waage, so kann das in die Irre führen. Das Körpergewicht kann konstant bleiben, obwohl wir jede Menge Fettzellen aufgebaut und entsprechende Muskelmasse verringert haben. Ein Maßband schafft Gewissheit. Der Bauchumfang spielt in diesem Zusammenhang eine besondere Rolle, weil zu viel Bauchfett ein höheres Gesundheitsrisiko darstellt. Man misst den Bauchumfang auf Höhe der Taille. Bei einer Frau birgt ein Bauchumfang über 80 Zentimeter ein erhöhtes Risiko für Stoffwechselerkrankungen, ab 88 Zentimeter ist das Risiko sogar deutlich erhöht. Bei Männern liegen diese Werte bei 94 bzw. 102 Zentimetern.

Reduziertes Bluthochdruckrisiko

Bluthochdruck gehört wohl zu den häufigsten Krankheitsbildern in unserer Gesellschaft. Meist tritt er aufgrund einer erblichen Veranlagung auf und wird durch einige Risikofaktoren weiter begünstigt. Wird er nicht behandelt, so trägt er zur Entwicklung weiterer Krankheiten wie Herzinfarkt oder Nierenschäden bei. Das Bluthochdruckrisiko steigt mit einem zunehmend ungesunden Lebensstil, also Übergewicht, Bewegungsmangel, Rauchen, übermäßigem Alkoholkonsum und Stress. Umgekehrt reduziert eine ausgewogene und gesunde Ernährungsweise mit regelmäßiger moderater körperlicher Aktivität dieses Risiko. Die Gründe hierfür liegen auf der Hand. Man neigt weniger zu Übergewicht und die körperliche Beanspruchung hilft zudem, Stress abzubauen, trainiert die Gefäße und hält sie elastisch. Damit wird auch einer Gefäßverkalkung (Arteriosklerose) vorgebeugt, was wiederum das Herzinfarkt- und Schlaganfallrisiko reduziert.

Geringeres Herzinfarkt- und Schlaganfallrisiko

Gestresste Schreibtischtäter und andere Workaholics neigen zu einem erhöhten Herzinfarkt- und Schlaganfallrisiko. Die typischen Attribute eines ungesunden Lebensstils sind auch hier, neben der erblichen Veranlagung, für ein höheres Erkrankungsrisiko verantwortlich. Ein rücksichtsloser Umgang mit dem eigenen Körper über Jahre hinweg sorgt mit hoher Wahrscheinlichkeit dafür, dass lebenswichtige Körperfunktionen, wie die Herz- und Gehirntätigkeit, schließlich lahmgelegt werden. Dieses Risiko lässt sich wesentlich reduzieren, wenn die Blutqualität gut ist und die arteriellen Gefäße elastisch bleiben.

»Gutes« und »schlechtes« Cholesterin

Eine gute Blutqualität hat man unter anderem dann, wenn der Anteil der »guten« Fette (HDL-Cholesterin) hoch und der Anteil der »schlechten« Fette (LDL-Cholesterin) gering ist. Ein günstiges Verhältnis von LDL zu HDL kann durch die richtige Auswahl von Lebensmitteln erreicht werden (hierzu später mehr).

Infarkt durch Gefäßverengung

Steigt die Konzentration von LDL im Blut, so setzt es sich allmählich an den Gefäßwänden ab. Im Laufe der Zeit entstehen so Fettstreifen, die von Bindegewebswucherungen und Verkalkungen durchsetzt sind. Diese steinharten Ablagerungen (Plaques) führen schließlich zu einer Verdickung und Verhärtung der betroffenen Gefäßwände (Arteriosklerose). Wenn die Gefäßwände versteifen, entstehen eher Risse, wie beispielsweise bei zu trockener Haut. Diese Risse führen zu kleinen Blutgerinnseln an den verhärteten Stellen. Es bildet sich so ein stetig wachsendes »Päckchen«, das an dieser Stelle den Durchfluss des Blutes behindert und allmählich blockiert. Ist hiervon eine Herzkranzarterie betroffen, so ist der Herzinfarkt nicht weit. Er kann sich durch bestimmte Körpersignale (z. B. länger anhaltende Schmerzen in der Brust) ankündigen. Erwischt es jemanden quasi aus dem Nichts, so dürfte sich eines der beschriebenen »Päckchen« gelöst haben. Diese abgeplatzte Ansammlung wandert durch die Blutbahn und kann dabei andere »Päckchen« mitreißen und damit sehr plötzlich eine Herzkranzarterie blockieren und in der Folge zum Herzinfarkt führen.

Ein Schlaganfall setzt ein, wenn das Gehirngewebe nicht ausreichend mit Sauerstoff versorgt wird. Es handelt sich quasi um einen Gehirninfarkt. Wie beim Herzinfarkt geht dem Schlaganfall in den meisten Fällen eine ähnliche Entwicklung voraus. Verengen sich aus den genannten Gründen die Versorgungswege zum Gehirn oder löst sich ein »Päckchen« und blockiert den Durchfluss dorthin, so sterben bereits nach wenigen Minuten die betroffenen Nervenzellen aufgrund des Sauerstoffmangels für immer ab. Damit wird auch der an dieser Stelle gesteuerte Bereich unseres Körpers lahmgelegt. Das zeigt sich beispielsweise in einer dauerhaften einseitigen Lähmung.

Beide Krankheiten gehören zu den häufigsten Todesursachen, und selbst, wer solch einen Schlag überlebt, muss oft mit einer erheblichen Beeinträchtigung seiner Lebensqualität rechnen. Der bewusste Umgang mit Fetten in der Nahrung reicht jedoch alleine nicht aus, um das Herz vor einem Infarkt zu schützen. Auch hier gilt es, eine gesunde ausgewogene Ernährung in Kombination mit einem regelmäßigen Training anzustreben, auf das Rauchen zu verzichten und Stress zu vermeiden bzw. abzubauen.

Sinkendes Diabetesrisiko

Unsere Körperzellen benötigen Energie, die sie hauptsächlich aus einem einfachen im Blut gelösten Zucker gewinnen, nämlich der Glukose. Das in der Bauchspeicheldrüse produzierte Insulin steuert den Blutzuckerspiegel und ist dafür verantwortlich, dass die aufgenommene Energie auch in den Zellen landet. Unter Diabetes mellitus leidet man, wenn der eigene Körper entweder nicht genug Insulin produzieren oder dieses nicht effektiv einsetzen kann, um den durch eine Mahlzeit entstandenen Anstieg des Blutzuckerspiegels zu regulieren. Man unterscheidet verschiedene Typen von Diabeteserkrankungen, wobei Typ 1 und Typ 2 die geläufigsten sind.

Diabetes Typ 1 und Typ 2

Diabetes Typ 1 entsteht, wenn das körpereigene Immunsystem sich gegen die eigenen Insulin produzierenden Zellen in der Bauchspeicheldrüse richtet und somit nicht genug Insulin erzeugt werden kann. Im Falle von Diabetes Typ 2 ist die Insulinausschüttung gestört. In der Folge können die Körperzellen (z. B. Muskelzellen) die zur Verfügung stehende Energie viel schlechter aufnehmen. Merkt der Körper seine Resistenz gegen das Insulin, so versucht er es mit der Brechstange und schüttet immer mehr Insulin aus, bis irgendwann einmal die Insulin produzierenden Zellen erschöpft sind und ausfallen. Diabetes Typ 2 ist der am häufigsten auftretende Typ und gehört mittlerweile zu einer sich ausbreitenden Zivilisationskrankheit, die auch immer jüngere Altersgruppen betrifft. Das Risiko für eine Diabeteserkrankung vom Typ 2 lässt sich durch eine Reihe von Faktoren verschärfen. Übergewicht, Bewegungsmangel, unausgewogene Ernährung, Rauchen, übermäßiger Alkoholkonsum und Bluthochdruck sind auch hier wieder einmal für ein erhöhtes Erkrankungsrisiko verantwortlich.

Wenn die Regulierung des Blutzuckerspiegels entgleist, ergeben sich eine Reihe bedrohlicher Folgeerkrankungen. Das Herzinfarkt- und Schlaganfallrisiko steigt, weil sich durch diese Funktionsstörung im Blut leichter Ablagerungen bilden, die aus den vorher genannten Gründen zur Verstopfung der Herzkranzgefäße bzw. zur Unterbrechung der Blutzufuhr zum Gehirn führen können. Eine Schädigung der Nervenzellen, die Beeinträchtigung des

Sehvermögens sowie der Nierenfunktion sind weitere mögliche Spätfolgen einer Diabeteserkrankung.

Geringeres Krebsrisiko

Typische Risikofaktoren

In der Krebsforschung beschäftigt man sich seit langem mit der Prävention. Einschlägige Institute schätzen, dass die Ernährungsweise zu 20 bis 40 Prozent an der Entstehung von bestimmten Krebskrankheiten (u.a. Magen-, Darm-, Nieren- und Brustkrebs) beteiligt sein kann. Dieser Wert liegt immerhin auf vergleichbarem Niveau mit dem Rauchen. Andere Faktoren, wie beispielsweise Krebs auslösende Substanzen aus der Umwelt (z.B. Sonnenbelastung), Vererbung oder auch Infektionen, kommen hinzu. Die Europäische Union hat in einem Kodex für Krebsbekämpfung elf Punkte zur Prävention genannt. Neben vier Punkten, die sich auf Vorsorgeuntersuchungen beziehen, werden auch hier wieder unsere »alten Bekannten« aufgezählt. Man empfiehlt, nicht zu rauchen, Übergewicht zu vermeiden, einen aktiven Lebensstil mit ausreichender täglicher Bewegung zu praktizieren, viel Obst und Gemüse, dagegen wenig tierisches Fett zu essen und Alkohol sparsam zu genießen. Die verbleibenden zwei Punkte auf der Liste beziehen sich auf einen vorsichtigen bzw. ausreichend geschützten Umgang mit Sonnenbestrahlung und Krebs erregenden Stoffen. Schließlich wird empfohlen, an Programmen zur Hepatitis-B-Impfung teilzunehmen, um Leberkrebs vorzubeugen.

Eine grundsätzlich gesündere Lebensweise kann also im Idealfall auch eine effiziente Krebsvorsorge sein. Wer in seinem persönlichen Umfeld einmal mit dieser Krankheit konfrontiert wurde, weiß, welch schreckliche Konsequenzen der Krankheitsverlauf für den Betroffenen und seine Angehörigen mit sich bringen kann. Prävention lohnt sich in jedem Fall.

Fazit

Bei meinen Recherchen war ich sehr erschrocken darüber, wie vernetzt die großen Volkskrankheiten der westlichen Welt aufeinander wirken. Der alltägliche Zeitmangel scheint uns in Sachen Gesundheit nachlässiger zu machen und somit die beschriebenen

Folgerisiken zu begünstigen. Übergewicht, Bewegungsmangel, ungesunde Ernährungsgewohnheiten, Stress und Rauchen sind hauptverantwortlich für Bluthochdruck, Diabetes Typ 2, Herzinfarkt, Schlaganfall sowie für die Entstehung bestimmter Krebskrankheiten. Bluthochdruck und Diabetes Typ 2 sind außerdem Krankheitsbilder, mit denen wiederum das Herzinfarkt- und das Schlaganfallrisiko steigen. Selbst ein Laie kann sich vorstellen, wie viel menschliches Leid, welcher Verlust an Lebensqualität, wie viel Zeit und Kosten in unserer Gesellschaft bei der Bewältigung dieser Probleme entstehen. Ein erheblicher Teil davon dürfte allein durch eine gesündere Lebensweise verhindert werden können. Es kann deshalb nie zu früh sein, seinen aktuellen Lebensstil kritisch zu hinterfragen und ihn gegebenenfalls zu korrigieren.

3. Ernährung und Körpergewicht

Es gibt im Wesentlichen drei Einflussgrößen für unser Körpergewicht. Das sind zunächst einmal unsere Gene, dann die mit unserer Ernährungsweise verbundene Energiezufuhr und schließlich der mit unserer körperlichen Aktivität verbundene Energieverbrauch. Die Hauptursachen für das verbreitete Übergewicht in unserer Gesellschaft liegen eher in den beiden zuletzt genannten Punkten, auch wenn immer wieder gerne der genetische Aspekt als Erklärung für wachsende Fettpölsterchen herhalten muss.

Der Energiestoffwechsel

Biologisch betrachtet, besteht unser Körper aus einem geschlossenen Verband von Zellen, die bestimmte Funktionen erfüllen. Damit die Zusammenarbeit der Zellen klappt, also, um am Leben zu bleiben, benötigen wir Energie. Die Energie gewinnt unser Körper aus unserer täglichen Nahrung (chemische Energie). Aus der riesigen Auswahl an Nahrungsbestandteilen verwertet unser Körper drei Hauptnährstoffe: Kohlenhydrate, Fette und Eiweiße (Proteine). Über die Verdauung gelangen diese Nährstoffe ins Blut und werden dort mithilfe von Sauerstoff in Energie umgewandelt. Verbleibt ein Energieüberschuss, so wird dieser kurzfristig in der Leber bzw. den Muskelzellen zwischengelagert. Wenn in diesen Zwischenlagern kein Platz mehr vorhanden ist, wird die überschüssige Energie langfristig im Fettgewebe gespeichert. Das Fettgewebe verfügt über eine fast unbegrenzte Speicherfähigkeit. Damit man nicht so viel Fettvolumen mit sich herumschleppen muss, enthält ein Gramm Fett doppelt so viel Energie wie Kohlenhydrate oder Proteine. Ein sehr gutes Konzept für harte Zeiten.

Glukose – die schnelle Energiequelle

Unser Energiestoffwechsel ist nun so konzipiert, dass er am liebsten auf solche Nährstoffe zurückgreift, die er sehr leicht umwandeln kann. Der Topfavorit ist die Glukose, die aus Kohlenhydraten gewonnen wird. Die Umwandlung aus Fett (Fettsäuren) oder Proteinen (Aminosäuren) ist weitaus langsamer. In einer Minute ist etwa zehnmal mehr Energie aus der Verbrennung von Glukose zu gewinnen als aus Fettsäuren. Für unsere Energieversorgung greift unser Körper also hauptsächlich auf Energie zurück, die er aus Glukose gewinnen kann. Das Gehirn und die Nervenzellen können im Übrigen ausschließlich Glukose in Energie umwandeln, d. h., auf lange Sicht wäre der menschliche »Betrieb« ohne Glukose nicht aufrechtzuerhalten. Bevor unser Körper auf Energie aus Fettzellen zurückgreift, muss also ein länger anhaltender Mangel an kurzfristig verfügbarer Energie bestehen. Da gibt es jedoch ein kleines Problem: den Hunger. Dieser meldet sich nämlich sofort zur Stelle, sobald die schnellen Energiereserven zur Neige gehen, und wird nach ein bis zwei Tagen unerträglich. Bis dahin wurde noch nicht einmal eine bedeutende Menge Fett verbrannt.

Die klügste Strategie, um abzunehmen, ist daher nicht, zu hungern, sondern das zu essen, was der Körper braucht und was lange satt hält. Welche Lebensmittel das sind, sehen wir später. Gleichzeitig sollte man versuchen, durch mehr körperliche Bewegung und Muskelaufbau seinen Energieumsatz dauerhaft zu erhöhen. Jeder Mensch verbraucht eine bestimmte Menge Energie am Tag. Der Grundumsatz ist hierbei der Energieverbrauch, den der Mensch in völliger Ruhe für die Aufrechterhaltung aller lebensnotwendigen Stoffwechselvorgänge benötigt. Dieser wird von Alter, Geschlecht und Gewicht bestimmt. Je nach körperlicher Aktivität und muskulärer Belastung ergibt sich ein zusätzlicher Energiebedarf, der sich aus dem Arbeits- und dem Sportumsatz zusammensetzt.

Die individuelle Energiebilanz

Bei einem 70 Kilogramm schweren Büroangestellten mit sitzender Tätigkeit dürfte der Energiebedarf um die 2300 Kilokalorien liegen, wobei sich dieser aus dem Grundumsatz von rund 1700 Kilokalorien und dem Arbeitsumsatz von etwa 500 Kilokalorien zusammensetzt. Von einer ausgeglichenen Energiebilanz spricht man in diesem Zusammenhang, wenn die Energiezufuhr aus der Nahrung genau dem Energiebedarf entspricht. In diesem Beispiel darf der Angestellte also nicht mehr als 2300 Kilokalorien an Energie zuführen, wenn er sein Gewicht auf Dauer halten will. Treibt dieser Mensch, bei ausgeglichener Energiebilanz, nun zusätzlich mehrmals in der Woche Sport und/oder geht er einer anstrengenden Freizeitaktivität nach (z. B. Gartenarbeit, Tanzen, Wandern, Städtetour zu Fuß), so kann er seinen Energieumsatz um diesen Sportumsatz steigern. Bereits eine halbe Stunde Sport würde, je nach Art der Betätigung, an den betreffenden Tagen einen zusätzlichen Sportumsatz von zirka 200 bis 300 Kilokalorien erbringen. Bei unverändertem Ernährungsverhalten wäre die Energiebilanz nun um diesen Betrag negativ. Dadurch wäre es einerseits möglich, sich hin und wieder einen kulinarischen Ausrutscher zu gönnen, ohne gleich zuzunehmen, oder andererseits überflüssige Fettreserven über die Zeit Schritt für Schritt zu reduzieren. Würde der Angestellte sich also viermal in der Woche sportlich betätigen und täglich die Vielzahl an Bewegungsmöglichkeiten im Alltag und in der Freizeit ausnutzen, so hätte er gute Chancen, zwischen 0,5 und 1,0 Kilogramm überflüssiges Körperfett im Monat abzubauen.

Ungünstig: eine positive Energiebilanz

Umgekehrt gilt leider das Gleiche. Energiereiche Snacks, Zwischenmahlzeiten, fettige Lebensmittel verursachen sehr leicht eine positive Energiebilanz und sorgen dafür, dass Monat für Monat immer mehr Fettzellen aufgebaut werden. In wenigen Jahren kann dann leicht eine Menge zusammenkommen, die sich heutzutage immer mehr Personen durch eine Fettabsaugung herausoperieren lassen, ohne dabei ihr Kernproblem zu lösen, nämlich Trägheit und einen unangepassten Ernährungsstil. Der Fachbegriff *»negative« bzw. »positive« Energiebilanz* könnte für den Laien verwirrend klingen, weil man mit einer negativen Energiebilanz eher etwas Unerwünschtes (d. h. Gewichtszunahme) und mit einer positiven etwas Wünschenswertes (d. h. Gewichtabnahme) assoziiert. Tatsächlich verhält es sich aber umgekehrt. Darum möchte ich die Begriffe umtaufen und bezeichne eine negative Energiebilanz im Folgenden als eine für das Abnehmen »günstige« und eine positive entsprechend als »ungünstige« Energiebilanz.

Was bedeuten diese Zusammenhänge nun für normale Menschen, die sich nicht zu den Leistungssportlern zählen?

Die Essentials zum Energiestoffwechsel

- Energie bleibt Energie, egal, ob sie aus Fett, Kohlenhydraten oder Proteinen gewonnen wird. Wird mehr Energie zugeführt als kurzfristig benötigt, so landet sie in Form von Fett in den Fettzellen. Unsere Energiebilanz ist oft ungünstig, da wir häufig unbewusst sehr energiereiche Nahrung zu uns nehmen und dazu neigen, uns nicht genügend zu bewegen. In diesem Fall werden mit der Zeit Fettzellen aufgebaut, weil der Körper mit den kurzfristigen Zwischenspeichern bestens bedient ist und sogar noch regelmäßig eine Reserve für schlechtere Zeiten anlegen kann.

- Bevor unser Körper auf Fettreserven zurückgreift, bevorzugt er die kurzfristig verfügbaren Energiereserven aus dem Blut, der Leber und der Muskulatur. Wer eine größere Menge an Fettzellen abbauen möchte, muss daher für eine günstige Energiebilanz sorgen, und zwar über einen längeren Zeitraum betrachtet, damit die täglichen kleinen Einsparungen in der Summe Wirkung zeigen können. Wer Fettaufbau verhindern will, muss langfristig für eine ausgeglichene Energiebilanz sorgen.
- Regelmäßiger Sport erhöht den Energiebedarf und kann somit bestens zu einer günstigen bzw. ausgeglichenen Energiebilanz beitragen.
- Energiereiche Zwischenmahlzeiten (z.B. Schokoriegel, Limonade, Chips, Pommes frites, Wurst usw.) verschlechtern selbst in kleinen Mengen die Energiebilanz drastisch, ohne in den meisten Fällen das Hungergefühl für eine längere Zeit wirklich zu stillen.
- Kalorien aus Lebensmitteln, die ein lang anhaltendes Sättigungsgefühl erzeugen (z.B. Vollwertkost), sind daher besser als solche, die schnell wieder hungrig machen (z.B. Süßigkeiten, Gebäck, Nudeln und Brot aus Weißmehl). Bei gleichem Energieeinsatz wird so ein längerer Sättigungseffekt erzielt. Damit steigen auch die Chancen für eine ausgeglichene bzw. günstige Energiebilanz, ohne ständig auf Kalorien achten zu müssen oder zu hungern.

Auch hier bestätigt sich wieder, dass eine ausgewogene und angepasste Ernährung mit einem aktiven Lebensstil, moderatem und regelmäßigem Training bestens auf unseren Energiestoffwechsel ausgerichtet ist.

Wie Gewicht reduzieren?

Wir haben gelernt, dass zwischen der Nahrungsmittelaufnahme und dem Körpergewicht ein Zusammenhang besteht. Unsere Energiebilanz ist der einzige Faktor, der unser Körpergewicht langfristig beeinflusst, selbst wenn manche Diäten andere Kenngrößen ins Rennen schicken. Wenn wir bei ausgeglichener Energiebilanz unser Körpergewicht reduzieren wollen, ergeben sich nun mehrere Alternativen. Reduziert man bei gleicher körperlicher Beanspruchung die Energiezufuhr, so müsste man entsprechend Körpergewicht verlieren. Dieser Logik folgend, sollte man aber auch abnehmen, wenn man bei gleicher Ernährungsweise seinen Energiebedarf durch ein regelmäßiges Training erhöht. Wer seine Ernährung einschränkt und gleichzeitig mehr Sport treibt, müsste folgerichtig sogar noch besser abnehmen. Welche dieser Strategien nun für den Einzelnen geeignet sind, hängt von der individuellen Ausgangsposition ab.

Ernährung oder Bewegung – wo mangelt es?

Ein gesundheitsbewusster Genießer mit einem akuten Bewegungsmangel könnte an Übergewicht leiden, weil er es nicht regelmäßig schafft, seine Nahrungsenergie vollständig zu verbrauchen. Sein Gewicht würde sich nur dann auf einem niedrigeren Niveau einpendeln, wenn er sich in Zukunft einfach mehr bewegen würde, anstatt seine gesunde Ernährungsweise zusätzlich einzuschränken. Aus demselben Grund muss ein sportlicher Mensch, der sich überwiegend ungesund und energiereich ernährt, nicht langfristig vor Übergewicht geschützt sein. Werden die vielen Kalorien trotz körperlicher Beanspruchung nicht mehr verbraucht, nutzt der Körper auch in diesem Fall den Energieüberschuss für den Aufbau von Fettzellen. Bevor man also mit seiner Energiebilanz experimentiert, sollte zunächst sichergestellt sein, dass man sich auf Dauer gesund und ausgewogen ernährt und vor allem ausreichend bewegt. Erst dann ist eine gesunde Ausgangsposition für eine weitere gezielte Gewichtsreduktion bzw. -kontrolle erreicht. Wahrscheinlich wird das Gewichtsproblem bei so einer Lebensweise jedoch ohnehin mittelfristig verschwinden. Viele Menschen neigen jedoch dazu, die Nahrungszufuhr nach neuesten Diätvorschriften einzuschränken, ohne ihre akute körperliche Unterbeanspruchung auch nur im Geringsten infrage zu stellen.

Die Waage allein ist trügerisch

Stellen Sie sich vor, Ihre Waage zeigt eines Morgens ein geringeres Körpergewicht an. Ist dies ein Grund, sich zu freuen? Nun, wie bei vielen Dingen im Leben steckt auch hier der Teufel im Detail. Mit dem Verlust an Körpergewicht ist leider nicht allein die Dezimierung unliebsamer Fettpölsterchen verbunden. Wasserverlust ist beispielsweise auch ein Faktor, der das Körpergewicht kurzfristig beeinflussen kann. Gerade salzarme Diäten, die schnelle Erfolge versprechen, benutzen diesen Trick. Sobald man normale salzhaltige Kost zu sich nimmt, bindet der Körper wieder Wasser und ehe man sich versieht, erhält man sein ursprüngliches Körpergewicht zurück. Wie wir mittlerweile wissen, wird das Körpergewicht auch durch die körpereigene Muskelmasse beeinflusst. Daher ist es durchaus möglich, dass man Fett abbaut, ohne ein Gramm Körpergewicht zu verlieren, indem der Körper, aufgrund eines gesünderen und aktiveren Lebensstils, Muskelmasse aufbaut. Das Ergebnis seiner Bemühungen könnte man daher vermeintlich als Misserfolg werten, obwohl in Wirklichkeit eine sehr positive Entwicklung dahintersteht. In diesem Fall ist die Reduzierung des Bauchumfangs ein eindeutiges Indiz für den Erfolg der bisher erbrachten Anstrengungen. Medien und Werbung begleiten den mühseligen Weg zu einer schlanken Taille in der Regel mit einer Reihe an Diätangeboten, die Art und Menge der zu verspeisenden Lebensmittel regulieren wollen und dabei meist innerhalb kurzer Zeit große Erfolge in Sachen Gewichtsreduktion versprechen. Was ist dran an Diäten?

Diäten – ein sicheres Mittel, um dicker zu werden?

Man kann mit der einen oder anderen Diät sicherlich ein paar Pfunde verlieren. Wenn es jedoch ein Killerkriterium für die Bewertung von Diäten gibt, dann ist es deren Wirkungsdauer. Was nützt mir eine Diät, mit der ich kurzfristig schlanker werde, wenn meine verlorenen Pfunde ohne nachhaltige Ernährungsumstellung und regelmäßiges Training bald wieder zurückkommen?

Die Kaloriendiät

Der Körper lernt, mit weniger auszukommen

Schauen wir uns einmal zwei populäre Diät-Richtungen genauer an. Da gibt es die klassische Fraktion der »Kalorienzähler«. Diese glauben, dass die Körpergewichtszunahme bzw. -abnahme durch die berühmten Brennwerte Kalorien respektive Kilojoule zu kontrollieren sei. Je nach Konstitution und Zielsetzung empfiehlt man eine besonders geringe Anzahl an Kalorien am Tag. Dieser Kalorienwert liegt dann deutlich unterhalb des benötigten Energieumsatzes und begünstigt somit das Abnehmen. Jedes Lebensmittel hat einen bestimmten Brennwert, den man aus Kalorientabellen ablesen kann; in der Summe darf ein vorgegebener Gesamtwert nicht überschritten werden. Das ist sicherlich ein sehr komplizierter Weg, der zudem viel Zeit fürs Kalorienzählen beansprucht. Mit einer Kaloriendiät kann es außerdem extrem schwer werden, langfristige Erfolge zu erzielen. Als berühmtes Beispiel möchte ich hier den so genannten Jojo-Effekt beschreiben. Nach einer Kaloriendiät hat sich der Energiestoffwechsel an die »schlechten Zeiten« gewöhnt und den Energiebedarf entsprechend reduziert. Wenn man nun nach der Diät wieder mehr Kalorien zu sich nimmt, ist das Verhältnis zwischen benötigter und zugeführter Energie anders als vorher. Der Körper ist quasi noch auf eine Notfallsituation eingestellt und deponiert den unerwartet hohen Energiezugang sofort in Form von Fettzellen im Körper. In machen Fällen wird die Lagerkapazität gegenüber der alten Situation sogar noch ein bisschen aufgestockt – sicher ist sicher. Solche und ähnlich konzipierte Diäten trainieren also eigentlich nur eine bessere Verwertung der zugeführten Nahrung. Man hat auf lange Sicht nicht nur genauso viel Gewicht wie vorher auf den Hüften, sondern oft noch ein bisschen mehr. Es ist sicherlich nicht verwegen zu sagen, dass solche Diäten zu den eigentlichen Dickmachern in unserer Gesellschaft gehören.

Was die Kalorienzählerei angeht, bleibt die Tatsache, dass zu viele Kalorien die Energiebilanz ungünstig beeinflussen und dick machen. In diesem Zusammenhang kommt es aber weniger auf das Kalorienzählen an als auf die Qualität der zugeführten Kalorien und ausreichend körperliche Bewegung für einen zusätzlichen Energieumsatz. Wer sich kaum bewegt und keinen Sport treibt, sollte nicht glauben, dass eine Kaloriendiät sein Probleme auf Dauer löst. Unser Körper unterscheidet zwar nicht zwischen Kalorien aus »gesunden« und »ungesunden« Lebensmitteln, jedoch gibt es bei gleichem Energiegehalt andere Qualitätsunterschiede. Beispielsweise sind Kalorien, die aus Vollkornprodukten, frischem Obst und Gemüse zugeführt werden, bei gleicher Anzahl günstiger als solche aus Weißmehlprodukten oder zuckerhaltigen Fertiggerichten. Warum eigentlich? Diese Lebensmittel sind nicht nur hervorragende Lieferanten von Vitaminen, Mineral- und Ballaststoffen, sondern halten uns bei gleichem Kaloriengehalt viel länger satt. Damit wird quasi automatisch dafür gesorgt, dass man sich nicht aufgrund von regelmäßig wiederkehrenden Hungerattacken überfüttert. Letzteres Phänomen hat etwas mit dem Anstieg des Blutzuckerspiegels nach einer Mahlzeit zu tun und bringt uns zu einem neuen Trend in der Diätwelt.

Die GI-Diät

Orientierung am glykämischen Index

Der Schlüssel zum Erfolg wird nun in der Verbannung von Lebensmitteln mit einem hohen *glykämischen Index (GI)* versprochen. Die Diät mit dem glykämischen Index funktioniert auf den ersten Blick sehr einfach, ich selbst habe damit schon erfolgreich abgenommen. Man soll nur die Dinge essen, die den GI nicht in die Höhe treiben. Der GI dient in der Medizin dazu, den Wert des Blutzuckeranstiegs nach einer Mahlzeit anzugeben. Die Folge einer Mahlzeit mit hohem GI ist ein schneller und hoher Anstieg des Insulinspiegels im Blut. Insulin ist ein Hormon, das den Körperzellen die Aufnahme von Glukose ermöglicht und dadurch den Blutzuckerspiegel entsprechend senkt. Im Rahmen des oben beschriebenen Energiestoffwechsels fördert das Insulin die Energieversorgung der Zellen und sorgt für das Auffüllen der Energiespeicher in der Leber und in den Muskelzellen. Es hemmt aber auch den Abbau von Fett und stimuliert die Fettzellen, damit sie Glukose in Fett umwandeln und einlagern können. Ein niedriger Insulinspiegel begünstigt also den Fettabbau und hemmt umgekehrt die Fettablagerung. Dieser Zusammenhang ist der Hauptaufhänger für die propagierte Gewichtsabnahme bei einer solchen Diät. Dabei sollen Lebensmittel mit einem niedrigen GI eine hohe Insulinausschüttung nach einer Mahlzeit verhindern und dadurch das Abnehmen begünstigen, ohne zu hungern. Aufzuführen wären hier zum Beispiel Vollkornprodukte, Hülsenfrüchte, Vollkornreis, Bulgur oder Gemüse. Man verzichtet zudem eher auf Zucker, Weißmehlprodukte und auch auf frittierte Kartoffelprodukte, die sowieso sparsam konsumiert werden sollten. Es gibt aber vielleicht noch eine andere Erklärung für die Erfolge dieser Diät. Nach einem hohen Anstieg des GI (z.B. durch ein zuckerhaltiges Fertiggericht) lässt das ausgeschüttete Insulin den Blutzuckerspiegel rapide absinken. Ab einem bestimmten Niveau, das nach relativ kurzer Zeit eintritt, signalisiert der Körper erneut ein akutes Hungergefühl. Bei Lebensmitteln mit einem niedrigen GI erfolgt der Abbau der Glukose viel langsamer und entsprechend später wird ein erneutes Hungergefühl erzeugt. Vielleicht liegt der Schlüssel zum Erfolg in einer gravierenden Ernährungsumstellung? Man isst schlicht und ergreifend weniger, weil man länger satt bleibt, und verbessert dadurch seine Energiebilanz und nimmt deshalb besonders erfolgreich ab.

GI-Werte für den Laien kaum interpretierbar

Der Erfolg bzw. Misserfolg im Umgang mit dem GI liegt in der günstigen bzw. ungünstigen Zusammenstellung der Lebensmittel für eine ausgewogene Ernährung. Zur Erreichung dieses Ziels benötigt man aber eigentlich keine GI-Werte. Umgekehrt ist für den Laien die strikte und alleinige Orientierung an GI-Werten nicht ganz frei von Interpretationsfehlern. Beispielsweise müssen nicht alle Lebensmittel mit einem hohen GI auch einen hohen Energiegehalt haben. Sehr gesunde Lebensmittel, wie zum Beispiel Karotten oder Melonen, haben einen relativ hohen GI und würden demnach aus dem Raster fallen, obwohl sie einen guten Beitrag zu einer ausgewogenen Ernährung leisten. Um diese Interpretationsfehler zu vermeiden, wird die *Glykämische Last (GL)* als Orientierungswert herangezogen. Im Gegensatz zum GI berücksichtigt dieser Wert den unterschiedlich hohen Kohlenhydratanteil, der in realistischen Portionen von Lebensmitteln steckt, und macht sie damit untereinander vergleichbar. Beispielsweise sind in 100 Gramm Weißbrot viel mehr Kohlenhydrate als in 100 Gramm Karotten enthalten. Daraus resultiert auch eine unterschiedlich hohe Insulinwirkung. Folglich ergibt sich auf Grundlage der GL ein deutlich niedrigerer Wert für eine Portion Karotten als für

Weißbrot. Andererseits haben bestimmte Lebensmittel mit hohem Energiegehalt, die jedoch keine nennenswerten Kohlenhydratanteile enthalten, auch praktisch keine Insulinwirkung. Damit stehen tierische Proteine und Fette nach der GI-Logik in einem scheinbar günstigen Licht. Sie schmecken zudem sehr gut und halten auch noch lange satt. Leider wird hierbei oft übersehen, dass diese Speisen durch ihren Fettanteil einen zum Teil nicht unerheblichen Energiegehalt aufweisen und daher auch zu Übergewicht führen können. Die strikte Orientierung am GI kann demnach sehr schnell die Energiebilanz und sogar den Gesundheitszustand verschlechtern, sofern man hierdurch bedenkenlos bergeweise fette und proteinreiche Lebensmittel verspeist und sich deswegen kaum noch ausgewogen ernährt. Der GI unterliegt noch einer Reihe weiterer Einflussfaktoren, die ihn als alleinige Orientierungsgröße für Laien unbrauchbar machen. Der Grad der Verarbeitung eines Lebensmittels führt beispielsweise zu einem unterschiedlich hohen GI. Mechanisch zerkleinerter Kartoffelbrei etwa hat einen höheren GI als gekochte Kartoffeln. Damit nicht genug. Bei einer kombinierten Aufnahme von Lebensmitteln wird die Lage noch komplizierter. Nach einer klassischen gemischten Mahlzeit (Kohlenhydrate, Proteine, Fette) kann sich der GI höchst unterschiedlich verhalten und dieser Effekt ist selbst für Wissenschaftler schwer einzuschätzen. Die erfolgreiche Umsetzung erfordert zudem eiserne Disziplin im Alltag und bedeutet einen massiven Einschnitt in die persönliche Lebensqualität. Wer will schon sein Leben lang auf bestimmte Genüsse verzichten? Bestenfalls hilft der GI, sich bei der täglichen Auswahl der Kohlenhydrate auf Vollkornprodukte zu konzentrieren sowie Weißmehlprodukte und zuckerhaltige Lebensmittel zu vermeiden. Das reicht als Faustregel völlig aus, ist leicht zu merken und kann bei dem einen oder anderen schon erste Erfolge bringen.

Diäten wirken nicht nachhaltig

Was den meisten Diätansätzen offensichtlich fehlt, ist der ganzheitliche Blick und vor allem eine langfristig praktikable Umsetzbarkeit. Aus diesen Gründen sollte eine ideale Ernährungsweise ausgewogen sein, schmecken und lange satt halten. Regelmäßiger Sport ist Pflicht und muss keinesfalls lange dauern. Jeder, der sich an solch einen aktiven Lebensstil hält, kann sein Gewicht sehr gut kontrollieren, und zwar ohne Kalorien zu zählen, Indexwerte zu beachten oder zu hungern. Keine Diät kann die Folgen einer jahrelangen falschen Ernährung langfristig ausgleichen, sondern nur die nachhaltige und gezielte Änderung der Ernährungs- und Bewegungsgewohnheiten. Der schnelle Gewichtsverlust ist kein wirkliches Erfolgskriterium, weil der Aspekt der Nachhaltigkeit fehlt. Die dauerhaft gewonnene Lebensqualität ist hierbei von entscheidender Bedeutung. Sie kann sich unter anderem in einem langfristig besseren Gesundheitszustand, einer schlankeren Figur, attraktiverem Aussehen sowie höherer Leistungsfähigkeit zeigen. Dieser Zustand wird sich jedoch nicht von heute auf morgen einstellen, sondern nur Schritt für Schritt. Er muss zudem ein Leben lang gepflegt und erhalten werden. Es ist wie in der Wirtschaft: Der Aufbau eines nachhaltig erfolgreichen Unternehmens dauert weitaus länger als man benötigt, um es herunterzuwirtschaften.

4. Wissenswertes über unsere Lebensmittel

Fette – Freund oder Feind?

Schlechte Blutfettwerte gelten als eine der Hauptursachen für ein erhöhtes Herzinfarktrisiko. Zur Vorbeugung sollte der Anteil der »guten« Fette im Blut möglichst hoch und der an »schlechten« Fetten so niedrig wie möglich sein. Völliger Fettverzicht ist jedoch auch nicht unproblematisch. Wer kaum Fette zu sich nimmt und wenn, dann überwiegend schlechte, darf nicht unbedingt mit günstigen Blutfettwerten rechnen. Welche Fette darf man also essen und wie viel davon? Nach der Empfehlung ernährungswissenschaftlicher Institute sollte der Energieanteil von Fetten in der täglichen Nahrung nicht mehr als 30 bis 35 Prozent betragen, wobei 35 Prozent bei entsprechend anstrengender körperlicher Betätigung gilt. Ich meine, das ist eine praktikable Orientierungsgröße für die tägliche Anwendung. Man sollte dabei bedenken, dass die absolute Menge aufgrund des hohen Energiegehalts von Fett sehr niedrig liegt. Es empfiehlt sich, den Anteil der schlechten Fette zu minimieren. Vor diesem Hintergrund lohnt es sich, die unterschiedlichen Fette einmal genauer zu betrachten.

»Gute« pflanzliche Fette

Öle – die gesündesten Fette

Zu den guten Fette gehören, vereinfacht ausgedrückt, pflanzliche Fette mit einem hohen Anteil einfach ungesättigter Fettsäuren (z.B. Olivenöl oder Nussöle) oder mehrfach ungesättigter Fettsäuren (z.B. Rapsöl, Walnussöl, Sojaöl, Sonnenblumenöl, Distelöl, ...). Nach meiner Erfahrung, und das ist auch die Meinung vieler Ernährungsexperten, gehört das Olivenöl zu den wertvollsten Fetten. Es enthält nämlich über die ungesättigten Fettsäuren hinaus Begleitstoffe, die vor Herz-Kreislauf-Erkrankungen schützen können. Ich verwende hauptsächlich Olivenöl in meiner Küche. Dabei ist mir noch nie der Gedanke gekommen, es sehr sparsam zu gebrauchen, jedoch ertränke ich das Salatgemüse auch nicht in Öl. Es gibt eben eine Dosierung, bei der ein Salat nach Salat schmeckt und nicht nach Hasenfutter. Zum Ausgleich verhalte ich mich bei schlechten Fetten umso sparsamer. Nicht zuletzt wegen des Olivenöls wird die mediterrane Küche von vielen Ernährungsexperten als besonders gesund bewertet. Es gibt eine Reihe von Studien, die belegen, dass die Bevölkerung in den südeuropäischen Ländern, trotz hohem Anteil an Fetten in der Ernährung (zirka 40 Prozent der Gesamtkalorien), vergleichsweise niedrige Herzinfarktraten aufweist. Andere pflanzliche Fette mit mehrfach ungesättigten Fettsäuren sind neben dem Olivenöl selbstverständlich auch gesund und empfehlenswert.

»Schlechte« pflanzliche Fette

Gehärtete Pflanzenfette – extrem ungesund

Kommen wir nun zu den wirklich gefährlichen Schurken unter den Fetten. Es handelt sich um die so genannten Trans-Fettsäuren. In sehr vielen unserer täglichen Lebensmittel verstecken sich diese ungesunden Dickmacher. Den zunehmenden Anteil dieser Fettsäuren in unserer Ernährung verdanken wir dem wachsenden Konsum an vorgefertigten Lebensmitteln. Trans-Fettsäuren sind häufig enthalten in Kartoffelchips, panierten Lebensmitteln, Pommes frites, Kuchenmischungen, Schokoriegeln, Tütensuppen, Fertiggerichten und -saucen, Margarine, Diätfetten, um nur einige Beispiele zu nennen. Trans-Fettsäuren tarnen sich meist hinter dem harmlos klingenden Begriff »gehärtetes Pflanzenfett«. Dieses Fett durchläuft bei der Herstellung einen Erhitzungsprozess, bei dem Fettsäuren entstehen, die der Körper gar nicht kennt. Eine Ernährung, die reich ist an Trans-Fettsäuren, begünstigt den Anteil an LDL am Gesamtcholesterin und erhöht somit das Risiko für Herz-Kreislauf-Erkrankungen mit all seinen beschriebenen Folgen. Leider hat man als Verbraucher kaum eine Chance, solche gehärteten Pflanzenfette zu identifizieren, es sei denn, dies steht explizit auf der Zutatenliste einer Verpackung. Die einfachste Lösung, um diese Sorte Fett tunlichst zu vermeiden, ist, öfter einmal selbst mit frischen Zutaten und guten Fetten zu kochen. Es ist eine erschreckende Vorstellung, dass unzählige Menschen mit gutem Gewissen ein pflanzliches Fett konsumieren, das für den Körper alles andere als gesund ist, ohne sich darüber im Klaren zu sein.

Tierische Fette

Tierische Fette sind nicht nur in Fleischprodukten enthalten, sondern auch in Milchprodukten. Fachleute zählen tierische Fette eher zu den schlechten Fetten. Ich meine, man sollte tierische Fette in möglichst geringen Mengen konsumieren, ohne gänzlich darauf zu verzichten.

Milchprodukte – große Auswahl an fettreduzierten Speisen

Milchprodukte, wie zum Beispiel Käse, können nicht unerhebliche Mengen an Fett enthalten. Glücklicherweise gibt es eine Vielzahl fettarmer Milchprodukte, die man leicht in jedem Supermarkt finden kann. Ich persönlich esse einen Mix aus fettarmen und normalen Milchprodukten, damit die Genusskomponente nicht unter den Tisch fällt.

Fleisch – Geflügel ist am besten

Das Fett in Fleisch sollte ebenfalls möglichst sparsam konsumiert werden. Geflügelfleisch ist am fettärmsten. Man braucht jedoch auch auf rotes Fleisch nicht völlig zu verzichten, sofern man sich konsequent auf möglichst fettarme Teile des Tieres beschränkt, etwa Rinderfilet.

Wurst – fettreich und schnell verfügbar

Einer der größten Fettlieferanten in unserer Nahrung ist die Wurst. Sie schmeckt gut, ist variantenreich und quasi an jeder Ecke erhältlich bzw. schnell zubereitet. Damit ist die Gefahr des übermäßigen Konsums sehr hoch. Wer auf seine geliebte Wurst nicht verzichten möchte, sollte deshalb eher fettarme Sorten konsumieren und auch das möglichst selten. Mit reiner Geflügelwurst liegt man in der Regel richtig. Diese gibt es mittlerweile auch in allen erdenklichen Variationen. Geflügelwurstprodukte, die Schweinefleisch enthalten, sind vielleicht etwas preisgünstiger, aber leider auch tendenziell fettiger. Auch fettarmer Geflügelschinken ist eine schmackhafte Alternative. Idealerweise kauft man Wurst in Fachgeschäften, die ihre Produkte selber herstellen. Hier kann der Konsument erfahren, welche Zutaten genau enthalten sind.

Fette aus Fischprodukten

Fisch – am besten ohne Panade

Fisch enthält neben wertvollen Mineralien und Eiweiß auch Omega-3-Fettsäuren, die man eindeutig zu den guten Fetten zählt. Somit leistet Fisch einen hervorragenden Beitrag zu einer gesunden Ernährungsweise und sollte daher möglichst oft gegessen werden. Bei Fertigprodukten gilt jedoch auch hier besondere Vorsicht. In Fischstäbchen, Tintenfischringen oder anderen panierten Fischprodukten verbergen sich nämlich auch ungünstige Bestandteile. Die kalorienreiche Panade stellt bei der Zubereitung in der Pfanne zudem ein ideales Speichermedium für zusätzliche Fette dar. Die positiven Eigenschaften des Fischfettes würden bei dieser Form des Garens leider sehr schnell wieder zunichte gemacht. Daher grillen oder dünsten Sie Fische lieber. Wenn Sie Fisch braten möchten, verwenden Sie am besten Olivenöl und vermeiden Sie eine Panade. Frischer Fisch ist besonders lecker zum Grillen und Braten. Tiefgekühlte Filets eignen sich am besten zum Dünsten (z.B. im Ofen, zusammen mit etwas Gemüse und Kräutern in eine Alufolie eingewickelt).

Fazit

Unter den genannten Fetten erscheinen Pflanzenöle, insbesondere das Olivenöl, sehr empfehlenswert. Wem Olivenöl aufgrund des zum Teil intensiven Geschmacks nicht alltagstauglich erscheint oder nicht schmeckt, der sollte nicht gleich darauf verzichten, ohne verschiedene Sorten durchprobiert zu haben. Denn auch beim Olivenöl gibt es eine breit gefächerte Geschmackspalette. Wem das nicht weiterhilft, der kann auf andere gute Pflanzenfette, beispielsweise kalt gepresstes Rapsöl, ausweichen. Bei tierischen Fetten gilt ein möglichst sparsamer Konsum. Meist hilft es schon, auf versteckte Fette in Milchprodukten, Käse, Fleisch und vor allem Wurst zu achten und öfter Fisch zu essen. Lebensmittel, die Trans-Fettsäuren enthalten, sollte man, so gut es eben geht, vermeiden. Letztere verstecken sich gerne in vorgefertigten Lebensmitteln.

Kohlenhydrate – möglichst viel oder möglichst wenig?

Einfache und komplexe Kohlenhydrate

Kohlenhydrate sind unsere Hauptenergielieferanten und beispielsweise in Teigwaren, Kartoffeln, Hülsenfrüchten, Reis und Zucker enthalten. Man unterscheidet *einfache Kohlenhydrate* und *komplexe Kohlenhydrate*. Einfache Kohlenhydrate bestehen aus einem einzigen Zuckermolekül (z.B. Haushaltszucker, Fruchtzucker), komplexe Kohlenhydrate aus einer langen Kette von Zuckermolekülen. Unter den komplexen Kohlenhydraten gibt es solche, die der Körper noch verdauen kann (z.B. Stärke, u.a. enthalten in Kartoffeln oder Mais), und andere, die mehr oder weniger unverdaulich sind. Letztere bezeichnet man als Ballaststoffe. Wie schon in den Ausführungen zum Energiehaushalt erwähnt, nimmt der menschliche Körper einfachen Zucker extrem schnell auf (z.B. enthalten in Süßigkeiten). Zucker schießt quasi ins Blut und sorgt für eine kurzfristige Energiebereitstellung. Über den Anstieg des Blutzuckerspiegels sorgt dieser Kick aber auch für eine entsprechend hohe Insulinausschüttung, was ja bekanntlich die Fettverbrennung hemmt und über verschiedene Prozesse im Körper für ein schneller wiederkehrendes Hungergefühl sorgt. Lebensmittel, die reichlich Ballaststoffe enthalten (z.B. Vollkornprodukte, Hülsenfrüchte, Müsli, rohes Gemüse, Frischkostsalate), sind in der täglichen Ernährung vorzuziehen, weil diese dafür sorgen, dass die verwertbaren Kohlenhydrate nur sehr langsam ins Blut sickern und man deutlich länger satt bleibt. Hat man also die Wahl zwischen zwei Lebensmitteln, so ist dasjenige mit dem höheren Ballaststoffanteil geeigneter (z.B. Vollkornbrot statt Weißbrot). Wie viel von welchen Kohlenhydraten ein Mensch braucht, hängt aber auch von seiner körperlichen Beanspruchung ab.

Nach einer üppigen Grillfeier verabschiedeten sich zwei toptrainierte Gäste mit der Begründung, noch zwei Teller Spagetti beim Italiener essen zu müssen. Ich verstand die Welt nicht mehr. Schließlich erklärte mir jemand, dass diese zwei Männer professionelle Fahrradkuriere seien und die Energie brauchten, um am nächsten Tag fit zu sein.

Überangebot an Kohlenhydraten

Menschen, die ihren Tag hinter dem Schreibtisch verbringen, brauchen jedoch nur einen Bruchteil dieser Menge. Dennoch verspeisen die meisten viel zu hohe Mengen an Kohlenhydraten, weil sie allzu zu oft damit in Kontakt kommen. Im Alltag wird man fast überall mit ihnen konfrontiert. Besprechungskekse und gesüßter Kaffee sind beispielsweise ein idealer Cocktail, um durch überflüssige Energie Fett aufzubauen. Zucker, Kekse, Schokoriegel und ähnliche Snacks haben in der Regel eine sehr hohe Blutzuckerwirksamkeit und somit einen nicht unerheblichen Einfluss auf ein erneutes und recht baldiges Heißhungergefühl. Daher sollte man solchen Zwischenmahlzeiten unbedingt aus dem Weg gehen. Auf Lebensmittel umzusteigen, die mit praktisch kalorienfreien Süßstoffen gesüßt wurden, ist nach meinen Erfahrungen nicht die beste Strategie. Besser und effektiver ist es, sich das häufige Verlangen nach einem intensiv süßen Geschmack Schritt für Schritt abzugewöhnen. Heiße Getränke sind ein gutes Beispiel. Die meisten Menschen in meinem Umfeld, die Zucker im Kaffee oder Tee reduziert haben, schafften es nach relativ kurzer Zeit sogar, komplett darauf zu verzichten. Erst wenn man Lebensmittel ohne zugesetzte Süße genießen kann, hat man die Voraussetzung dafür geschaffen, den süßen Verlockungen im Alltag mangels Verlangen freiwillig zu wiederstehen.

Die erforderliche Grundversorgung mit Kohlenhydraten (zirka 50 Prozent der täglich zugeführten Energie) kann man normalerweise mit Vollkornprodukten, Vollkornreis, Hülsenfrüchten, Obst und zum Teil Gemüse problemlos sicherstellen. Alle anderen Kohlenhydrate sind für Menschen, die körperlich nicht stark beansprucht werden, viel zu viel. Übergewichtige mit geringer körperlicher Betätigung sollten hier besonders aufmerksam sein. Für sie können selbst »gesunde« komplexe Kohlenhydrate zu viel des Guten sein. Betroffene sollten daher zu den Hauptmahlzeiten nicht allein ballaststoffreiche Kohlenhydrate wählen (z.B. Vollkornreis, Vollkornnudeln), sondern auch deren Menge zugunsten von Gemüse reduzieren.

Versteckte Kohlenhydrate ausfindig machen

Überflüssigen Kohlenhydraten geht man am besten aus dem Weg, wenn man die versteckten Quellen eindeutig identifizieren kann. Ein besonders gut getarnter und massiver Kohlenhydratlieferant ist der Zucker. Dieser steckt in fast allen süßen und sogar salzigen Fertigprodukten. Dazu gehören unter anderem Süßigkeiten, Limonaden und Fruchtsäfte, Fertiggerichte, Ketchup, Saucen, Fertigbackwaren, Fruchtjogurts, eingelegtes Gemüse und vieles mehr. Wenn Sie es schaffen, auf diese zuckerhaltigen Produkte größtenteils zu verzichten und stattdessen öfters frische Lebensmittel essen, haben Sie bereits sehr viel erreicht. Allein damit eröffnen sich gute Chancen, in nächster Zeit einige überschüssige Pfunde loszuwerden.

Haben Sie erst einmal den Teufelskreis von Blutzuckerkick und Heißhunger durchbrochen, wird es Ihnen leicht fallen, auf überflüssige Snacks zu verzichten.

Gehen Sie doch gedanklich einmal durch, wie viel Sie täglich an überflüssigen Kohlenhydraten zu sich nehmen. Sie werden überrascht sein, wie oft das der Fall ist. Anschließend empfehle ich Ihnen, auf die Zutatenliste der Verpackungen zu achten. Die große Mehrheit der verpackten Lebensmittel aus dem Supermarkt enthält Zucker. Mit etwas Geduld und Glück lässt sich für einige Lebensmittel meist doch noch eine zuckerfreie Variante im Regal finden.

Proteine – wie viel hilft viel?

Neben Kohlenhydraten und Fetten bilden Proteine die dritte Gruppe unserer Hauptnährstoffe. Unserem Körper dienen Eiweiße im Wesentlichen zum Aufbau der Muskulatur und auch zur Regenerierung der beanspruchten Muskelmasse. Wie wir mittlerweile wissen, sind Aufbau und Erhalt unserer Muskeln sehr wichtig für ein gesundes Leben. In letzter Zeit gewann die Ansicht, eine erhöhte Proteinzufuhr in der täglichen Ernährung wirke sich gesundheitlich positiv aus, an Popularität. Höhere Mengen an Proteinen zulasten der üblichen Kohlenhydratzufuhr schienen manchen der Schlüssel für eine schnelle Gewichtsabnahme. Es kam der Eindruck auf, dass wir gar nicht genug Eiweiß mit unserer Nahrung zu uns nehmen. Normalerweise herrscht jedoch kaum ein Eiweißmangel in den wohlhabenden Ländern dieser Erde.

Empfohlene Eiweißmenge

Ein Mangel an Eiweiß verursacht Wachstumsprobleme bei Kindern, führt zum Verlust an Muskelmasse und schwächt das Immunsystem. Ein übermäßiger Genuss von Eiweiß ist aber auch nicht ohne Risiken. Wird Eiweiß in extrem hohen Dosen über einen längeren Zeitraum konsumiert, erfolgt ein negativer Effekt auf die Calciumbilanz im Körper, was ungünstige Folgen für die Knochengesundheit haben kann. Durch hohen Eiweißkonsum werden auch die Nieren stärker belastet. Bestimmte Substanzen, die beim Eiweißverzehr entstehen, müssen nämlich abgebaut und über den Urin wieder ausgeschieden werden. Um dies sicherzustellen, muss man ausreichend trinken. Die Deutsche Gesellschaft für Ernährung (DGE) empfiehlt für einen Erwachsenen eine tägliche Eiweißmenge von 0,8 Gramm pro Kilogramm Körpergewicht, die über die übliche Mischkost aufgenommen werden soll. Wiegt jemand also 75 Kilogramm, so beträgt die empfohlene Menge an reinem Eiweiß nach der DGE gut 60 Gramm am Tag. Die Harvard School of Public Health ist ein wenig großzügiger und empfiehlt ein Gramm Eiweiß pro Kilogramm Körpergewicht am Tag. Selbst für Kraftsportler reichen 1,8 bis 2 Gramm Eiweiß pro Kilogramm Körpergewicht in der Muskelaufbauphase völlig aus. Wie dem auch sei, schließlich kann man nicht den ganzen Tag mit einer Küchenwaage und Nährwerttabellen herumlaufen, um die Richtlinien völlig korrekt einzuhalten. Übertriebene Angst vor einer Überdosierung ist unbegründet, solange man den Eiweißkonsum nicht extrem übertreibt und besonders darauf achtet, immer ausreichend Flüssigkeit zu sich zu nehmen.

Verschiedene Eiweißquellen

Bei der Versorgung unseres Körpers mit Eiweiß können wir aus zwei Quellen schöpfen. Eiweiß tierischen Ursprungs ist enthalten in Fleisch, Fisch, Geflügel, Milchprodukten und selbstverständlich in Eiern. Aber auch pflanzliche Lebensmittel bieten gute Eiweißquellen. Hier sind im Wesentlichen Hülsenfrüchte, Haferflocken (Vollkorn), Körner, Samen, Sojabohnen und Nüsse zu nennen. Die Bausteine, aus denen Eiweiße bestehen, nennt man Aminosäuren, von denen es eine Vielzahl unterschiedlicher Varianten gibt. Die biologische Wertigkeit von proteinhaltigen Lebensmitteln hängt nun davon ab, welches Spektrum an Aminosäuren sie abdecken, wie hoch deren absoluter Gehalt und ihr Verhältnis zueinander ist. Tierische Eiweiße sind in der Regel höherwertig als pflanzliche. Daher müssen insbesondere Vegetarier auf eine gut ausgewogene Mischung aus verschiedenen pflanzlichen Proteinen in der Ernährung achten. Aber auch Nicht-Vegetarier sollten sich nicht allein auf das tierische Eiweiß konzentrieren. Schließlich enthalten tierische Eiweißquellen zum Teil erhebliche Mengen an kalorienreichen Fetten, die sich mit der Zeit auch auf den Hüften bemerkbar machen können. Darüber hinaus bieten pflanzliche Eiweißquellen neben Vitaminen und Mineralstoffen auch wertvolle komplexe Kohlenhydrate.

Fettarme Eiweißlieferanten

Zur Orientierung nenne ich Ihnen einige Eiweißquellen mit niedrigem Fettgehalt. Wer es auf das Gramm genau wissen möchte, sollte sich entsprechende Nährwerttabellen im Buchhandel oder im Internet besorgen. Fettarmes Fleisch wie Hühnerbrust, Putenbrust, Rinderfilet oder auch Fischfilet, Tintenfisch (unpaniert) und Garnelen liegen ungefähr bei 20 Gramm Eiweiß pro 100 Gramm. Hülsenfrüchte wie Erbsen, Linsen und Bohnen liegen ebenfalls bei 20 Gramm Eiweiß je 100 Gramm. Schnitt- und Weichkäsesorten rangieren auf vergleichbarem Niveau, beinhalten jedoch zum Teil viel höhere Mengen an Fett. Darum gilt es hier, besonders auf fettarme Sorten zu achten. Fettarmer Jogurt und Milch enthalten zirka drei bis vier Gramm Eiweiß pro 100 Gramm. Hier können jedoch schnell mehrere hundert Milliliter gegessen bzw. getrunken werden, was natürlich die absolut zugenommene Fettmenge pro Portion erhöht.

Obst und Gemüse – mehrmals täglich

Wer sich fettarm ernährt, dabei hauptsächlich gute Fette zu sich nimmt und außerdem Vollkornprodukten den Vorzug gibt, der hat schon einiges für seine Gesundheit getan. Was noch fehlt, sind Vitamine und Mineralstoffe. Diese bekommt man am besten durch frisches Obst und Gemüse. Ernährungs- und Gesundheitsinstitute empfehlen in ihren Kampagnen, fünfmal täglich Obst und Gemüse in den Speiseplan aufzunehmen. Das mag auf den ersten Blick sehr viel erscheinen. Selbst wenn dieses Ziel für manchen unerreichbar sein sollte, er kann es dennoch, so gut es geht, anstreben. Schafft man es lediglich, zwei- bis dreimal zu den Hauptmahlzeiten frisches Obst und / oder Gemüse zu essen, so ist das immer noch besser als gar nicht. Die folgenden Beispiele sollen veranschaulichen, wie dieses Konzept in der täglichen Umsetzung aussehen könnte. Vielleicht doch kein Ding der Unmöglichkeit?

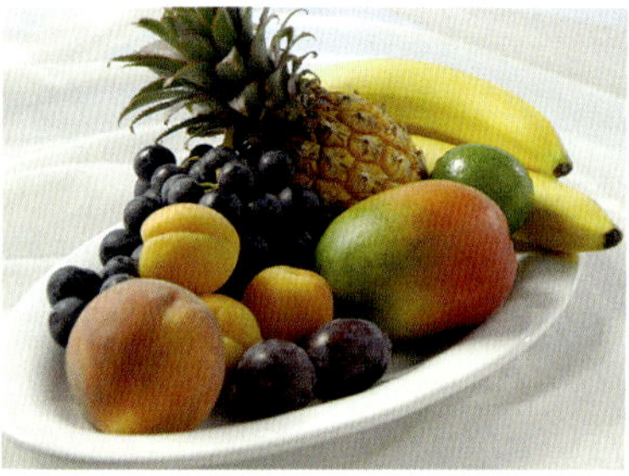

Obst und Gemüse im Speiseplan

- Zum Frühstück Obst / Obstsalat, frisch gepresster Obstsaft bzw. Tomatensaft oder Müsli mit frischem und / oder getrocknetem Obst. Es kann auch ein mediterranes Frühstück sein, das im Wesentlichen aus Tomaten, Gurken und Oliven besteht.
- Mittags und abends Salat und / oder Gemüse als obligatorische Beilage. Zum Nachtisch Obst / Obstsalat.
- Zwischendurch viel Obst und knackiges Gemüse wie z.B. Karotten oder Paprika.
- Knabbern: Obst, Trockenobst bzw. Gemüsestreifen mit Dip.

Eine solche Ernährungsweise hat nicht nur eine gesundheitsfördernde Wirkung, sie kann auch ernsten Gesundheitsrisiken vorbeugen (u.a. verschiedenen Krebsarten oder Herz-Kreislauf-Problemen). Wer es schafft, mehr als fünfmal am Tag Obst und Gemüse zu essen, kann das selbstverständlich auch tun. Ich war übrigens jahrelang ein Obstmuffel und habe stets Gemüse vorgezogen. Um das zu ändern, habe ich mir mit etwas Selbstdisziplin dann doch angewöhnt, morgens einen Obstsalat zum Frühstück zu essen und regelmäßig Obst mit ins Büro zu nehmen. Damit stand mir auf dem Schreibtisch immer ein frischer Snack zur Verfügung und ich empfand wachsende Freude an dieser kleinen Zwischenmahlzeit. Nach einer längeren Geschäftsreise hatte ich einmal kein frisches Obst zu Hause vorrätig. An diesem Morgen konnte ich nicht ins Büro fahren, ohne vorher bei meinem Obsthändler etwas mitzunehmen. Andernfalls hätte mir etwas gefehlt. Nie hätte ich gedacht, dass es einem ehemaligen Obstmuffel wie mir mal so gehen könnte. Ich kann nur jedem zu dem Versuch raten, sich Obst zum Frühstück und auch als Zwischenmahlzeit anzugewöhnen.

Auf saisonale Produkte achten

Bei der Zusammenstellung der verschiedenen Obst- und Gemüsesorten sollte man am besten auf saisonale Produkte achten und vor allem möglichst viele verschiedene Sorten in den unterschiedlichen Farbtönen der Natur essen. Besonders farbintensives Obst und Gemüse (sofern natürlich gereift!) ist reich an gesunden sekundären Pflanzenstoffen, die vom Menschen bis jetzt noch nicht vollständig in Pillenform nachgebildet werden konnten.

Optimale Wasserversorgung

Ohne besondere sportliche Betätigung verliert der Körper etwa 2,5 Liter Wasser am Tag. Diesen Flüssigkeitsverlust gleicht er mit gut 1,5 Litern durch Getränke und den Rest mithilfe der in der Nahrung enthaltenen Flüssigkeit aus. Der Wasserverlust kann durch äußere Umstände wie Hitze oder auch durch sportliche Betätigung weit höher liegen, weil der Körper mit der Schweißbildung zusätzlich an Flüssigkeit verliert. Damit Ihr Organismus nicht täglich im »Trockenbetrieb« arbeiten muss, sollten Sie immer für einen ausgeglichenen Wasserhaushalt sorgen. Trinken Sie dafür der Einfachheit halber mindestens 1,5 bis zwei Liter natürliches Mineralwasser über den Tag verteilt und erhöhen Sie die Menge bei Sport, Hitze oder krankheitsbedingtem Flüssigkeitsverlust (z.B. Durchfall) entsprechend. Beispielsweise steigt der Flüssigkeitsbedarf bereits bei einer leichten sportlichen Betätigung um gut einen Liter an.

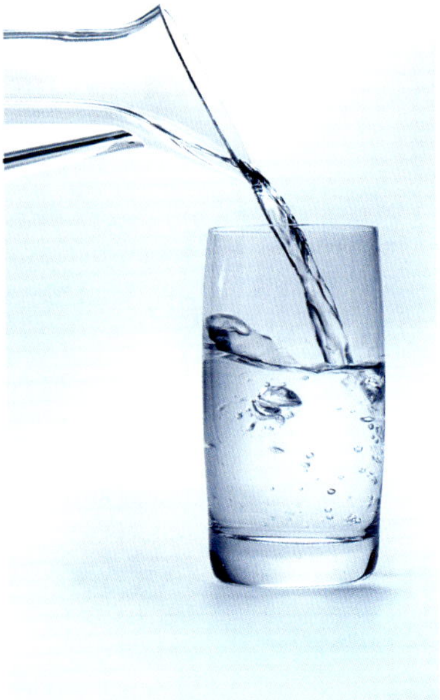

Alternativen zum Wasser

Wer nicht immer nur Wasser trinken möchte und ein wenig geschmackliche Abwechslung sucht, sollte es einmal mit Apfelsaftschorle probieren (drei Viertel Wasser auf ein Viertel Apfelsaft). Ungesüßte Kräuter- oder Früchtetees, frisch gepresste Fruchtsäfte, Direktsäfte, selbst gemachte Eistees oder auch Gemüsesäfte sind darüber hinaus eine sinnvolle Ergänzung und Abwechslung. Auch ein moderater Kaffeegenuss von bis zu vier Tassen täglich hilft den Körper mit Flüssigkeit zu versorgen. Er sollte jedoch nicht zu den Hauptflüssigkeitslieferanten gehören, da er auch einen hohen Gehalt an organischen Säuren enthält, die vermehrt zu Sodbrennen führen können. Multivitaminsäfte, zucker- und fructosehaltige Getränke sollten jedoch gemieden werden, weil diese vermeintlich harmlosen Getränke oft einen sehr hohen Energiegehalt haben und somit zum Aufbau überflüssiger Fettreserven beitragen. Durst darf im Übrigen nicht der alleinige Auslöser für eine neue Flüssigkeitszufuhr sein. Wenn er auftritt, besteht nämlich die Möglichkeit einer ersten Unterversorgung.

Ein simpler, aber bewährter Selbsttest zur Flüssigkeitsversorgung ist die Überprüfung der Farbe des morgendlichen Urins. Ist er konzentriert, liegt häufig ein Flüssigkeitsdefizit vor. Erscheint er dagegen hell, so ist das Flüssigkeitsniveau ausgeglichen.

Sinnvolle Trinkgewohnheiten

Wenn es um die erfolgreiche Umsetzung in die Praxis geht, erscheint es mir am sinnvollsten, sich eine Hauptration Wasser für die Arbeitszeit vorzunehmen und diese über den Tag verteilt zu trinken. Den Rest kann man nach Feierabend, z.B. nach dem Training oder zum Abendessen, trinken. Wenn Sie sich an diese Regel halten, werden Sie sich vermutlich bald spürbar besser und leistungsfähiger fühlen und sich fragen, warum Sie das nicht schon früher gemacht haben. Lassen Sie sich bitte nicht davon abschrecken, dass Ihre Besuchsfrequenz für die Toilette signifikant steigen wird. Die Vorteile der Wasserkur wiegen diesen kleinen Umstand sicherlich auf. Ich spreche diesen Punkt an, weil ich bei einigen meiner Kolleginnen und Kollegen den Eindruck habe, dass sie aus diesem Grund über den Tag hinweg nur sehr wenig trinken. Als ich einen Kollegen bei passender Gelegenheit einmal direkt darauf ansprach, bestätigte er mir meinen Verdacht. Er versuche, möglichst wenig zu trinken, weil er durch den häufigen Toilettengang nicht andauernd bei seiner Arbeit oder in Meetings gestört werden wolle. Ich vermute, er ist nicht der Einzige, der so denkt.

Auf die Mineralienversorgung achten

Der Mensch braucht Mineralien, um seine Leistungsfähigkeit aufrechtzuerhalten. Mineralstoffe verliert man hauptsächlich über den Schweiß und den Urin. Unausgeglichene Mineralstoffverluste machen sich durch allgemeine körperliche Schwäche und Abgeschlagenheit bemerkbar. Die optimale Versorgung mit Mineralien und Spurenelementen kann durch eine ausgewogene Ernährung und besonders durch richtiges und ausreichendes Trinken sichergestellt werden. Das Institut für Sporternährung in Bad Nauheim empfiehlt daher natürliches Mineralwasser aus mineralstoffreichen Quellen. Bei der Auswahl seines Mineralwassers sollte ein Erwachsener mit einem sportlichen und aktiven Lebensstil auf folgende vereinfachte Faustregel achten:

Pro Liter Mineralwasser sollten ungefähr enthalten sein: 40 Milligramm Natrium : 80 Milligramm Magnesium : 160 Milligramm Calcium

Die optimale Aufnahme von Calcium und Magnesium wird durch das richtige Verhältnis von 2:1 ermöglicht. Der Natriumgehalt verhindert eine Entwässerung, was ansonsten den Verlust anderer Mineralstoffe, wie Magnesium und Kalium, bewirken würde. Trinken Sie bitte, so viel Sie können, und kommen Sie nicht auf die Idee, dass irgendein anderes Getränk auf dieser Welt besser für Sie geeignet sein könnte als gut zwei Liter Wasser am Tag. Unser Körper kann ohne Wasser nicht lange überleben. Eine dauerhaft ineffiziente Wasserversorgung schwächt bereits nach kurzer Zeit den Organismus und damit dessen Leistungsfähigkeit. Daher empfehle ich, dem Thema Wasserversorgung höchste Beachtung zu schenken.

Alkohol – Chancen und Risiken

Gerade Menschen, die unter Stress und Zeitdruck stehen, neigen nicht selten zu einem übermäßigen Alkoholkonsum. Es gibt sehr viele Gelegenheiten im Alltag, bei denen wir mit Alkohol in Berührung kommen. Besonders bewusst kann man sich dies machen, wenn man einmal versucht, einen ganzen Monat lang strikt auf jeden Tropfen zu verzichten. Seien es Geschäftsessen, private Restaurantbesuche, Abende vor dem Fernseher oder unter Freunden – Alkohol scheint immer eine Rolle zu spielen. Das muss nicht schlimm sein, sofern man auf die Dosis achtet. Denn ernährungswissenschaftlich betrachtet bietet der Konsum von Alkohol neben Risiken auch Chancen.

Laut Harvard School of Public Health kann der moderate Konsum von Alkohol unter anderem eine positive Wirkung auf das Herz-Kreislauf-System haben und auch das Herzinfarktrisiko reduzieren. Auf der anderen Seite stehen die Risiken eines übermäßigen Alkoholkonsums. Neben einem erhöhten Unfallrisiko sind dies ein schädlicher Einfluss auf das Herz, den Blutdruck und natürlich auf die Leber. In der Schwangerschaft besteht außerdem das Risiko, Schäden bei dem ungeborenen Kind anzurichten. Ein erhöhter Alkoholkonsum kann auch zu einer Anfälligkeit für Depressionen und Aggressionen führen. Ein nicht unwichtiger Aspekt von Alkohol ist sein hoher Kaloriengehalt und sein Einfluss auf unseren Appetit. Wer übermäßig trinkt und sich dem anschließenden Heißhunger regelmäßig hingibt, braucht sich über sein Übergewicht nicht zu wundern. Im Umkehrschluss hat man sicherlich sehr gute Chancen, ein paar überflüssige Pfunde zu verlieren, wenn man eine Weile auf den Alkohol komplett verzichtet.

Was ist moderater Alkoholkonsum?

Aber was heißt moderater Alkoholkonsum? Ernährungswissenschaftler haben sich auch hier noch nicht auf eine eindeutige Dosis geeinigt. Die WHO hat die länderspezifischen Richtlinien in Europa zusammengefasst, wobei es Land für Land höchst unterschiedliche Angaben in der Menge und ihrer Quantifizierung (u.a. Grammzahl, Prozent der Nahrungsenergie) gibt. In Deutschland gilt demnach für Männer der Richtwert von 20 Gramm Alkohohl am Tag. Das entspricht 0,5 Litern Bier, 0,25 Litern Wein oder 0,06 Litern Spirituosen. Für Frauen gilt die Hälfte. Das U.S. Department of Agriculture definiert einen moderaten Konsum auf vergleichbarem Niveau. Dabei gelten ein »Drink« für Frauen bzw. zwei »Drinks« für Männer als sinnvolle Größenordnung. Ein solcher »Drink« enthält etwa 12 bis 14 Gramm Alkohol, was schätzungsweise einem kleinen Glas Bier (0,3 Liter) oder einem Glas Wein (0,15 Liter) entspricht. Der Ernährungsbericht 2004 der DGE stellt in diesem Zusammenhang auch fest, dass bei einem täglichen Konsum von über 50 Gramm Alkohol das Gesamtkrebsrisiko signifikant steigt, wobei bereits bei weit niedrigeren Werten ab 25 Gramm ein gestiegenes Erkrankungsrisiko für verschiedene bösartige Tumore festgestellt werden konnte.

Bei welchem moderaten Genuss von Alkohol die gesundheitlichen Chancen die Risiken überwiegen, hängt auch von der individuellen Historie und Konstitution ab. Ein pauschaler Rat kann somit irreführen. Eins steht jedoch fest: Wer schlank und körperlich aktiv ist, nicht raucht, sich gesund ernährt und keine Herzkrankheiten in der Familie hat, der hat wahrscheinlich bei moderatem Alkoholkonsum kein noch geringeres Risiko für Herz-Kreislauf-Erkrankungen. Vielleicht kann man es ja auch so formulieren: Wer keinen Alkohol trinkt, braucht nicht damit anzufangen. Jedem sollte klar sein, dass er sein Herz-Kreislauf-System auch anders stärken kann. Beispielsweise mit einer gesünderen Ernährungsweise und Sport. Wer nicht auf Alkohol verzichten möchte, sollte ihn zu gegebenem Anlass bewusst genießen und darauf achten, ihn nicht bedenkenlos zu konsumieren.

Teil III

Ernährungsmanagement im Alltag

1. Gewichtscontrolling mithilfe der Foodsport-Ernährungsmatrix

Das Wissen um die aktuellsten ernährungswissenschaftlichen Empfehlungen nützt nicht viel, solange eine Strategie zur langfristigen Umsetzung im täglichen Leben fehlt. Daher beschäftigt sich dieser Teil intensiv mit den Hauptursachen, warum gute Vorsätze in Sachen gesunder Ernährung häufig scheitern, und gibt hilfreiche Tipps, wie man sie in verschiedenen Alltagssituationen trotzdem erfolgreich umsetzen kann.

Der Aufbau der Foodsport-Ernährungsmatrix

Die Foodsport-Ernährungsmatrix ist ein flexibles Hilfsmittel für eine effiziente und dauerhafte Gewichtskontrolle. Sie ist zudem sehr anwenderfreundlich, weil für jede einzelne Lebensmittelgruppe konkrete und einfache Verhaltensregeln aufgestellt werden.

	Ich schaffe mein Training regelmäßig	Ich schaffe mein Training nur unregelmäßig bzw. es fällt für eine bestimmte Zeit aus
Ich habe kein Übergewicht	**Ideal-Phase** ▪ Ziel: Gewicht halten ▪ Ernährung: nach der Ideal-Phase ▪ Negativ-Liste: Ausrutscher moderat und bewusst genießen	**Balancier-Phase** ▪ Ziel: Gewicht halten ▪ Ernährung: nach der Balancier-Phase ▪ Negativ-Liste: Ausrutscher minimieren
Ich habe Übergewicht bzw. möchte zusätzlich abnehmen	**Balancier-Phase** ▪ Ziel: Gewicht reduzieren ▪ Ernährung: nach der Balancier-Phase ▪ Negativ-Liste: Ausrutscher nur, wenn nicht vermeidbar	**Balancier-Phase** ▪ Ziel: Gewicht halten / Schadensbegrenzung, bis man wieder trainieren kann ▪ Ernährung: nach der Balancier-Phase ▪ Negativ-Liste: keine Ausrutscher erlauben

Das Besondere an der Foodsport-Ernährungsmatrix ist die Berücksichtigung einer *Ideal-Phase* (linker oberer Quadrant), in der praktisch alles nach Plan läuft, und einer *Balancier-Phase* (die drei anderen Quadranten), in der Abweichungen durch »Food« bzw. »Sport« austariert werden müssen. Die *Negativliste* schließlich bildet den dritten Baustein der Ernährungsmatrix und soll für einen bewussten Umgang mit kulinarischen Ausrutschern sorgen.

Die Ideal-Phase: Gewicht halten mit Training

Es gibt immer wieder Zeiten, in denen man es mit ein wenig gutem Willen durchaus schaffen kann, regelmäßig drei- bis viermal in der Woche für 20 bis 30 Minuten zu trainieren. Im Idealfall hat man seinen Ernährungsstil so geändert, dass er nicht nur gesünder ist, sondern auch in den zeitlich eingeschränkten Alltag passt. Stimmt auch noch das Körpergewicht, so gibt es keinen Grund, an dieser Ideal-Phase etwas zu ändern. Gelegentliche Ausrutscher werfen einen nicht gleich aus der Bahn, sondern belohnen und motivieren, aktiv zu bleiben.

Checkliste
für die Ernährung nach der Ideal-Phase
(Gewicht halten und dabei Sport treiben)

✔	**Sie möchten Ihr Gewicht halten (es liegen keine Gewichtsprobleme/ kein Übergewicht vor).**
✔	**Die Voraussetzungen für ein regelmäßiges Training sind gegeben (drei- bis viermal in der Woche für 20 bis 30 Minuten).**
✔	**Sie nutzen Bewegungsmöglichkeiten im Alltag (z. B. Treppensteigen statt Fahrstuhl nehmen).**
✔	**Es gibt für Sie keine gesundheitlichen Einschränkungen.**
✔	**Kulinarische Ausrutscher gönnen Sie sich nur in Ausnahmefällen und zur »Belohnung«.**

Sie befinden sich in der Ideal-Phase, wenn Sie alle Punkte mit »Ja« beantworten können.

Die Balancier-Phase

Es ist durchaus kein Ding der Unmöglichkeit, einen Lebensstil im Sinne der Ideal-Phase zu führen. In den folgenden Kapiteln dieses Buches werden Sie noch genau erfahren, wie das zu schaffen ist. Es wird jedoch immer wieder Situationen geben, in denen Sie die Voraussetzungen für die Ideal-Phase nicht erfüllen. Das kann einerseits daran liegen, dass Sie es nicht mehr schaffen, regelmäßig zu trainieren, andererseits daran, dass Sie einfach noch zu übergewichtig sind. Die Aufgabe in der Balancier-Phase liegt nun darin, den ungewollten Abweichungen von der Ideal-Phase gezielt entgegenzuwirken, um so das Gewicht dauerhaft zu kontrollieren.

Gewicht halten ohne Training

Wenn die Arbeit keinen Raum für regelmäßigen Sport lässt

Im März jedes Jahres begannen wir an der roulierenden Strategieplanung für die kommenden drei Jahre zu arbeiten. Hierfür waren umfangreiche Analysen aufzubereiten und mit internationalen Teams zu koordinieren. Damit war nicht nur ein überdurchschnittliches Arbeitspensum im Büro, sondern auch ein wöchentlicher Flug in die Zentrale verbunden. Zwischen April und Juni wurden den internationalen Filialen die Marketingstrategien vorgestellt, die die Grundlage für deren Marketingplan bildeten. Auch in dieser Zeit waren neben der zeitintensiven Tätigkeit im Büro noch zusätzlich vier bis sechs Auslandsreisen mit jeweils ein bis zwei Übernachtungen im Monat erforderlich. In dieser Phase verbrachte ich also die meiste Zeit am Schreibtisch, auf Flughäfen, in Meetings und meine Abende mit Geschäftsessen. Es liegt auf der Hand, dass unter diesen Umständen selbst am Wochenende kaum Zeit, Energie und Überwindung für sportliche Aktivitäten blieb und daher etwas mehr Disziplin in Sachen Ernährung geboten war, um den häufigen Trainingsausfall auszubalancieren.

Meine persönlichen Erfahrungen haben gezeigt, dass es meist berufliche Gründe sind, die uns zwingen, die Ideal-Phase zu verlassen, weil einfach die Zeit für ein regelmäßiges Training fehlt. Damit bleiben schnell auch die guten Vorsätze für einen aktiveren Lebensstil auf der Strecke und man kehrt bald in seinen alten, ungesunden Trott zurück. Fällt das Training also immer häufiger aus oder findet überhaupt nicht mehr statt, steigt bei gleich bleibenden Ernährungsgewohnheiten rapide die Gefahr einer schleichenden Gewichtszunahme. Die Strategie besteht nun darin, die ungünstige Energiebilanz mit anderen Mitteln als dem Sport wieder auszubalancieren. Dafür braucht man keine Extremdiät. Es reichen einfache Regeln, um den aktuellen Ernährungsstil an die neue Situation anzupassen. Lebensmittel, die selbst in kleinen Mengen einen hohen Energiegehalt haben, stehen dabei im Fokus und müssen reduziert werden. Auf der Grundlage einer gesunden Ernährung reicht es meist schon, wenn man zusätzlich Fette einspart, kohlenhydratreiche Lebensmittel zugunsten von Gemüse reduziert und vor allem besonders streng auf alle Arten von süßen und salzigen Snacks zwischendurch verzichtet. Letztere sollte man nur noch in ganz besonderen Ausnahmefällen genießen.

Checkliste
für die Ernährung nach der Balancier-Phase ohne Training
(Gewicht halten, obwohl Sport regelmäßig ausfällt)

✔	**Sie möchten Ihr Gewicht halten (es liegen keine Gewichtsprobleme/ kein Übergewicht vor).**
✔	**Sie nutzen Bewegungsmöglichkeiten im Alltag (z. B. Treppensteigen statt Fahrstuhl nehmen).**
✔	**Überdurchschnittliche Arbeitsbelastung oder andere wichtige Prioritäten verhindern jedoch ein regelmäßiges Training (z. B. unberechenbare Arbeitsspitzen oder intensive Reisetätigkeit, familiäre Prioritäten usw.).**
✔	**Sie haben keine gesundheitlichen Einschränkungen.**
✔	**Kulinarische Ausrutscher gönnen Sie sich nur in besonderen, seltenen Ausnahmefällen.**

Sie befinden sich in dieser Balancier-Phase, wenn Sie alle Punkte mit »Ja« beantworten können.

Gewichtsreduktion mit Training

Persönliches Gewichtsprotokoll in der Balancier-Phase (mit Training)

Aus persönlichen Gründen schaffte ich es einmal über eine längere Zeit nicht, regelmäßig zu trainieren. Obwohl mein Body-Mass-Index und Taillenumfang noch im grünen Bereich waren, fing ich langsam an, mich unwohl in meiner Haut zu fühlen. Als ich dann wieder etwas mehr Aufmerksamkeit für mein Training (Gymnastik und Laufen) aufbringen konnte, hielt ich mich neben meiner sportlichen Aktivität streng an die Regeln der Foodsport-Balancier-Phase, um noch einige Pfunde zusätzlich abzunehmen. Ich legte den Start in die Urlaubszeit, um mich noch besser um mein Training und meine Ernährung kümmern zu können. In vier Monaten verlor ich rund vier bis fünf Kilogramm Körpergewicht. Der Erfolg schlug sich am sichtbarsten im Taillenumfang (-5 Zentimeter) und im Bauchumfang (-7 Zentimeter) nieder, was ich auch angestrebt hatte. Körperlich fühlte ich mich zunehmend leistungsfähiger und attraktiver. Dieser Trend setzte sich stetig fort und nach gut einem Jahr hatte ich, langsam, aber stetig, mein persönliches Wohlfühlgewicht erreicht. *(s. auch Tabelle S. 84)*

Übergewichtige Menschen, die ihre Ernährung umstellen und ein angepasstes Trainingsprogramm durchführen, können in dieser Zeit wahrscheinlich noch mehr überflüssige Pfunde verlieren, jedoch hat das nichts mit einer Crash-Diät zu tun nach dem Motto »Acht Kilogramm in sechs Wochen«. Meist kämen die so verlorenen Pfunde ohnehin genauso schnell wieder zurück. Es kommt nicht auf den schnellen Gewichtsverlust an, sondern immer auf den langfristigen und stetigen Trend in die richtige Richtung.

Abnehmen, ohne zu hungern

Übergewichtige Personen können nur dann ihr Gewicht reduzieren, wenn sie es schaffen, dauerhaft für eine günstige Energiebilanz zu sorgen. Eine für das Abnehmen günstige Energiebilanz entsteht, wenn die Energiezufuhr aus der Nahrung geringer ist als der Energiebedarf des Körpers. Das primäre Ziel liegt darin, möglichst bald aus dem kritischen Bereich des Übergewichts herauszukommen und dabei insbesondere den Bauchumfang zu reduzieren. Wer glaubt, dass dies allein durch eine eingeschränkte

	G in kg	T in cm	B in cm	BMI	Aktivitäten in laufender Woche ab Datum
APRIL					
Mo 04.04.	89,0	86	91	25,5	4 x ½ h Training, 2 x Auslandsreise
Mo 11.04.	88,8	86	91	25,4	2 x ½ h Training, 1 x Auslandsreise, 1 x Spazieren
Mo 18.04.	89,1	84	88	25,5	4 x ½ h Training, 2 x Auslandsreise
Mo 25.04.	88,1	84	88	25,2	1 x ½ h Training, 1 Wochenende Umzug geholfen
MAI					
Mo 02.05.	87,7	83	87	25,1	3 x ½ h Training
Mo 09.05.	87,6	83	86	25,1	4 x ½ h Training
Mo 16.05.	87,1	83	87	24,9	4 x ½ h Training
Mo 23.05.	87,3	83	86	25,0	kein Training, 4-tägige Auslandsreise, 1 x Spazieren
Mo 30.05	86,5	83	86	24,7	3 x ½ h Training, 2-tägige Auslandsreise
JUNI					
Mo 06.06.	86,3	82	85	24,7	4 x ½ h Training
Mo 13.06.	86,7	83	85	24,8	3 x ½ h Training, 1 x Auslandsreise, 1 x Spazieren
Mo 20.06.	86,5	82	87	24,7	2 x ½ h Training
Mo 27.06.	86,3	82	86	24,7	Urlaub, dabei täglich ½ – 1 Stunde aktiv
JULY					
Mo 04.07.	86,0	82	84	24,6	Urlaub, dabei täglich ½ – 1 Stunde aktiv
Mo 10.07.	85,5	81	84	24,5	Urlaub, dabei täglich ½ – 1 Stunde aktiv
Mo 18.07.	85,0	81	84	24,3	3 x ½ h Training, 1 x Auslandsreise, 1 x Spazieren
Mo 25.07.	85,3	81	84	24,4	1 x ½ h Training, 3 x Spazieren
Mo 01.08.	84,5	81	84	24,2	Ende des Protokolls
Mo 26.12.	79,0	79	81	22,6	Bei Redaktionsschluss

G = Körpergewicht in kg, morgens auf nüchternen Magen
T = Taillenumfang in cm
B = Bauchumfang auf Bauchnabelhöhe in cm

Ernährung zu erreichen sei, darf gerne die eine oder andere Diät ausprobieren und wird womöglich feststellen, dass all dies auf Dauer nichts nützt. Man hungert schlicht und ergreifend oder muss sich an komplizierte Regeln und Rezepte halten, die man ohnehin nicht längerfristig einhalten kann. Regelmäßiger Sport und eine angepasste Ernährung verhelfen dagegen sehr schnell zu einer günstigen Energiebilanz. In der Regel reicht es völlig aus, wenn man aufmerksam auf die Reduzierung besonders energiereicher Lebensmittel achtet und zusätzlich drei- bis viermal in der Woche eine gute halbe Stunde trainiert. Darüber hinaus sind selbstverständlich alle Bewegungsmöglichkeiten im Alltag aktiv zu suchen und auszunutzen. Kulinarische Ausrutscher bremsen den Effekt der Gewichtsreduktion, weil sie die günstige Energiebilanz akut gefährden. Wer besonders effektiv abnehmen will, sollte also möglichst ganz auf solche Ausnahmen verzichten.

Checkliste
für die Ernährung nach der Balancier-Phase mit Training
(Gewichtreduktion, dabei regelmäßig Sport treiben)

✔	Sie möchten Ihr Gewicht reduzieren (Sie sind mit Ihrem Gewicht unzufrieden/es liegt Übergewicht vor).
✔	Die Voraussetzungen für regelmäßiges Training sind gegeben (drei- bis viermal in der Woche für 20 bis 30 Minuten).
✔	Sie nutzen Bewegungsmöglichkeiten im Alltag (z. B. Treppensteigen statt Fahrstuhl nehmen).
✔	Sie haben keine gesundheitlichen Einschränkungen.
✔	Sie vermeiden kulinarische Ausrutscher und essen Lebensmittel der Negativliste nur, wenn es nicht anders geht.

Sie befinden sich in dieser Balancier-Phase, wenn Sie alle Punkte mit »Ja« beantworten können.

Extremfall: Übergewicht und keine Zeit für Sport

Fällt das Training bei Übergewicht regelmäßig aus, dann gilt es, den Schaden zu begrenzen (d.h. nicht weiter zuzunehmen), indem man nach der Balancier-Phase lebt und kulinarische Ausrutscher definitiv vermeidet.

Die Negativliste

Ausrutscher sollen belohnen, nicht sättigen

Ideal- wie Balancier-Phase setzen eine gesunde Ernährungsbasis voraus. Am einfachsten schafft man diese Grundlage, indem man versucht, bestimmten Lebensmitteln möglichst immer aus dem Weg zu gehen. Dabei handelt es sich um sämtliche Nahrungsmittel, die bei relativ hohem Energiegehalt eine ernährungsphysiologisch geringe Qualität haben oder schlicht ungesund sind. Diese Lebensmittel wurden in die Ernährungsmatrix integriert und bezeichnenderweise Negativliste genannt. Realistisch betrachtet wird es jedoch kaum möglich sein, all diese Lebensmittel für immer aus dem Leben zu verbannen. Der Sinn und Zweck der Negativliste ist ein anderer. Sie soll einen kritischeren Blick und einen sehr bewussten Umgang mit ernährungsphysiologisch weniger wertvollen Nahrungsmitteln ermöglichen. Gibt es für ein Lebensmittel aus der Negativliste eine gesündere Alternative, so sollten Sie sich möglichst für diese entscheiden. Haben Sie beispielsweise auf einer Grillfeier die Wahl zwischen fettiger Grillwurst und Putensteak, nehmen Sie lieber das Putensteak. Bevorzugen sie dunklere Brotsorten anstelle von Weißbrot oder essen Sie stattdessen mehr Gemüsebeilagen. Steht die Genusskomponente im Vordergrund, so empfiehlt sich ein bewusster und moderater Konsum mit Ausnahmecharakter. Dieser Ausnahmecharakter ist besonders streng in der Balancier-Phase einzuhalten, um eine echte Chance zu haben, sein Gewicht ohne Training zu halten bzw. mittels eines zeitlich sehr kompakten Trainings überhaupt abzunehmen. Schokolade und Süßigkeiten sollen Sie belohnen und nicht satt machen. Nur wenn Sie sich hin und wieder bewusst und ohne Reue etwas gönnen, haben Sie eine realistische Chance, Ihr Essverhalten für den Rest Ihres Lebens positiv zu verändern.

Die Foodsport-Ernährungsmatrix

Aus den oben beschriebenen drei Bausteinen setzt sich nun die Foodsport-Ernährungsmatrix zusammen. Für das tägliche Gewichtscontrolling bildet sie ein sehr hilfreiches Orientierungsinstrument, weil die enthaltenen Faustregeln nicht nur zu Hause, sondern praktisch überall einfach angewendet werden können. Mithilfe von Ideal- und Balancier-Phase sowie der Negativliste werden Abweichungen vom Idealzustand kontrollierbar und sogar der »Sündenfall« mit einbezogen. Hierdurch bleibt man praktisch in jeder Phase am Ball und hat nie das Gefühl, aufgeben zu müssen, auch wenn man einmal zugenommen hat, sein Training für einige Zeit nicht schafft oder sich einfach einmal etwas gönnen will. Die Anstrengungen und Erfolge der Vergangenheit werden durch diese Strategie nicht gleich zunichte gemacht. Das ist wichtig, um aus einer unsportlichen Phase herauszukommen und wieder regelmäßig zu trainieren. Die Inhalte der Foodsport-Ernährungsmatrix (s. Seite 88 / 89) sollten Sie daher gut verinnerlichen. Am besten fangen Sie mit der Negativliste an, denn allein durch die Verbannung der aufgeführten Lebensmittel schaffen Sie die besten Voraussetzungen für eine gesündere Ernährungsbasis.

Foodsport®-Ernährungsmatrix

		Ideal-Phase	Balancier-Phase	Negativliste
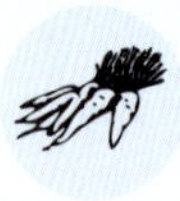	**Gemüse, Gemüse-produkte, Pilze ***	Mehrmals am Tag essen, insbesondere zu den Hauptmahlzeiten und zwischendurch	Kartoffeln zugunsten von anderem Gemüse und Vollkornprodukten einschränken, bei eingelegtem Gemüse auf Ölanteil achten	Kartoffeln (mit Fett frittiert, gebraten)
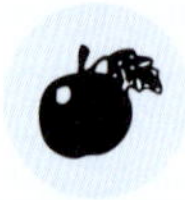	**Obst und Obst-produkte ***	Mehrmals am Tag essen, insbesondere zum Frühstück oder zwischendurch	Keine weitere Einschränkung	Obst mit jeder Art von zugesetztem Zucker meiden (z. B. gesüßter Obstsalat, eingelegtes Obst aus dem Glas)
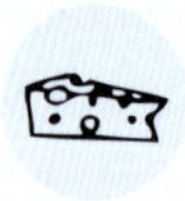	**Milch, Käse und andere Milch-produkte**	Moderater Konsum von Käse, dabei fettarme Sorten bevorzugen, regelmäßig fettarmen Jogurt, Kefir, Buttermilch, Milch und Ähnliches verzehren	Ausschließlich fettarme Produkte essen	(Light-)Produkte mit Zuckerzusatz oder Süßstoffen (z. B. Fruchtjogurts oder -Drinks), Schmelzkäse, Toastkäse und ähnliche Käseprodukte, extrem fetter Käse
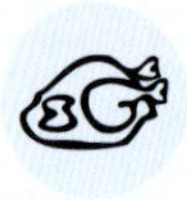	**Fleisch und Geflügel**	2- bis 4-mal in der Woche essen, fettarme Sorten und Geflügelfleisch bevorzugen	Ausschließlich fettarmes Fleisch (z. B. Geflügelfilet)	Extrem fettiges Fleisch, Speck und Ähnliches, Haut von Geflügel, panierte oder frittierte Fleisch- und Geflügelprodukte
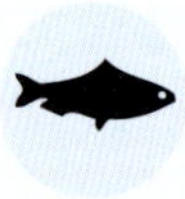	**Fisch, Fisch-produkte, See- und Meeres-tiere ****	Mindestens 1- bis 2-mal in der Woche essen	Strikt auf angereichertes Fett (z. B. Tunfisch in Öl) verzichten	Panierte oder frittierte Fischprodukte, Fisch in (zuckerhaltigen) Fertigsaucen
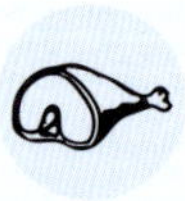	**Wurst-waren**	Moderater Konsum, dabei fettarme Sorten bevorzugen	Nur extrem fettarme Geflügelwurst (z. B. Putenbrustschinken)	Alle anderen (fettigen) Wurstsorten

* frisch oder tiefgekühlt; ** hauptsächlich frisch oder tiefgekühlt

Foodsport®-Ernährungsmatrix

		Ideal-Phase	Balancier-Phase	Negativliste
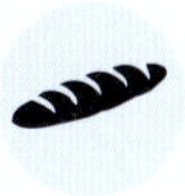	**Getreide, Getreideerzeugnisse und Backwaren**	Regelmäßig zu den meisten Mahlzeiten essen, ballaststoffreiche Produkte (= Vollkornprodukte) bevorzugen	Hauptsächlich zum Frühstück essen, zu den Hauptmahlzeiten zugunsten Gemüse reduzieren	Alle Weißmehlprodukte und andere helle Teigwaren, Fertigbackmischungen, Kuchen und anderes süßes Gebäck
	**Hülsenfrüchte**	Regelmäßig zu den Hauptmahlzeiten essen	Keine weitere Einschränkung	Fertige Hülsenfruchtgerichte, z. B. in Fertigsaucen aus der Dose
	**Knabbern und Naschen**	Möglichst natürliche Snacks wie Gemüsesticks und Frischobst bevorzugen, moderater Genuss von Trockenobst, Nüssen, Samen, Vollkornbrezeln	Nur frische Gemüsesticks und Frischobst	Alle zuckerhaltigen Süßigkeiten, Kartoffelchips, Flips, Maischips und ähnliche fettreiche Knabbereien
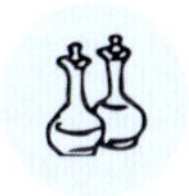	**Fette und Öle**	»Gute« Fette bevorzugen, moderater Genuss von Butter	Keine Butter (stattdessen lieber Frischkäse oder Quark als Brotaufstrich verwenden)	Gehärtete Pflanzenfette, z. B. in Margarine, Frittierfette und alle Lebensmittel, die gehärtetes Pflanzenfett enthalten
	**Getränke**	Mindestens 2 Liter natürliches Mineralwasser und zur Ergänzung / Abwechslung zuckerfreie (frische) Säfte, Tees und Kaffee, moderater Genuss von Alkohol	Möglichst vollständig auf Alkohol verzichten	Alle mit Zucker, Fructose (Maissirup) oder Süßstoff gesüßten Getränke, mit Vitaminen angereicherte Getränke, Spirituosen
	**Gewürze**	Keine besonderen Einschränkungen	Keine besonderen Einschränkungen	
	**Sonstiges**	Moderater Genuss von Eiern	Auf gekochte Eier beschränken	Alle Fertiggerichte mit Zusatzstoffen (tiefgekühlt, trocken verpackt, aus der Dose), alle sonstigen zuckerhaltigen Lebensmittel

2. Clevere Einkaufsstrategie mithilfe der Foodsport-Einkaufsliste

Das Problem der Verfügbarkeit von Lebensmitteln

Das leidige Einkaufen

In vielen Gesprächen mit meinen Kolleginnen und Kollegen fällt mir immer wieder auf, dass die meisten unter ihnen ihre Einkäufe ganz gezielt nach einem bestimmten Rezept ausrichten. Wenn irgendetwas dazwischenkommt (z.B. Überstunden), wird aus dem Einkaufen und dem geplanten Abendessen nichts. Folglich weicht man auf ein tiefgekühltes Fertiggericht aus oder nimmt etwas von unterwegs mit. Schlimmstenfalls müssen reichlich gelagerte Süßigkeiten oder Knabbereien als Abendessen-Ersatz herhalten. Oft herrscht das Vorurteil, dass Frischware sehr schnell verderben würde und man sie daher mehrmals die Woche einkaufen sollte. Das Resultat dieser Einkaufsstrategie ist eine permanent gähnende Leere im Kühlschrank, weil die Zeit zum regelmäßigen Einkaufen fehlt.

Eine der hauptsächlichen Schwierigkeit bei der bewussten Ernährung besteht darin, zu Hause die Verfügbarkeit der verschiedenen gesunden Lebensmittel zu gewährleisten. Nur so hat man regelmäßig die Chance, frische Gerichte abwechslungsreich zuzubereiten. Darum empfehle ich die Foodsport-Einkaufsliste. Diese enthält ein Kernsortiment an Lebensmitteln, die man möglichst immer zu Hause auf Lager haben sollte. Das Ergänzungssortiment kann nach Bedarf bzw. Saison zugekauft werden. Wenn Sie regelmäßig nach dieser Liste einkaufen, werden Sie keinerlei Versorgungsengpässe an gesunden Lebensmitteln mehr haben. Das Praktische an der Foodsport-Einkaufsliste ist, dass die Vielzahl einzelner Kaufentscheidungen standardisiert wird und man so überflüssigen Spontankäufen besser aus dem Weg gehen kann. Durch diese spezielle Einkaufs- und Lagerstrategie wird sich Ihre Nachfrage bei lokalen Fastfood-Lieferanten drastisch reduzieren und wahrscheinlich werden Sie zwischendurch viel weniger »Krimskrams« naschen. Die Foodsport-Einkaufsliste dient Ihnen somit als kompetenter Gesundheitslotse durch die Welt der Lebensmittelmärkte. Sie beruht auf den Prinzipien der Foodsport-Ernährungsmatrix.

Bestandteile der Foodsport-Einkaufsliste

Die Foodsport-Einkaufsliste besteht aus haltbaren Lebensmitteln (z.B. Vollkornreis, Vollkornnudeln), tiefgekühlten Nahrungsmitteln (z.B. Tiefkühlgemüse) und geschickt eingekaufter Frischware (z.B. Frischobst und -gemüse). Die ständige Verfügbarkeit dieser Lebensmittel bietet eine sehr gute Basis für eine gesündere Ernährungsweise.

Die Foodsport-Einkaufsliste

Die Foodsport-Einkaufsliste mit Kern- und Ergänzungssortiment s. Seiten 92–95

Sie werden sich vielleicht fragen, was denn eigentlich das Besondere an der auf den folgenden Seiten dargestellten Lebensmittelliste sein soll. Man erkennt dies zumeist erst auf den zweiten Blick. Das Besondere an der Einkaufsliste sind die Lebensmittel, die *nicht* aufgeführt sind. Die nicht aufgeführten Lebensmittel sind nämlich in der Regel dafür verantwortlich, dass unser Einkaufskorb zu wenig Frischprodukte enthält und daher eher einseitig ist. Es herrscht ein Verdrängungswettbewerb, den insbesondere die frischen Lebensmittel verlieren. Fertiggerichte, Knabbereien, bequeme Snacks und Ähnliches, mit verlockenden Werbeversprechen auf den Verpackungen, sind leider oft attraktiver.

Frische Zutaten kombinieren

In der Foodsport-Einkaufsliste werden Sie hauptsächlich einzelne Lebensmittel finden, die Sie individuell kombinieren können. Für einen Erdbeerjogurt brauchen Sie Naturjogurt und Erdbeeren, sonst nichts. Wenn ich Erdbeerjogurt in die Liste aufnehmen würde, so bestünde die Möglichkeit, dass Sie einen fertigen, gezuckerten Jogurt mit naturidentischen Erdbeer-Aromastoffen und einem Minimalanteil an echten Erdbeeren kaufen würden. Und das wäre ein Produkt, das Sie eher meiden sollten. Bei der Zubereitung der Hauptspeisen beansprucht dies selbstverständlich auch einen gewissen Zeiteinsatz und Erfahrung im Umgang mit den Zutaten. Darum habe ich in den später folgenden Abschnitten Ratschläge für eine zeiteffiziente Zubereitung von Lebensmitteln

Die Foodsport®-Einkaufsliste: Kernsortiment

regelmäßig einkaufen / immer auf Lager haben

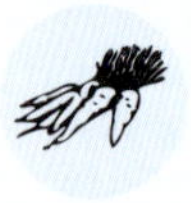

Gemüse, Gemüseprodukte, Pilze

- Salat (z. B. Rucola, Romanasalat, Feldsalat usw.)
- Tomaten
- Paprika (grün, gelb, rot)
- (Blatt-)Petersilie
- Gurken
- Zwiebeln
- Knoblauch
- Zucchini
- Karotten
- Tiefkühlgemüse, sofern nicht mit Aroma- oder anderen Zusatzstoffen ergänzt (z. B. Prinzessbohnen, Erbsen, Brokkoli usw., aber auch im Mix möglich, z. B. Asia-Gemüse, mediterranes Gemüse usw.)

Obst und Obstprodukte

- Verschiedene Obstsorten, insbesondere Saisonobst
- Zitronen (für Dressings / Obstsalate)

Milch, Käse- und andere Milchprodukte

Möglichst fettarme Produkte:

- Schnittkäse
- Schafskäse / Feta-Käse
- Frischkäse oder Quark
- Naturjogurt (fettarm, 1,5 Prozent)
- Milch (fettarm 1,5 Prozent, haltbar)

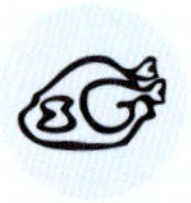

Fleisch und Geflügel

- Geflügelfleisch (ohne Haut), vorzugsweise Puten- oder Hähnchenbrustfilets
- Fettarmes Rindfleisch, am besten Geschnetzeltes aus der Hüfte
- Fettarmes Hackfleisch (ideal: vom Rind / Tatar)
- Tipp: Fleisch in flachen Vakuumpaketen einfrieren, lassen sich so schneller auftauen

Fisch, Fischprodukte, See- und Meerestiere

- Tiefgekühlte Garnelen
- Tunfisch aus der Dose (im eigenen Saft)

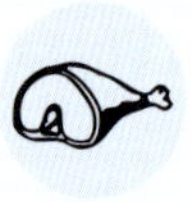

Wurstwaren

- Möglichst fettarme Produkte, insbesondere aus 100 Prozent Geflügelfleisch
- Fettarmer Schinken

Die Foodsport®-Einkaufsliste: Ergänzungssortiment

nach Bedarf / Saison einkaufen bzw. lagern

Gemüse, Gemüseprodukte, Pilze

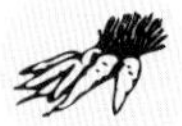

- Sellerie (Stangensellerie oder Knolle)
- Kohlsorten (Rotkohl, Weißkohl usw.)
- Champignons und alle anderen Arten von Pilzen
- Auberginen
- Fenchel
- Frische Peperoni
- Blattspinat
- Eingelegtes Gemüse im Glas (z. B. Peperoni, Sauerkraut, Artischockenherzen usw.), möglichst ungezuckert
- Exotische Gemüsesorten (z. B. Okra, Ingwer, Bambussprossen usw.)
- Jedes andere Saisongemüse (z. B. Rosenkohl, Lauch usw.)
- Kartoffeln
- Frischer Mais

Obst und Obstprodukte

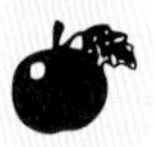

- Oliven
- Tiefkühlbeeren (z. B. zum Beimischen in Müsli oder Jogurt)

Milch, Käse- und andere Milchprodukte

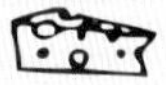

- Kefir
- Buttermilch
- Molke
- Fettarme Sahne
- Harzer Käse
- Ziegenkäse
- Mozzarella
- Camembert

Fleisch und Geflügel

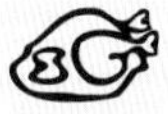

- Alle anderem fettarmen Teile vom Rind oder Lamm oder anderes rotes Fleisch, sofern fettarm

Fisch, Fischprodukte, See- und Meerestiere

- Frisch- oder Tiefkühlfisch (unpaniert!)
- Meeresfrüchte (frisch, eingelegt, tiefgekühlt, möglichst unpaniert und ungezuckert)
- Geräucherter Fisch
- Eingelegter Fisch im Glas, möglichst ungezuckert (z. B. Rollmops, Bismarckhering)

Wurstwaren

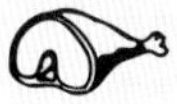

Für den gelegentlichen Genuss:
- andere, möglichst fettarme Wurstwaren

Kernsortiment

Getreide, Getreide-Erzeugnisse und Backwaren

- Vollkornbrot
- Vollkornnudeln
- Vollkornreis / Naturreis
- Müsli (ohne Zucker) oder Vollkorn-Haferflocken
- Bulgur (Weizengrütze), fein oder grob, möglichst dunkle Sorte
- Tipp: Vollkornbrot in Scheiben geschnitten tiefgekühlt lagern und bei Bedarf toasten

Hülsenfrüchte und Samen

- Getrocknete oder frische Bohnen
- Mix aus Sonnenblumen-, Kürbis-, Soja- und Pinienkernen für Müsli und Salate
- Tipp: getrocknete Bohnen vorkochen und in kleineren Portionen einfrieren, so sind sie immer schnell verfügbar

Knabbern und Naschen

- Nüsse: sofern ungezuckert, naturbelassen, geröstet oder gesalzen (z. B. Walnüsse, Pistazien, Haselnüsse, Mandeln usw.)
- Trockenobst
- Geröstete Sonnenblumenkerne oder Kürbiskerne mit Schale

Fette und Öle

- Olivenöl
- Alternativ: Rapsöl (oder anderes Öl mit hohem Anteil an ungesättigten Fettsäuren)

Getränke

- Mineralwasser (still oder Sprudel, mineralstoffreich)
- Gemüsesaft
- Diverse Teesorten
- Kaffee

Gewürze und Kräuter

- Frische Kräuter (z. B. Rosmarin, Thymian, Basilikum)
- Paprikapulver, Chilipulver, Curry
- Getrocknete Minze, getrockneter Thymian (alternativ: Oregano)
- Pfeffer, Jodsalz
- Gemahlener Kreuzkümmel (auch Kimyon oder Cumin genannt)
- Frischer Ingwer
- Sojasauce
- Tipp: Gerade die Verwendung frischer Kräuter macht aus einem einfachen Essen einen Genuss. Daher immer vorrätig haben (z. B. im Topf, Garten oder tiefgekühlt).

Sonstiges

- Tomatenmark, passierte Tomaten, Tomatenfruchtfleisch
- Paprikamark (süß oder scharf; in der Delikatessenabteilung oder in südländischen Fachgeschäften)
- Eier
- Balsamico- oder Obstessig / Apfelessig
- Honig
- Kokosmilch
- Senf, möglichst ungezuckert, Ketchup, möglichst ungezuckert

Ergänzungssortiment

Getreide, Getreide-Erzeugnisse und Backwaren

- Vollkornbrötchen
- alle anderen Vollkornprodukte

Hülsenfrüchte und Samen

- Getrocknete rote oder braune Linsen
- Getrocknete Kichererbsen
- Erbsen (getrocknet, frisch oder tiefgekühlt)
- Mungobohnensprossen und ähnliche Sprossen (frisch oder im Glas)

Knabbern und Naschen

Für den gelegentlichen Genuss:

- Schokolade, idealerweise Bitterschokolade mit hohem Kakaoanteil
- Eiscreme

Fette und Öle

- Sonnenblumen-, Walnuss- oder Sesamöl
- Alle anderen pflanzlichen Öle mit hohem Anteil an ungesättigten Fettsäuren, z. B. Distelöl
- Butter

Getränke

- 100 Prozent Direktsaft (z. B. Orangensaft)

Für den gelegentlichen Genuss:

- Wein (Rot, Rosé, Weiß), Sekt / Champagner
- Bier
- Light- / Diät-Limonaden
- Spirituosen und andere alkoholische Getränke

Gewürze und Kräuter

- Kreuzkümmel (Samen)
- Alle anderen Gewürze nach Belieben

Sonstiges

Für den gelegentlichen Genuss:

- Marmelade
- Süßstoff
- Nugatcreme

gegeben und daraus auch konkrete Rezepte auf Basis der Foodsport-Einkaufsliste abgeleitet.

Die Liste dem eigenen Lebensstil anpassen

In meinen Rezeptvorschlägen auf der Grundlage der Foodsport-Einkaufsliste wird Ihnen sicherlich ein mediterraner Einfluss mit einem Fokus auf Vollkornprodukten auffallen. Ich habe festgestellt, dass die mediterrane Küche hervorragend für meinen persönlichen Lebensstil geeignet ist. Sie enthält viel frisches Gemüse, ist sehr leicht und bekömmlich, kann sehr einfach und schnell zubereitet werden und schmeckt vor allem sehr gut. Je nachdem, aus welchem Land Sie stammen und mit welcher Küche Sie vertraut sind, kann es natürlich Abweichungen geben. Wenn Sie den aufgeführten Einkaufszettel leicht modifizieren möchten, können Sie getrost eine Zucchini durch einen Kohlrabi ersetzen. Behalten Sie jedoch den Grundgedanken der Liste im Auge. Im Zweifel oder im Falle persönlicher Krankheitsbilder (z.B. Allergien, Lebensmittelunverträglichkeiten, Diabetes, ...) sollte man auf jeden Fall ärztlichen Rat einholen. Das Foodsport-Konzept beschreibt ein Umsetzungsmodell für Menschen mit Zeitmangel, es funktioniert auch auf Basis einer individuellen bzw. fachlich umdefinierten Liste an Lebensmitteln.

Umgang mit frischen Lebensmitteln

Die Foodsport-Einkaufsliste enthält einen bestimmten Anteil an frischen Lebensmitteln, die leicht verderben können. Dennoch halte ich den täglichen Einkauf frischer Produkte für kaum praktikabel, weil das insgesamt zu viel Zeit kostet und auch nicht sicher einzuplanen ist. Schafft man es nicht rechtzeitig zum Lebensmittelhändler, so steht man schnell ohne Zutaten da, und schon ist der spontane Gang zum nächsten Fastfood-Restaurant programmiert. Frischware kann zwar mit der Zeit einen bestimmten Teil ihres Nährstoffgehalts verlieren, aber das ist immer noch besser, als aus Zeitmangel auf Fastfood, Fertiggerichte oder Süßigkeiten umzusteigen. Meist wird Ihr Obst- und Gemüsehändler ohnehin nicht täglich frisch beliefert, sondern zum Wochenende hin. Achten Sie auf eine frischegerechte Lagerung und fragen Sie im Zweifel Ihren Händler nach seinen persönlichen Tipps. Er wird Ihnen sicherlich gerne sagen, an welchen Tagen er frische Ware erhält. Personen, die sehr viel geschäftlich verreisen, sollten beim Einkaufen besonders vorausschauend denken, damit sie nicht zu viel leicht verderbliche Nahrungsmittel einkaufen. Darüber hinaus besteht natürlich auch die Möglichkeit, geeignete Tiefkühlprodukte zu kaufen bzw. frische Lebensmittel tiefgekühlt zu lagern. Je seltener man es schafft, zu Hause frisches Gemüse zuzubereiten, desto mehr lohnt es sich, mit solchen tiefgekühlten Lebensmitteln zu arbeiten. Hierzu folgt später Genaueres.

Mit der Foodsport-Ernährungsmatrix und der Foodsport-Einkaufsliste haben Sie das erste Rüstzeug für den Weg in ein gesünderes Leben bekommen. Sicherlich werden sich manche jetzt fragen, wie man das Ganze denn nun konkret in den stressgeplagten Alltag umsetzen kann. Es müssen folglich noch einige Dinge geklärt werden, die ich in den anschließenden Kapiteln ausführlich behandeln möchte:

- Wie ernähre ich mich richtig zu Hause, wie, wenn ich unterwegs bin?
- Worauf soll ich achten, wenn ich meine Lebensmittel, ohne zu viel Zeit zu investieren, gesund zubereiten und schnell verfügbar haben möchte?
- Wie finde ich mein persönliches Trainingsprogramm und wie kann ich es regelmäßig betreiben, ohne vorzeitig aufzugeben?
- Welche Kochrezepte kann ich aus der Foodsport-Einkaufsliste ableiten?

3. Foodsport-Ernährungsmanagement außer Haus

Wenn man unterwegs ist, hat man in der Regel sehr viele leckere Angebote, um seinen Hunger schnell und unkompliziert zu stillen. Wer jedoch nicht genau hinschaut, läuft leider regelmäßig Gefahr, vermeintlich Gesundes zu essen, ohne sich über die tatsächlichen Inhalte im Klaren zu sein. Auf den ersten Blick erscheinen beispielsweise ein Putenschnitzel, Pommes frites und ein kleiner Salat mit Jogurtdressing durchaus als eine ausgewogene Mahlzeit. Dieses Menü wird sehr häufig in Kantinen, Kaufhausrestaurants und an ähnlichen Plätzen angeboten. Es enthält Proteine, Kohlenhydrate und Vitamine. Richtig, doch auch hier lohnt sich ein genauerer Blick. Denn die enthaltenen nachteiligen Inhaltsstoffe können die »guten« sehr leicht überwiegen. Sehen wir uns dieses Beispiel einmal näher an:

Den Blick für Nahrungsmittelangebote schulen

Die Art der Aufzucht wie die Herkunft der Pute liegen im Dunkeln; möglicherweise kommt sie aus einer Anlage mit Massentierhaltung, die die Tiere eventuell mit Hormonen behandelt. Wahrscheinlich ist das Putenfleisch paniert und in Fett gebraten bzw. frittiert worden. Somit sorgt das vermeintlich fettarme Schnitzel dafür, dass man eine gute Portion Fett und jede Menge Energie abbekommt. Die Pommes frites enthalten selbstverständlich viele überflüssige Kohlenhydrate und sind meist in gehärtetem Pflanzenfett frittiert worden. Der mit den Pommes frites verbundene Blutzuckerkick beschert dem Konsumenten vermutlich bald wieder einen akuten Heißhunger, statt länger satt zu halten. Der Salat erscheint nun als letzter Lichtblick dieses Gerichtes. In den meisten Fällen gibt es leider auch hier Probleme. Sofern für das Dressing ein Fertigprodukt verwendet wurde, kann man in der Regel davon ausgehen, dass neben Aroma-, Konservierungs- und anderen Zusatzstoffen auch eine Extraportion Kohlenhydrate in Form von Zucker enthalten ist. Mais oder Croutons liefern nochmals weitere Kohlenhydrate. Zusammenfassend gesagt, haben wir mit dieser Mahlzeit nicht nur zu viel energiereiche Kohlenhydrate gegessen, es waren noch nicht einmal besonders ballaststoffreiche darunter. Die Aufnahme von Fetten, die gesättigte Fettsäuren sowie Trans-Fettsäuren enthalten, war außerdem sehr hoch, was schnell zu einem lähmenden Völlegefühl führt. Paradoxerweise schlägt dieser Zustand, trotz der enormen Energiezufuhr, bereits nach wenigen Stunden in ein erneut aufkommendes Hungergefühl um.

Dieses einfache Beispiel soll veranschaulichen, wie schnell man mit der Auswahl von Speisen außer Haus danebenliegen kann. Damit keine Missverständnisse aufkommen: Dieses Essen bringt Sie nicht um, es macht aber langfristig dick und ist nicht gerade gesund. Das sind sicherlich zwei sehr stichhaltige Gründe, etwas vorsichtiger zu sein. Für eine gesündere Ernährung bleibt uns demnach keine andere Wahl, als solche »Ernährungsfallen« gezielt zu umgehen oder aber öfters einmal zu Hause zu kochen. Bleiben wir zunächst einmal beim Essen außer Haus und dem Umgehen der Ernährungsfallen.

Das Frühstück

Im Hotel

Empfehlungen zum Hotelfrühstück

Wenn Sie im Hotel frühstücken, haben Sie in der Regel ein Büfett oder Menü, aus dem Sie wählen und sich somit das geeignete Frühstück zusammenstellen können. Sie sollten sich hier in Hinsicht auf ein paar Fallen sensibilisieren. Falls es Brötchen bzw. Baguette aus Weißmehl gibt, so schauen Sie sich lieber nach anderen, dunkleren Sorten wie Vollkornbrot oder Roggenbrot um. Das hält länger satt. Ihre Vollkornbrötchen oder Vollkornbrotscheiben können Sie mit jeder Sorte Käse, möglichst fettarmer Wurst oder Schinken belegen. Für Süß-Frühstücker ist Honig ein gesunder Brotaufstrich. Natürlich braucht man auch auf die klassische Marmelade nicht zu verzichten. Aufgrund des hohen Energiegehalts sollte man mit beidem aber nicht übertreiben und vor allem mit der Butter sehr sparsam sein. Am besten man verzichtet auf die Butter oder nimmt stattdessen etwas Frischkäse und spart so einige überflüssige Kalorien. Zuckerfreies Müsli oder auch Haferflocken sind ebenfalls hervorragend zum Frühstück geeignet. Die angebotenen Fruchtsäfte sind leider für die Vitaminzufuhr in der Regel nicht empfehlenswert, da sie Unmengen an Zucker enthalten. Schauen Sie sich lieber nach einem frisch gepressten Saft um. Auch Fruchtjogurt oder Obstsalat werden oft nur gezuckert angeboten. Nehmen Sie lieber Naturjogurt und kombinieren Sie diesen mit getrocknetem oder frischem Obst und ggf. mit Müsli. Wenn Sie Lust auf etwas Herzhaftes haben, dann sehen Sie sich nach frisch zubereitetem Rührei, Spiegeleiern (ohne Speck) oder gekochten Eiern um. Aufgrund des darin enthaltenen Cholesterins würde ich es mit den Eiern jedoch nicht übertreiben und diese vor allem nicht jeden Tag essen. Bevor Sie aber hungrig das Hotel verlassen, weil es kein entsprechendes Angebot für Sie gibt, essen Sie lieber, was zur Verfügung steht, und schauen Sie sich das nächste Mal nach einem besseren Hotel um oder besorgen Sie sich unterwegs etwas Geeignetes.

Ein durchschnittliches Hotelfrühstück

Angebot	**Empfehlung nach der Foodsport®-Ernährungsmatrix**
Brot/Gebäck: Weißmehlbrötchen, Baguettes, Croissants, Kuchengebäck, Roggenbrot, Vollkornbrot, Vollkornbrötchen	Dunkle Brotsorten bevorzugen, am besten auf Vollkornbasis
Gemüse: Tomaten, Paprika, Gurken	Als frische und knackige Einlage für ein belegtes Brötchen, z. B. anstelle von Butter verwenden
Obst: Obstsalat, Frischobst, Trockenobst	Nur Frischobst und ggf. Trockenobst für das Müsli verwenden; Obstsalat wird meist mit viel Zucker zubereitet
Frühstücksflocken: Müsli, Haferflocken, Cornflakes und Ähnliches	Möglichst auf ungezuckerte Sorten achten
Eier: Spiegeleier, Rühreier, gekochte Eier	Vorzugsweise gekochte Eier
Wurstwaren/Fisch: Salami, Wurstaufschnitt, gebratener Speck, Schinken, geräucherter Lachs	Vorzugsweise (Puten-)Schinken ohne Fettrand, geräucherter Lachs; bei Wurstsorten auf sichtbaren Fettgehalt achten (z. B. bei Salami) und in jedem Fall auf Butter als Grundlage verzichten (alternativ: mit Frischkäse probieren)
Käse/Milchprodukte: Schnittkäse (z. B. Edamer, Gouda), Camembert, Schmelzkäse, körniger Frischkäse, Quark, Fruchtjogurt, Naturjogurt, Milch	Vorzugsweise einfachen Schnittkäse essen und in jedem Fall auf Butter als Grundlage verzichten (alternativ: mit Frischkäse probieren); Fruchtjogurt (selbst Light-Versionen) können energiereichen Zucker enthalten, daher nur Naturjogurt nehmen und ggf. mit Frischobst kombinieren
Getränke: Obstsäfte, Tee, Kaffee, Wasser	Nur frisch gepresste Säfte, Tee, Kaffee, Wasser
Brotaufstrich: Butter, Frischkäse zum Streichen, Marmelade, Honig, Nusscreme	Möglichst auf Butter und Nusscreme verzichten; mit Marmelade und Honig dünn bestreichen

Unterwegs

Es kommt vor, dass man es eilig hat oder mit dem Auto unterwegs ist und daher den schnellen Gang zum Bäcker bevorzugt. Fragen Sie dort gezielt nach Vollkornprodukten. Diese dürfen gerne auch belegt sein, aber möglichst ohne zusätzliche Verwendung von Butter. Falls es so etwas nicht geben sollte, dann empfehle ich Ihnen ein oder zwei »trockene« Brötchen, möglichst dunkle Sorten (z.B. Vollkornbrötchen), und in jedem Fall einen Zwischenstopp beim Obst- und Gemüsehändler. Sollte jemanden der Gedanke, trockene Bötchen zu essen, stark befremden, so bieten sich mit ein wenig mehr Einsatz auch alternative Strategien.

Auf meiner Standardroute vom Flughafen zu meinem Büro gibt es in einem kleinen Ort eine Metzgerei, die auf Geflügelprodukte spezialisiert ist. Belegte Brötchen werden dort auch angeboten, leider nur Weißmehlbrötchen. Ein paar Meter weiter befindet sich zum Glück eine Bäckerei. Somit kaufe ich beim Bäcker zuerst meine Vollkornbrötchen und lasse sie mir anschließend bei der Metzgerei nach meinen Wünschen belegen. Würden beide Läden weiter auseinander liegen, so würde ich bei der ersten Bäckerei halten und mich anschließend auf meiner Tour nach einer Metzgerei umschauen. Insgesamt dürfte der Zeiteinsatz so oder so noch zumutbar sein.

Selbstverständlich kann man auch das klassische belegte Brot und etwas Obst bzw. knackiges Gemüse (z.B. Paprika) von zu Hause mitnehmen.

Es lohnt sich auf jeden Fall, vorausschauend zu denken und sich das bisschen Zeit zu nehmen, bevor einen der Heißhunger wahllos zugreifen lässt.

Mittag- und Abendessen

In der Kantine

Kantinenessen kann für unsere Zielgruppe sehr unterschiedlich geeignet sein. Das Angebot hängt oft von der Struktur der Belegschaft ab. Wenn es beispielsweise eine Vielzahl von Mitarbeitern gibt, die körperlich arbeiten müssen, dann wird das Angebot normalerweise entsprechend gehaltvoller gestaltet.

Mit ein wenig Glück haben Sie eine gute Kantine mit einem breit gefächerten Angebot für die unterschiedlichen Bedürfnisse. In diesem Fall gestaltet es sich die Wahl einfach. Bei den Menüs brauchen Sie nur darauf zu achten, die Lebensmittel aus der Negativliste zu meiden. Gibt es beispielsweise Putenbrust mit Pommes frites und Gemüse, dann bitten Sie das Kantinenpersonal einfach um mehr Gemüse oder gekochte Kartoffeln anstelle der frittierten Kartoffelbeilage. Sehr wahrscheinlich hat man sich nach ein paar Wochen an Ihre kleinen Sonderwünsche gewöhnt und toleriert sie. Zumindest war es bei mir so. Bei den Hauptgerichten sollten Sie panierte Produkte vermeiden. Falls dies nicht möglich ist, dann machen Sie sich die Mühe und pellen Sie die Panierschicht vor dem Verzehr ab. Gibt es zusätzlich eine Salatbar, greifen Sie auf diese zwei- bis dreimal in der Woche zurück. Achten Sie jedoch darauf, möglichst keine gezuckerten Dressings zu verwenden. Nehmen Sie lieber Essig und Öl oder eine einfache Jogurtsoße.

Im Zweifel auf Mitgebrachtes ausweichen

In der Vergangenheit habe ich dann und wann eine Kantine erwischt, die hauptsächlich auf eine körperlich arbeitende Belegschaft ausgerichtet war und nur ein entsprechend gehaltvolles Menü angeboten hat. In dieser Situation entwickelte ich mich phasenweise zu einem »Kunststoff-Box-Menschen«. Meist schaute ich vorab in den Kantinen-Wochenplan und versuchte mir insbesondere an den Tagen, an denen mir das Mittagsmenü zu schwer erschien, etwas von zu Hause mitzubringen. An solchen Tagen packte ich mein Mittagessen in kleine Plastikbehälter und nahm sie mit ins Büro. Es konnten auch schon mal die Reste vom Vorabend sein. In der Regel handelte es sich dabei um Speisen, die sich gut kalt essen oder schnell in der Mikrowelle aufwärmen lassen.

In der Mittagszeit tun es im Grunde auch belegte Vollkornbrote und viel Obst, insbesondere, wenn Sie abends gerne warm essen. Damit Sie nicht jeden Tag das Gleiche essen müssen, können Sie hin und wieder Abwechslung in Ihren Speiseplan bringen, indem Sie sich Jogurt, Frischkäseprodukte oder andere kalte Speisen abwechselnd mitnehmen. Es obliegt Ihrer Fantasie, geeignete Gerichte bzw. Snacks zu entwerfen (später erhalten Sie Tipps hierzu). Eine Mikrowelle zum Aufwärmen der Speisen wäre natürlich auch denkbar. Das Risiko einer ständig verfügbaren Mikrowelle besteht allerdings darin, dass diese Geräte viele Workaholics dazu verleiten, ihren Konsum an Fertiggerichten zu forcieren. Verlockende Angebote gibt es schließlich zur Genüge.

Empfehlungen zum Kantinenessen s. Seite 104

Im Restaurant

Im Restaurant zu essen ist eine schöne Sache. Es hat in der Regel mit Genuss, Gesellschaft oder Business zu tun. In allen Fällen kommt es darauf an, auf möglichst unkomplizierte Weise seinen Ernährungsprinzipien treu zu bleiben und dabei das Essen trotzdem uneingeschränkt zu genießen.

Meine persönlichen Restaurant-Prinzipien

Nun, das ist einfacher gesagt als getan, und vielleicht muss jeder seinen eigenen Stil entwickeln. Zur Orientierung möchte ich Ihnen meinen erklären. Im Restaurant versuche ich nach Möglichkeit, auf Brot zu verzichten, da das angebotene meistens aus Weißmehl hergestellt wurde. Es hat auch schon geholfen, nach dunkleren Brotsorten zu fragen. Während ich auf die Speisen warte, überbrücke ich die Zeit auf keinen Fall mit unkontrolliertem Vertilgen von Brotscheiben mit Butter. Selbst wenn der Magen förmlich danach ruft. Bei der Menüwahl achte ich auf einige einfache Punkte: Als Vorspeise kommen für mich vornehmlich Meeresfrüchte, Fisch, eingelegtes Gemüse, Bohnen, frische Suppen oder frische Salate infrage. Diese sind leicht, lecker und bekömmlich. Ich achte grundsätzlich darauf, dass die Vorspeisen nicht paniert, frittiert oder mit Butter bzw. Sahne gekocht wurden. Bei der anschließenden Hauptspeise verzichte ich auf kohlenhydratreiche Beilagen wie Nudeln, Reis, Bratkartoffeln oder Pommes frites. Meist sind diese sowieso arm an Ballaststoffen, die

Typische Bestandteile eines Kantinenessens	
Angebot	**Empfehlung nach der Foodsport®-Ernährungsmatrix**
Schnitzel	Auf Schnitzel mit dicker Panade verzichten, erst recht auf Cordon bleu, am besten gegrilltes Schnitzel natur, zur Not Panade abpellen
Fischfilet, Tintenfischringe	Panierte Fischfilets und Tintenfischringe meiden oder zur Not Panade abpellen; am besten gegrillten oder gedünsteten Fisch nehmen; statt schwerer Remoulade oder Knoblauchmajonäse lieber Zitronensaft oder leichte Jogurtcreme verwenden
Würstchen	Meist wird sehr fettige Wurst (z. B. Curry-Bratwurst) angeboten; daher möglichst darauf verzichten bzw. nur in Ausnahmefällen essen
Pasta (z. B. Spagetti)	Meist wird keine Vollkornpasta angeboten; falls es keine Alternative gibt, unbedingt auf leichte Sauce achten und gezielt nach dem Inhalt fragen (z. B. viel Tomaten, wenig Sahne, mageres Hackfleisch, wenig fetter Käse usw.) bzw. weniger davon nehmen
Grillhähnchen	Insbesondere in der Balancier-Phase die Haut abziehen, enthält sehr viel Fett
Eintopf (Gemüse, Hülsenfrüchte), Chili con Carne	Eintopf auf Basis von Gemüse bzw. Hülsenfrüchten (z. B. Linsen, Erbsen, Bohnen) grundsätzlich empfehlenswert; dennoch auf Verwendung von magerem Hackfleisch / Fleischzutaten achten; insbesondere auf Speck und fettige Wursteinlage verzichten (ggf. herausfischen)
Großer Salatteller aus Salatbar	Grundsätzlich empfehlenswert; auf optisch frischen und knackigen Eindruck achten und leichte Salatsaucen bevorzugen (im Zweifel: nur Essig und gutes Pflanzenöl, z. B. Olivenöl oder Rapsöl, nehmen)
Gulasch / Frikassee / Rinderrouladen	Möglichst auf mageres Fleisch (Geflügel, Rind) achten; falls Sauce zu fettig und zu dickflüssig erscheint, auf alternative Angebote umsteigen oder zur Not nur sehr wenig davon nehmen und dafür mehr fettarme Beilagen wie Reis oder Gemüse essen
Pizza	Am besten nur essen, wenn es eine Variante mit reichlich belegtem Gemüse gibt und Käsebelag sowie Pizzateig nicht zu dick sind; keine Salami-Pizza, ansonsten auf Alternativen umsteigen
Kartoffelbeilagen: Pommes frites, Bratkartoffeln, Kartoffelpuffer, Kartoffelpüree, Salz- oder Pellkartoffeln, Ofenkartoffel, Klöße	Auf alle Kartoffelbeilagen verzichten, die in irgendeiner Form gebraten, frittiert oder in Butter geschwenkt wurden; Kartoffelsalat mit viel Majonäse vermeiden und gebratenen Speck zur Not herausfischen; Kartoffeln bevorzugt naturbelassen und nicht jeden Tag essen, sondern zugunsten von Gemüse reduzieren (insbesondere in Balancier-Phase)
Andere Beilagen: Reis, Nudeln, Gemüse, Saucen, Brot bzw. Brötchen	Reis und Nudeln werden meist nicht als Vollkornvariante angeboten; in diesem Fall lieber Gemüse als Beilage nehmen; auf dickflüssige Saucen mit fettigem Glanz verzichten bzw. diese stark reduzieren; bei Gemüse und Salat auf Optik achten, es darf nicht verkocht oder verwelkt aussehen und sollte knackig und frisch sein; Salatdressing: leichte Dressings, im Zweifel nur Essig und Olivenöl verwenden; möglichst dunkles Brot und Brötchen essen
Getränke	Keine gesüßten Limonaden oder Obstsäfte, stattdessen Mineralwasser, Apfelsaftschorle bevorzugen
Nachtisch: Obst, Pudding, Eis	Kein gesüßter Nachtisch, lieber Frischobst (zur Not selbst mitbringen)

Kartoffelbeilagen sind oft zu fettig. Wenn ich hin und wieder Lust auf Kartoffeln bekomme, dann bestelle ich einfache Pellkartoffeln oder Ofenkartoffeln. Als Faustregel kann man sich merken, dass Gemüsebeilagen immer die bessere Alternative zu ballaststoffarmen Lebensmitteln sind. Im Übrigen wird mein kleiner Sonderwunsch nach mehr Gemüse meist ohne viel Aufsehen erfüllt. In meiner Ausschlussliste stehen darüber hinaus alle frittierten, panierten oder gezuckerten Speisen. Gegrillte Fleisch- oder Fischgerichte stellen aus meiner Sicht nicht nur eine schmackhaftere, sondern in jedem Fall auch gesündere Alternative dar. Bei den Saucen konzentriere ich mich auf einfache Tomatensaucen oder ich esse zumindest nicht zu viel davon. Denn klassische Saucen sind meist tückische Dickmacher, weil sie durch die beigemengte Butter oder Sahne nicht nur sehr energiereich sind, sondern meistens auch viele versteckte Fette mit hohem Anteil an gesättigten Fettsäuren enthalten. Süße Speisen enthalten fast immer Zucker und daher eine Extraportion überflüssiger Kohlenhydrate mit baldiger Heißhungergarantie. Darum vermeide ich die meisten Gerichte, die mir irgendwie süß erscheinen (z.B. asiatische Süß-sauer-Gerichte). Der Nachtisch ist wohl in den meisten Fällen zuckerhaltig. Ich verzichte in der Regel darauf und bestelle mir gleich einen Espresso. In manchen Fällen, in denen ich in einer Runde kein Außenseiter sein will, bestelle ich mir eine einfache Eisspeise, ein Sorbet oder etwas auf Obstbasis.

Im Restaurant kann man trotz aller Disziplin nicht alle Speisen oder Zutaten hundertprozentig korrekt nach Ernährungsrichtlinien auswählen. Es erscheint mir außerdem nicht angemessen, wenn man mit seinen Extrawünschen ständig vom eigentlichen Anlass des Essens ablenkt. Sie müssen im Einzelfall entscheiden, in welchem Ausmaß Sie Ihre Prinzipien einhalten wollen.

Bei besonderen Anlässen (Definition: Ein besonderer Anlass kommt eher selten vor) genießen Sie alles in vollen Zügen. Sofern Sie Foodsport treiben, können Sie sich das ohne Weiteres erlauben.

Ein klassischer Restaurantbesuch	
Angebot	**Empfehlung nach der Foodsport®-Ernährungsmatrix**
Beim Warten auf das Essen	▪ Kein unkontrolliertes Beschmieren von Broten mit Butter oder pikanten Aufstrichen ▪ Möglichst kein Aperitif (z. B. Champagner, Cocktail)
Vorspeise	▪ Möglichst auf Brot verzichten, andernfalls dunkle Sorten vorziehen ▪ Leichte Vorspeisen auf gekochter bzw. gegrillter Gemüsebasis oder Salatvorspeisen bevorzugen. ▪ Bei eingelegtem Gemüse/Antipasti auf Ölgehalt achten, Sauce nicht komplett mit Brot »aufwischen« ▪ Auf sehr fettige und panierte Vorspeisen grundsätzlich verzichten. ▪ Getränke: Wasser, Apfelsaftschorle
Hauptspeise	▪ Bevorzugt fettarmes, gegrilltes Fleisch, Fisch, Meeresfrüchte; keine stark panierten Speisen ▪ Kartoffeln und Pasta zugunsten von Gemüse reduzieren; auf frittierte oder fettige Kartoffelprodukte verzichten ▪ Nur Gerichte mit leichten Saucen bestellen ▪ Getränke: Wasser, ggf. etwas Wein
Nachtisch	▪ Bevorzugt Frischobst ▪ Ausnahmen: leichtes Sorbet, leichte Eisspeisen, ansonsten darauf verzichten ▪ Getränke: keine Spirituosen (Digestif), stattdessen lieber Espresso

Unterwegs

Häufige Geschäftsreisen stellen auf dem Weg zu einem gesünderen Ernährungsstil einen besonders tückischen Stolperstein dar. Das Problem besteht darin, dass man unterwegs sehr schnell hungrig, müde und undiszipliniert werden kann. Nur in den seltensten Fällen hat man noch Zeit und Muße, irgendwo einzukehren und in Ruhe etwas zu essen. Selbst wenn man das möchte, gibt es oft nur ungeeignete Angebote. Fastfood-Ketten, Imbiss-Buden oder andere Schnellrestaurants sind eine echte Verlockung und sie sind optimal positioniert. Solche Angebote findet man gezielt an Orten, die man häufig hungrig oder unter Zeitdruck passiert, nämlich in Flughäfen, Bahnhöfen und Autobahnraststätten.

Die sicherste, aber auch aufwendigste Methode, dem zu entgehen, ist wohl das Vorbereiten belegter Vollkornbrote oder ähnlicher handlicher Speisen, die zum Mitnehmen auf Reisen geeignet sind. Eine »Second-best-Lösung« wäre es, auf Bäckereien mit Vollkornprodukten auszuweichen, wie bereits für das Frühstück empfohlen.

Gesunde Snacks parat halten

Sofern Sie viel mit dem Auto unterwegs sind, versuchen Sie dem Angebot an Würstchen in den Raststätten möglichst aus dem Weg zu gehen. Halten Sie sich zur Sicherheit immer ein kleines Päckchen mit Nüssen (z.B. Paranüsse, Cashewkerne, Studentenfutter), Trockenobst oder Frischobst bereit. Mit einem kleinen gesunden Snack an Bord fällt es leichter, diesen Verlockungen zu widerstehen. Solche Knabbereien helfen in der Regel, die Zeit bis zur nächsten anständigen Mahlzeit zu überbrücken, ohne an Leistungskraft zu verlieren. Stopfen Sie sich aber nicht mit Nüssen und Trockenobst voll, sondern genießen Sie maßvoll und langsam. Schließlich haben diese gesunden Lebensmittel auch einen beachtlichen Energiegehalt.

Falls Sie öfter fliegen, empfehle ich zu prüfen, ob Ihre Fluglinie beispielsweise ein Vollkornmenü als besonderes Extra anbietet, das man vorbestellen kann. Große Fluglinien nehmen auch gerne Ihr persönliches Profil auf, es wird dabei nicht nur Ihr bevorzugter Sitzplatz, sondern auch automatisch Ihr persönliches Sondermenü reserviert. Wem das zu aufwendig ist, der sollte einfach alles aus dem Standard-Menü weglassen, was auf der Negativliste steht. In der Regel bleibt immer ein wenig übrig.

Ein typischer Reisetag per Flugzeug von Frankfurt nach Lyon

In meiner Tätigkeit als International Product Director hatte ich sehr häufig das Vergnügen, innerhalb eines Tages von Deutschland nach Frankreich und zurück zu reisen. Dieser Tag gestaltete sich meist folgendermaßen:

5:30 h	*Aufstehen*
6:00 h	*Abfahrt zum Flughafen (Dauer eine Stunde und 30 Minuten Reserve)*
ca. 7:15 h	*Ankunft Flughafen, Check-in und Frühstück in Wartelounge (zwei Vollkornbrötchen mit Frischkäse, Milchkaffee, Orangensaft)*
8:45 h – 9:45 h	*Flug nach Lyon, kein Frühstück an Bord, Tomatensaft und Kaffee*

10:30 h	*Ankunft Zentrale*
10:30 h–13:00 h	*Meetings*
13:00 h–14:00 h	*Geschäftsessen, meist großer Salat oder Lachsfilet mit Gemüse oder Ähnliches*
14:00 h–17:00 h	*Meetings*
18:00 h–19:30 h	*Rückflug, nur Getränke*
21:00 h	*Ankunft zu Hause, kleiner Snack (meist belegtes Vollkornbrot und Naturjogurt bzw. kleiner Salat oder Gemüse, wie z.B. Tomaten, Gurken, Paprika)*

Zur Überbrückung von Hungerattacken habe ich auf Reisen immer eine Kleinigkeit dabei: z.B. eine kleine Packung Studentenfutter, transportfähiges Obst, kleines Vollkornbrötchen (von zu Hause, aus der Flughafenbäckerei oder aus der Wartelounge). Auf Langstrecken bzw. in der Business-Class frühstücke ich auch mal an Bord, weil das angebotene Frühstück meist reichhaltiger ist und eine entsprechende Auswahl zulässt.

Zwischenmahlzeiten, Knabbern und Naschen

Sind Sie »Jäger« oder »Sammler«?

Es gibt Menschen, die mit drei Hauptmahlzeiten ohne Probleme über den Tag kommen, und andere, die unbedingt zwischendurch etwas essen müssen. Den zuerst genannten Personenkreis könnte man als »Jägertyp« bezeichnen. Dieser Typ isst nur etwas, wenn er »Beute« gemacht hat, dann aber in größeren Portionen. Der »Sammlertyp« hingegen isst ständig eine Kleinigkeit und das über den ganzen Tag verteilt. Hierbei schlägt er sich nur selten den Bauch voll. Er ist stets etwas hungrig und immer offen, etwas zu probieren.

Jägertypen werden sich besonders leicht an das Foodsport-Ernährungsprogramm halten, weil sie sich im Wesentlichen auf die drei Hauptmahlzeiten konzentrieren können. Sammlertypen dagegen müssen etwas mehr Aufmerksamkeit für die Ernährungsumstellung mitbringen. Zwischenmahlzeiten haben nämlich die Schwierigkeit, dass man sie selten selbst zubereiten kann. Man konsumiert sie meist außer Haus und dabei eher spontan oder sogar beiläufig. Man denke an die Vielzahl von Schokoriegeln, Keksen und Kuchen, denen man sehr häufig im Büroalltag begegnet. Selbst kleinste Mengen dieser Art Snacks können mit der Zeit große Fettpolster aufbauen. Beteiligen Sie sich nicht an einer »Naschbox« oder einem anderen gemeinschaftlich zugänglichen Pool an süßer »Nervennahrung« im Büro. Nehmen Sie sich lieber etwas Obst mit. Eine andere Alternative bieten beispielsweise ungezuckerte Jogurtspeisen, Hüttenkäse oder Vollkornbrot. Wem es schmeckt, der kann natürlich auch eine Paprika oder anderes knackiges Gemüse pur oder mit einem Stück Käse (z.B. Parmesan) essen.

Vor Besprechungskeksen wird gewarnt

In Meetings und Konferenzen ist besondere Vorsicht und Zurückhaltung geboten, und damit meine ich nicht den Anlass der Besprechung, sondern das, was auf dem Konferenztisch steht. Nicht immer ist der Vortrag oder die Besprechung so mitreißend, dass man alles andere vergisst. Als kleine Ablenkung sind da die obligatorischen Besprechungskekse, Schokoriegel, Kuchen und andere Süßspeisen sehr willkommen. Als ob die Veranstalter das wüssten, sind diese Snacks denn auch für jedermann gut erreichbar. Unter solchen Bedingungen greift man, ohne einen gewissen Grad an Selbstdisziplin, fast automatisch zu, selbst wenn man gar nicht hungrig ist. Wer nicht lernt, in diesen Fällen »Nein« zu sagen, wird solche überflüssigen Energieeinheiten kaum woanders sinnvoll einsparen können.

Typische Konferenzverpflegung

8:00 h	*Frühstück*
8:30 h–10:30 h	*Konferenz /Workshop mit Keksen, Süßigkeiten, Softdrinks*
10:30 h–11:00 h	*Kaffeepause mit Knabbergebäck*
11:00 h–12:30 h	*Konferenz/Workshop mit Keksen, Süßigkeiten, Softdrinks*
12:30 h–13:30 h	*Mittagessen*
13:30 h–16:00 h	*Konferenz/Workshop mit gut nachgefüllten Keksen, Süßigkeiten, Softdrinks*
16:00 h–16:30 h	*Kaffeepause mit Kuchen*
16:30 h–18:00 h	*Konferenz/Workshop – mit restlichen Keksen, Süßigkeiten, Softdrinks*

Möchte man beispielsweise ein gutes Kilogramm Körperfett verlieren, müssen, eine ausgeglichene Energiebilanz vorausgesetzt, in etwa 7000 Kalorien zusätzlich verbraucht bzw. weniger aufgenommen werden. Die Energiebilanz muss über einen längeren Zeitraum im günstigen Bereich bleiben, um in der Summe diese Einsparungen überhaupt zu ermöglichen. Die vielen kleinen, aber energiereichen Snacks im Alltag verhindern massiv, dass man überhaupt eine annähernd günstige Energiebilanz erreicht. Im Gegenteil: Sehr schnell summieren sich durch solch ein Essverhalten 7000 Kalorien zusätzlich, also ein Kilogramm Fettgewebe. Da hilft nur äußerste Aufmerksamkeit für die kleinen Alltagsfallen.

4. Foodsport-Ernährungsmanagement zu Hause

Niedriger Verarbeitungsgrad – großer Konsumenteneinfluss

Nicht nur unterwegs, sondern auch beim Einkaufen unserer Lebensmittel für den häuslichen Bedarf können wir sehr schnell eine ungünstige Auswahl treffen. Das Risiko für Fehlentscheidungen steigt mit dem Verarbeitungsgrad der Nahrungsmittel. Denn über deren Herstellungsprozess und ihre Inhaltsstoffe können wir innerhalb vertretbarer Zeit gar nicht genug in Erfahrung bringen, um sie richtig zu beurteilen. Je weniger ein Lebensmittel von Dritten vorbehandelt wurde, desto mehr Kenntnis und Einfluss haben wir von der Verarbeitung bis zum zubereiteten Gericht. Nehmen wir beispielsweise Apfelkuchen. Pflücken wir die Äpfel dafür von einem Baum, dann wissen wir genau, woher sie stammen, wie frisch sie sind und ob sie vorbehandelt wurden. Wir könnten sogar noch herausfinden, ob der Boden, auf dem der Baum steht, unbedenklich ist. Kaufen wir auf die Schnelle einen fertigen Apfelkuchen beim Bäcker oder aus der Tiefkühltruhe, dann wissen wir nicht sehr viel über die verwendeten Äpfel – geschweige denn über die anderen Zutaten.

Apfelkuchen ist dabei noch ein relativ einfaches Produkt. Bei Fertiggerichten wird die Analyse noch komplizierter. Die Zutaten werden meist in großen Mengen eingekauft, gelagert, verarbeitet, gewürzt, mit Aromastoffen versetzt, vorgekocht und haltbar gemacht. Schärfen Sie Ihr Bewusstein für die Tatsache, wie sehr Sie bei der Wahl Ihrer Lebensmittel mit hohem Verarbeitungsgrad den Herstellern vertrauen müssen.

Grundregeln für den Einkauf von Lebensmitteln

Selbstverständlich sind Sie nicht in der Lage, Ihre Lebensmittel selbst anzubauen und zu kontrollieren. Das Risiko für eine Fehlentscheidung können Sie aber reduzieren, indem Sie beim Einkaufen auf folgende Punkte achten:

- Kaufen Sie möglichst frische Produkte, die nicht vorbehandelt wurden (z. B. Bio-Produkte), beispielsweise auf dem Wochenmarkt.
- Achten Sie auf Herkunftsländer und Saison.
- Kaufen Sie Fleischprodukte möglichst erzeugernah oder zumindest bei Bio-Metzgern.
- Achten Sie bei verpackten Lebensmitteln unbedingt auf die Zutatenliste (möglichst keine Zusatzstoffe).

Tipps beim Einkauf abgepackter Lebensmittel

Checkliste zum Einkaufen verpackter Lebensmittel	
✔	**möglichst kein(e) Zucker / Fructose (-sirup) / Süßstoffe**
✔	**möglichst kein gehärtetes Pflanzenfett / Trans-Fettsäuren**
✔	**möglichst keine Aromastoffe, Geschmacksverstärker (z. B. Glutamat) und andere Zusatzstoffe (z. B. Konservierungsstoffe, Farbstoffe, Antioxidantien, Verdickungs- und Feuchthaltemittel, Säuerungsmittel)**
✔	**Faustregel: alternative Produkte ohne »E-Nummern« bevorzugen (E-Nummern dienen innerhalb der EU zur einheitlichen Kennzeichnung von zugelassenen Zusatzstoffen in Lebensmitteln. Mehr Hintergrundinfos zu E-Nummern sind leicht im Internet oder bei Verbraucherzentralen zu finden.)**

Sie werden bald feststellen, dass es nicht gerade einfach ist, verpackte Lebensmittel zu finden, die keine dieser Einschränkungen haben. Fertiggerichte ohne Zusatzstoffe und ohne Zucker sind so selten wie sibirische Tiger. Für andere Lebensmittel des täglichen Bedarfs und auch für Tiefkühlkost (keine Tiefkühl-Fertiggerichte!) ist die Lage aber nicht hoffnungslos. Nach einiger Zeit werden Sie Ihre Favoriten entdeckt haben und nicht mehr lange suchen müssen. Gehen Sie doch einmal in einen Naturkostladen. Für diesen neuen Einkaufsstil werden Sie zunächst vielleicht etwas mehr Zeit und mit Sicherheit mehr Geld investieren. Aber es lohnt sich. Wenn Sie einen teuren Sportwagen besäßen, käme für Sie wohl auch nicht die erstbeste Werkstatt oder ein billiges Motorenöl infrage – oder?

Das Frühstück

Alles, was zum Frühstück gegessen wird, kann der Körper im Laufe des Tages verwerten. Diese Mahlzeit ist daher eine sehr gute Möglichkeit, ballaststoffreiche Kohlenhydrate und Vitamine zu sich zu nehmen. Nutzen Sie die erste Chance des Tages für etwas Obst, indem Sie sich einen frisch gepressten Orangen- oder Grapefruitsaft gönnen. Wem das zu umständlich ist, der sollte es zumindest mit 100 Prozent Direktsaft versuchen. Darüber hinaus empfehle ich belegte Vollkornbrote / Vollkornbrötchen oder Müsli. Müsli ist relativ schnell zubereitet, variationsreich und hält lange satt. Er schmeckt sehr gut mit Milch bzw. fettarmem Jogurt, getrocknetem oder frischem Obst, diversen Samen, Nüssen oder auch Honig. Wer sich morgens etwas mehr Zeit lassen möchte, hat mit einem leckeren Obstsalat eine weitere schmackhafte Vitaminbombe zur Auswahl. Beim Frühstück zu Hause sind der Fantasie eigentlich keine Grenzen gesetzt. Denn grundsätzlich dürfen Sie am Morgen alles essen, was dem Prinzip der Foodsport-Ernährungsmatrix entspricht und was Ihr zeitlicher Rahmen für die Zubereitung erlaubt.

Wenn das Frühstück regelmäßig ausfällt

Beatrix ist ein echter Frühstücksmuffel und bekommt frühmorgens einfach keinen Bissen herunter. Spätestens gegen 10:00 Uhr fängt der Magen im Büro an zu knurren. Lag eine Besprechung an, so mussten bisher Schokoladenkekse und ähnliche Snacks als Frühstück herhalten. Ansonsten folgte der schnelle Gang zum Bäcker bzw. der Griff in die gemeinschaftliche Naschbox. Dieses Essverhalten sorgte meist für einen entsprechenden Heißhunger in der Mittagszeit. Dadurch war Beatrix bei der Zusammenstellung ihres Mittagsmenüs nicht gerade wählerisch und auch die Portionsgröße ihrer Mahlzeit wuchs mit dem Appetit. Diesen Teufelskreis konnte sie durchbrechen, indem sie sich angewöhnte, eine Schale Müsli mit etwas Frischobst im Büro zu essen. Auch wenn die Kollegen zunächst schmunzelten, dass sie kurz nach Beginn der Arbeitszeit schon wieder etwas aß, sie hatte keinen Heißhunger mehr und war beim Mittagsmenü auch viel selektiver.

Mittag- und Abendessen

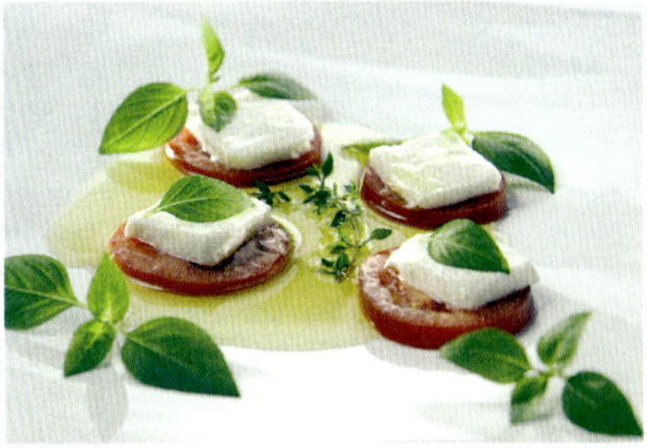

Bei der Umsetzung einer gesünderen Ernährungsweise hat man es zu Hause eigentlich am leichtesten. Wenn Sie sich an der Foodsport-Einkaufsliste orientieren, haben Sie immer genügend Lebensmittel im Haus, um abwechslungsreich zu kochen. Passende, einfache Rezepttipps erhalten Sie im hinteren Teil dieses Buches. Sie können nicht kochen? Das Foodsport-Konzept enthält eine Anleitung zum bequemen und schnellen Zubereiten nach Projektmanagementprinzipien, damit niemand mehr eine Ausrede hat, auf bequemes Fastfood oder andere Fertiggerichte zurückzugreifen.

Für den kleinen Hunger können Sie sich beispielsweise sehr schnell und bequem eine Tomatensuppe aus passierten Tomaten oder aus Gemüsesaft zubereiten. Auch Gerichte mit Vorspeisencharakter oder einfache Kombinationen wie eine Käseplatte mit frischer Paprika, Tomaten mit Mozzarella oder ein kleiner Salat sind eine bessere Alternative zum schnellen Fertigsnack. Horchen Sie im Übrigen genau in Ihren Körper hinein. Es ist verblüffend, wie dieser Ihnen signalisieren kann, was er benötigt. Wenn Sie beispielsweise nach dem Training das Gefühl haben, Sie brauchen eine Portion (Vollkorn-)Nudeln, dann zögern Sie nicht. Sie wollen etwas mit Fleisch? Putenbruststreifen oder Tiefkühl-Garnelen sind schnell zubereitet und passen hervorragend auf einen Salat. Verwechseln Sie jedoch diese Signale nicht mit »Gelüsten« nach Süßigkeiten oder Ähnlichem. Letzteres lässt wohl eher auf Entzugserscheinungen wegen falscher Ernährungsgewohnheiten schließen.

Die Familie überzeugen

Wenn Sie Familie haben, dann gilt es zunächst, Missionarsarbeit zu leisten und alle Mitglieder von Ihrer Gesinnung zu überzeugen. Bei Vollkornprodukten, insbesondere Vollkornnudeln, dürften Sie erfahrungsgemäß auf heftigen Widerstand stoßen. Ermutigen Sie die betroffenen Familienmitglieder, es trotzdem einmal auszuprobieren. Meist sind es nur Vorurteile und Unwissenheit, die hinter der Ablehnung stehen. Gehen Sie gemeinsam Ihre zukünftigen Essensgewohnheiten durch und besprechen Sie die Foodsport-Ernährungsmatrix und die dazugehörige Einkaufsliste mit Ihrem Partner / Ihrer Partnerin. Vergessen Sie dabei nicht, die Vorteile für Ihren Körper und Ihre Gesundheit (und die Gesundheit aller!) zu erwähnen. Ich meine, erst wenn die »Benefits« dieser neuen Lebenseinstellung klar sind, kann man auch Verbündete finden. Schließlich will doch jeder einen gesunden und attraktiven Partner. Wer sagt denn, dass der andere Partner oder weitere Familienmitglieder solch einen Lebenswandel nicht auch ganz gut vertragen könnten?

Argumente für Vollkornprodukte

Mögliche Vorbehalte gegen Vollkorn	
Argumente	**Gegenargumente**
»Sind mir zu teuer.«	Sie sind vielleicht ein wenig teurer, aber sie halten auch viel länger satt. Somit isst man weniger Snacks zwischendurch. Diese sind auch nicht gerade billig und vor allem machen sie dick und schnell wieder hungrig. Vollkornprodukte haben in der Regel eine weniger ausgeprägte Insulinreaktion, was den Fettabbau begünstigt und den Fettaufbau hemmt.
»Vollkornnudeln schmecken nicht.«	Über Geschmack kann man nicht streiten, über Vorurteile schon. Daher erst eine Weile probieren und dann entscheiden.
»Bekomme ich nicht überall.«	Umso wichtiger ist es, zumindest beim Essen zu Hause auf Vollkornprodukte zu achten.
»Kochzeit dauert zu lange.«	Kochzeit ist zum Teil etwas länger, aber in der Zwischenzeit kann man ja Beilagen / Saucen vorbereiten.
»Vertrage ich überhaupt nicht / bekomme Beschwerden.«	Dieses Argument muss man gelten lassen. Am besten den Arzt um Rat fragen und ggf. Ursachen medizinisch klären lassen.

Wenn das Knabbern eine Mahlzeit ersetzt

Michael ist Single und arbeitet im EDV-Bereich einer Bank. Er hat nicht nur extreme Arbeitszeiten, sondern zusätzlich einen langen Arbeitsweg von zirka einer Stunde. Sein Einkaufsverhalten ist unsystematisch und dadurch besteht sein Lebensmittelvorrat überwiegend aus haltbaren Knabbereien. Wenn er, wie häufig, erst zwischen 20:00 und 21:00 Uhr nach Hause kommt, ist der Hunger so groß, dass er noch nicht einmal auf den Pizzadienst warten möchte. Eine große Tüte Kartoffelchips ist dann der Ersatz für das Abendessen, inklusive schlechtem Gewissen. Die Lösung für sein Problem liegt in der Antizipation seiner Mahlzeiten. Nur wenn er vorausschauend denkt, schafft er es, wählerisch zu bleiben. Ein kleiner haltbarer Vorrat an Snacks in der Büroküche könnte ihn in »Notfällen« retten (z. B. abgepackte Vollkornbrotscheiben, etwas Käse und ein Becher fettarmer Naturjogurt). Wenn es mal wieder später wird, hat er am frühen Abend immer eine kleine Zwischenmahlzeit parat. Der frühabendliche Snack im Büro sorgt auch dafür, dass ihm nach der Ankunft zu Hause noch die Geduld für die Zubereitung einer Mahlzeit bleibt. Bei normalen Arbeitszeiten verbleibt mit diesem Trick sogar noch die Energie für ein wenig Sport vor dem Abendessen. Vorraussetzung für sein Abendessen ist natürlich eine clevere Einkaufsstrategie, wie sie mit der Foodsport-Einkaufsliste empfohlen wird.

Über das Knabbern und andere Zwischenmahlzeiten nun gleich noch etwas mehr.

Zwischenmahlzeiten, Knabbern und Naschen

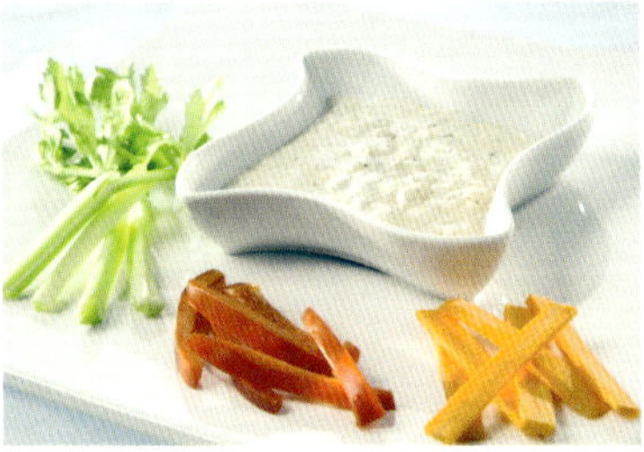

Nicht nur im Büroalltag oder unterwegs ist man dem kleinen Hunger oder beiläufigen Knabbereien ausgesetzt. Auch zu Hause bieten sich eine Fülle von Gelegenheiten, unnötige energiereiche Speisen einfach so zwischendurch zu verputzen.

Vor dem Fernseher

Wenn man abends vor dem Fernseher sitzt, läuft man sehr leicht Gefahr, die falschen Dinge zu naschen oder zu knabbern. Normalerweise will man damit nicht seinen Hunger stillen, sondern sucht eine Art von entspannender Beschäftigung mit dem Mund. Zumindest geht es mir dabei so. Wer Übergewicht vorbeugen möchte, sollte sich daher zuerst abgewöhnen, solche Snacks regelmäßig zu essen. Wenn

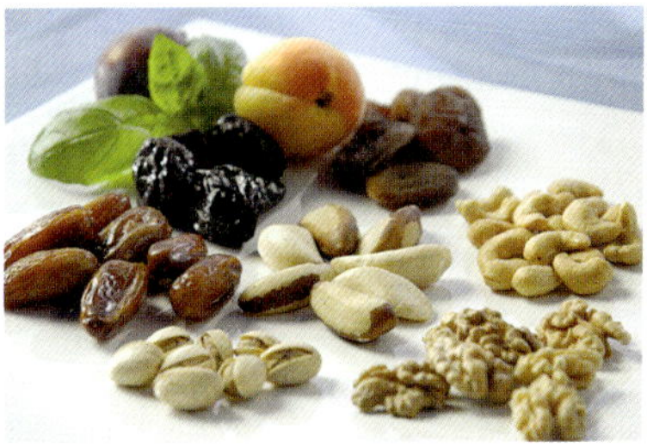

man zwischendurch etwas Süßes naschen will, dann sollte man sich auf frisches oder getrocknetes Obst konzentrieren. Die Umstellung auf Obstsnacks fällt besonders leicht, wenn man das Obst vorher in mundgerechte Stückchen schneidet und in einer Knabberschale serviert. Es lohnt sich also, in der Küche ein wenig Zeit für die Obstsnacks zu investieren. Nüsse in kleinen Mengen sind ebenfalls eine unproblematische Knabberei, sofern sie naturbelassen, geröstet oder leicht gesalzen sind. Sie lassen sich auch gut mit Obstsnacks kombinieren. Wer es würziger mag, kann auch knackiges Gemüse in mundgerechte Streifen schneiden und diese mit einem pikanten Jogurtdip genießen. Das ist eine hervorragende Alternative zu Salzgebäck und Chips. Versuchen Sie doch einmal, frische Sellerie-, Gurken- oder Karottensticks auf diese Weise zu knabbern. Eine natürliche und schmackhafte Alternative bilden auch geröstete Kürbis- oder Sonnenblumenkerne in eigener Schale. In Schale, weil das Pellen ein wenig Zeit beansprucht und es beim Knabbern ja nicht um das schnelle Sattwerden, sondern eher um die beiläufige Beschäftigung in einer gemütlichen Runde oder beim Fernsehen geht. Mit Ausnahme von Frischgemüse und Frischobst haben alle genannten Knabbereien einen zum Teil nicht unerheblichen Energiegehalt und sollten in Maßen und nicht in Massen verspeist werden.

Ungesunde Dickmacher

Abschließend möchte ich einige der ungesunden Dickmacher beim Namen nennen. Dies sind Chips und ähnliche Kartoffel- und Maisprodukte, Salzgebäck und vergleichbare Knabbereien. Sämtliche Süßigkeiten, Kekse, Waffeln, Schokoladenprodukte gehören leider auch dazu. Bereits in kleinen Mengen konsumiert, liefern diese Snacks sehr viel überflüssige Energie, und zwar in Form von ungesunden Fetten, Zucker, Weißmehl oder Stärke. Diese Produkte können vom Körper relativ leicht in Energie umgewandelt werden und sorgen für einen baldig wiederkehrenden Appetit.

Knabbereien machen süchtig

Damit nicht genug, die enthaltenen Gewürze und Geschmacksverstärker scheinen regelrecht zu verhindern, dass wir mit dem Knabbern aufhören, bis sämtliche Vorräte verbraucht sind und bestenfalls ein intensiver Nachgeschmack auf der Zunge bleibt. Dieses Phänomen mag einigen vom Essen von Kartoffelchips bekannt vorkommen. Man kann davon einfach nicht ablassen, bis die Tüte leer ist, obwohl die ersten Chips viel besser schmecken als die letzten. Auch Schokolade ist für viele ein unverzichtbares Lebensmittel, denn neben dem geschmacklichen Genuss enthält sie wohltuende »Glücksstoffe« (Phenylethylamin). Manche werden daher Schokolade niemals vollständig aus ihrem Leben verbannen wollen. Ganz harten Fällen empfehle ich, Folgendes einmal auszuprobieren: Essen Sie zunächst ein kleines Stück Schokolade und legen sie danach eine Pause ein. Lenken Sie sich am besten mit etwas anderem ab, während Sie das Ganze »wirken« lassen. Meist verschwinden die Gelüste nach einer kleinen Weile. Wer nicht wartet, bis der Heißhunger nachlässt, läuft Gefahr, in relativ kurzer Zeit die ganze Tafel aufzuessen. Zumindest bei mir hat sich dieser Trick gut bewährt.

Aus eigener Erfahrung weiß ich, dass man nicht immer den vielen Versuchungen im Alltag widerstehen kann. Dieses Schwachwerden erscheint mir auch vertretbar, solange man die genannten Produkte nur ab und zu aus Genussgründen konsumiert und nicht aus Gewohnheit oder weil man Heißhunger hat. Solche kleinen Sünden setzen eine sonst gesunde Ernährungsweise und auch regelmäßigen Sport voraus. Es geht hier schließlich darum, den unkontrollierten Überkonsum zu verhindern, und nicht darum, einen Verlust an Lebensqualität durch Selbstzwang zu erreichen.

5. Zeiteffizientes und gesundes Kochen

Die frische Zubereitung von Speisen zu Hause bildet die entscheidende Grundlage für eine gesündere Ernährungsweise. Meist scheitern die besten Vorsätze jedoch, weil Zeitmangel und fehlende Kochkenntnisse im Weg stehen. Dieses Kapitel widmet sich daher ausführlich der richtigen Umsetzungsstrategie. Zum Glück korrelieren der Schwierigkeitsgrad von Rezepten und der benötigte Zeiteinsatz miteinander. Daher erfordern einfach zuzubereitende Speisen meist auch nur einen geringeren Zeiteinsatz.

Schneller Kochen mit Projektmanagementprinzipien

Das Zubereiten von frischen Lebensmitteln ist scheinbar ein Zeitproblem. Man überlässt deshalb das Kochen oder die Herstellung anderen und nimmt somit überwiegend Lebensmittel zu sich, die nur selten den Regeln einer gesunden Ernährungsweise entsprechen. Ginge man jeden Tag in ein gutes Restaurant, in dem Speisen frisch zubereitet werden, so wäre das, zumindest ernährungstechnisch betrachtet, eine Alternative. Leider beansprucht das nicht nur den Geldbeutel, sondern erst recht unsere Zeitressourcen. Darum geht der Trend zu kostengünstigen Schnellrestaurants, Bringdiensten und Fertiggerichten. Deren Angebote bestehen leider größtenteils aus Lebensmitteln, die der Negativliste zuzuordnen sind. Wie entgeht man diesem Dilemma?

Herausforderung: frisch, gesund und schnell

Von entscheidender Bedeutung ist es, zu lernen, wie man zeiteffizient und zugleich gesünder kochen kann. Die Herausforderung besteht darin, frische Lebensmittel in einem vergleichbar kurzen Zeitraum zuzubereiten, wie der Pizzadienst liefern kann oder das klassische Fertiggericht benötigt, um verzehrfertig zu sein. Im Idealfall sollte das Ganze auch noch besser schmecken. In der Auseinandersetzung mit dieser Herausforderung habe ich festgestellt, dass man die Grundprinzipien des Projektmanagements hervorragend auf die frische Zubereitung von Lebensmitteln übertragen und somit erheblich Zeit einsparen kann.

Bildung eines qualifizierten Teams

Das Projektteam – die Zutaten

Für den Projektfortschritt ist es nicht dienlich, wenn im Nachhinein qualifizierte Teammitglieder rekrutiert werden müssen, weil man sie beim »Kick-off«-Meeting nicht berücksichtigt hat. In meinem Freundes- und Bekanntenkreis scheitern Kochprojekte genau aus diesem Grund. Es fehlen regelmäßig wesentliche Zutaten. Richtet man seinen Einkaufszettel nur auf ein oder zwei spezielle Gerichte aus, so ist man relativ unflexibel. Das ist ein klassischer Fall von Fehlbesetzung eines Teams, das nicht aufeinander eingespielt und daher unbeweglich ist. Aufgrund der Unterbesetzung kann es auf unvorhergesehene Ereignisse nicht angemessen reagieren. Was machen Sie beispielsweise, wenn Sie auf ein ganz bestimmtes Gericht Lust haben, für das Sie nicht speziell eingekauft haben, oder wenn spontan Gäste kommen? Die Foodsport-Einkaufsliste bietet für solche Fälle eine sehr nützliche und flexible Hilfestellung. Das dort aufgeführte Kernsortiment bildet quasi das »Kern-Team«, welches man für die Überwindung vielseitiger Koch-Herausforderungen schnell und effektiv einsetzen kann.

Aufspüren von zeitkritischen Faktoren

Die Projektziele

Für die strikte Einhaltung der gesetzten Terminziele ist es wichtig, vorausschauend zu denken und vor allem, zeitkritische Meilensteine vor dem Hintergrund der Zeitschiene zu bewerten. Eine geplante Marktforschungsstudie kann beispielsweise aufgrund eines Testdesigns zu lange dauern und das späte Ergebnis ein Terminziel des Gesamtprojektes (z. B. Produkteinführung) gefährden. In dieser Situation könnte man sich fragen, ob die Studie in dieser Form überhaupt zur Entscheidungsfindung benötigt wird oder ob man das Testdesign vielleicht vereinfachen kann. Die Hauptinformationsziele der betreffenden Studie sind oftmals auch mit weniger zeitkritischen Marktforschungsinstrumenten zu erreichen.

Die Strategie den Zielen anpassen

Beim Kochen verhält es sich im Prinzip nicht anders. Die Zubereitung eines Fleischgerichtes innerhalb einer halben Stunde ist beispielsweise ein klares Projektziel. Nun muss man rechtzeitig auf alle zeitkritischen Faktoren achten, die dieses Ziel gefährden könnten. Besteht das Umsetzungskonzept aus einem Rezept, für das bestimmte Zutaten einige Stunden eingelegt werden müssen oder bei dem für die Soße ein Bratenfond gemacht werden muss, so ist das Terminziel von einer halben Stunde praktisch unerreichbar. Zur Zielerreichung sollte man daher eine weniger zeitintensive Strategie bevorzugen.

Vermeiden Sie also von vornherein Gerichte, die hoch komplizierte Zwischenschritte erfordern, oder vereinfachen sie diese. Zugegebenermaßen muss man vielleicht auf das eine oder andere geschmackliche Highlight verzichten. An der Frage des kulinarischen Geschmacks scheiden sich jedoch sowieso die Geister. Meines Erachtens sind die wirklich genussvollen Gerichte oft die einfachsten und vor allem die gesündesten. Zudem steht der höhere Zeiteinsatz häufig in keinem Verhältnis zu der möglichen geschmacklichen Verbesserung. Oder – wenn wir es ökonomisch formulieren wollen – die Grenzkosten (Mehraufwand) sind weit höher als der Grenznutzen (Genussgewinn).

Erstellen eines Projektplans

Sicherlich müssen Sie nicht vor jedem Essen einen detaillierten Projektplan erstellen. Im Laufe der Zeit werden Sie aber feste Abläufe für unterschiedliche Gerichte entwickeln, die durchaus einem Plan folgen. Wenn ich beispielsweise ein Nudelgericht zubereite, dann habe ich vor Beginn den groben Fahrplan im Kopf. Ich fange sicherlich nicht damit an, die Nudeln zu kochen, um mich im Anschluss an die Zubereitung der Sauce zu machen. Bis die Sauce fertig ist, sind die Nudeln entweder zerkocht oder kalt. Offensichtlich gibt es bestimmte Arbeitsschritte (Meilensteine), die aufeinander folgen müssen. Im Projektmanagement besteht die Kunst nun darin, diese zu identifizieren und in die richtige zeitliche Reihenfolge zu bringen. Damit hat das Projekt einen roten Faden, an dem man alle Aktivitäten ausrichten und sie so koordinieren kann. Darum enthalten meine Kochrezepte einen klassischen Projektplan. Auf diesem Diagramm kann man sehr schnell und einfach die Reihenfolge der Arbeitsschritte erkennen und sehen, welche davon sich parallel ausführen lassen.

In sinnvollen Schritten vorgehen

Nehmen wir beispielsweise ein tiefgefrorenes Putenschnitzel, das Sie als gebratene Putenbruststreifen für Ihren Salat verwenden möchten. Bevor Sie in der Lage sind, das Fleisch in Streifen zu schneiden, müssen Sie es logischerweise auftauen. Bevor Sie die Streifen auf Ihren Salat legen, müssen Sie diese würzen und braten. Der Salat muss entsprechend rechtzeitig gewaschen und vorbereitet sein. Das klingt banal, ist es aber nicht. Erst wenn Ihnen dieser rote Faden klar ist, können Sie überlegen, welche Tätigkeiten parallel ausgerichtet werden müssen. Die geschickte und zeitgleiche Ausführung verschiedener Arbeitsschritte ist die Geheimformel für eine enorme Zeitersparnis beim Kochen. Beispielsweise können Sie schon einmal die Pfanne aufheizen, während Sie das Putenschnitzel in Streifen schneiden. Während Sie die Pute braten, haben Sie Gelegenheit, das Salatdressing vorzubereiten oder verschmutztes Geschirr zu spülen bzw. in die Spülmaschine zu räumen. Nach einigem Training werden Sie beim Kochen diese Regeln unbewusst beherzigen, dabei immer schneller werden und somit sehr viel Zeit sparen. Hierzu im Rezeptteil mehr.

Tipps und Tricks für die schnellere Zubereitung von Lebensmitteln

Aus zeitlicher Sicht können dieselben Lebensmittel auf höchst unterschiedliche Art und Weise zubereitet werden. Dabei kann die Vor- und Zubereitung im Extremfall mehrere Stunden dauern. Der Genuss dieser Speisen ist sicherlich eine sehr erfreuliche Angelegenheit, sofern man solch ein Gericht in einem exzellenten Restaurant schnell und einfach bestellen kann. Zu Hause kommt dies wohl eher nur zu besonderen Anlässen infrage. Für die meisten Lebensmittel gibt es aber auch weniger zeitaufwendige und einfachere Wege, sie lecker zuzubereiten.

Geflügelfilets, Fleischfilets und Tiefkühl-Garnelen

Das Foodsport-Ernährungsprogramm empfiehlt grundsätzlich die Verwendung fettarmer Geflügel- und Fleischsorten sowie Garnelen. Diese eignen sich nämlich besonders gut für eine schnelle, einfache und gesunde Zubereitung. Je nach Fantasie und Rezept kann man die Speisen sehr variantenreich gestalten.

Schnelle Zubereitung von fettarmem Fleisch (Geflügel/Rind für 1–2 Personen)

1. *Beschichtete Pfanne auf höchster Stufe aufheizen (ca. 3–4 Min.).*
2. *Ca. 150–250 g Filets/Medaillons/Filet-Streifen ohne Öl in die Pfanne geben.*
3. *Fleisch, je nach Stärke, auf jeder Seite ca. 1–3 Minuten anbraten, bis es leicht anbräunt.*

Tipp 1:
Das Fleisch kann unter bestimmten Umständen zunächst Wasser ziehen (z. B. bei aufgetautem Fleisch). In diesem Fall das Fleisch so lange wenden, bis das Wasser größtenteils verdunstet ist bzw. das Fleisch leicht anbräunt.

4. *Anschließend Temperatur auf unteres Drittel stellen (bei einem Elektroherd Pfanne kurz von der heißen Herdplatte nehmen).*
5. *Auf leicht abgekühlte Pfanne 1 EL Olivenöl zugeben, salzen und würzen (je 1 Messerspitze Paprikapulver und Curry, ½ TL Thymian). Fleisch nochmals wenden und ggf. noch kurz (auf der abgekühlten Herdplatte) weiterbraten.*

Tipp 2/Mediterrane Version:
Während Pfanne aufheizt (Schritt 1) folgende Zutaten vorbereiten und in eine kleine Schüssel geben: 1 Knoblauchzehe in feinen Scheiben, 1 EL Sojasauce, 1 EL Olivenöl, 1 Zweig Rosmarin, 1–2 gewürfelte Tomaten, 3–4 EL Wasser. Nach dem Anbraten des Fleisches (d.h. nach Schritt 3) den Inhalt der Schüssel in die Pfanne geben und verrühren. Alles aufkochen lassen, anschließend Temperatur auf unteres Drittel stellen und noch ca. 3–5 Minuten weiterkochen lassen. Jeweils 3–4 EL Wasser ergänzen, falls Sauce zu trocken erscheint

Tipp 3 für Salat:
Geröstete Geflügelfleisch-Streifen auf großen Salatteller anrichten (Fleisch erst nach dem Dressing auf den Salat geben).

Schnelle Zubereitung von Tiefkühl-Garnelen (für 1–2 Personen)

1. *Ca. 200 g Tiefkühlgarnelen (z. B. King Prawns) im kalten Wasserbad ca. 10–15 Minuten im geschlossenen Beutel auftauen, anschließend abspülen und mit Küchentuch kurz abtupfen.*
2. *Beschichtete Pfanne auf höchster Stufe 2–3 Minuten aufheizen.*
3. *Folgende Zutaten vorbereiten und in eine kleine Schüssel geben, während die Pfanne aufheizt: 1–2 gewürfelte Tomaten, 1 EL Sojasauce, 1 EL Olivenöl, 1 Knoblauchzehe in feinen Scheiben, 1 kleiner Rosmarinzweig sowie 3–4 EL Wasser.*
4. *Inhalt der Schüssel in die Pfanne geben, verrühren und alles aufkochen lassen.*
5. *Temperatur auf unteres Drittel stellen, salzen und würzen (1 Messerspitze Curry, 1 TL Thymian oder Oregano, 1 Messerspitze Paprikapulver).*
6. *Anschließend Garnelen in die Pfanne geben und nach angegebener Garzeit kochen bzw. darin wenden, jeweils 2–3 EL Wasser ergänzen, falls Sauce zu trocken erscheint.*

Tipp:
Tiefkühl-Garnelen haben in der Regel eine sehr kurze Garzeit von wenigen Minuten. Werden sie zu lange gekocht, verlieren sie an Geschmack und vor allem ihre knackige Konsistenz.

Gemüse

Gemüse lässt sich am schnellsten und einfachsten in einem kleinen Topf zubereiten, den man anstelle des Deckels fest mit Alufolie verschließt. Das Prinzip funktioniert ähnlich wie bei einem Schnellkochtopf, nur ohne nennenswerten Dampfdruck.

Schnelle Zubereitung von Gemüse im Topf (für 1–2 Personen)

1. *Hierfür benötigen Sie einen Edelstahltopf oder einen beschichteten Topf, dessen Öffnung sich gut mit Alufolie verschließen und abdichten lässt.*
2. *Folgende Zutaten vorbereiten und direkt in den (noch kalten) Topf geben: 100 g Zucchini und 2 Champignons in*

Scheiben, 1 Paprika, 1 Tomate, 1 Zwiebel grob gewürfelt, 1 Rosmarinzweig, 1 Knoblauchzehe in feinen Scheiben.

Tipp 1:
Dieses Kochprinzip funktioniert prinzipiell mit jeder Art von Gemüse (für 1–2 Personen werden ca. 300 g benötigt). Ideal sind Zucchini, Paprika, Tomaten, Zwiebeln, Karotten, Champignons, weil sie besonders schnell durchgaren.

3. *4–6 EL Wasser, 1 TL Thymian, ½ TL Paprikapulver sowie etwas Salz dazugeben und auf Wunsch noch ca. 25–50 g Schafskäsewürfel auf dem Gemüse verteilen.*
4. *Anschließend anstelle des Deckels Topf mit Alufolie fest verschließen und auf höchster Stufe kurz aufkochen lassen.*

Tipp 2:
Bei einem Elektroherd empfiehlt es sich, die Herdplatte rechtzeitig vorzuheizen, um beim Aufkochen Zeit zu sparen.

5. *Sobald man Kochgeräusche vernimmt und sich die Alufolie leicht wölbt bzw. bewegt, Herd auf unteres Drittel stellen und für ca. 10 Minuten das Gemüse dünsten.*

Tipp 3:
Beim Abnehmen der Alufolie auf Hitze und herausquellenden Dampf achten.

Salate

Ein Salat hat den großen Vorteil, dass man das Salatgemüse frisch und mit dem größtmöglichen Vitamin- und Mineralstoffgehalt zu sich nehmen kann. Ein frischer Salat kann von einer kleinen Beilage bis hin zu einer großen Hauptmahlzeit ausgebaut werden. Es kommt hierbei nicht nur auf die verwendete Menge, sondern auch auf die Zutaten an. Bei der Kombination der einzelnen Elemente sind der Fantasie praktisch keine Grenzen gesetzt, wichtig ist allein der gute Geschmack.

Foodsport®-Salatpyramide
(typischer Aufbau unterschiedlich großer Salatmahlzeiten)

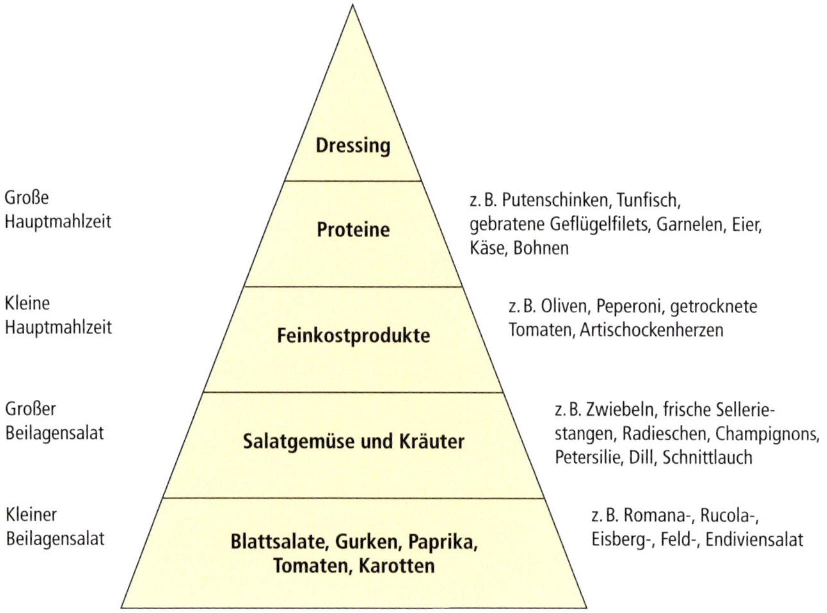

Leider erscheint manch einem die Zubereitung eines Salates sehr zeitaufwendig. Das muss nicht sein, wenn man einige Punkte beachtet:

Tipps und Tricks für die schnellere Zubereitung von Salaten

- Nehmen Sie möglichst Salatsorten, die leicht zu reinigen sind (z.B. Romana-, Eisberg- oder Rucolasalat).
- Verwenden Sie keine komplizierten Dressings (für Beispiele siehe Rezeptteil).
- Beim Zerkleinern der Zutaten sollten Sie auf eine effiziente Schnitttechnik achten. Lassen Sie sich ein paar Tricks von einem Profi oder von einem Hobbykoch zeigen.

- Bereiten Sie zeitintensive Zutaten (gebratene Geflügelbruststreifen, Kartoffeln, hart gekochte Eier, Vollkornnudeln usw.) immer am Anfang vor bzw. achten Sie auf die voraussichtliche Zubereitungszeit der restlichen Salatzutaten.
- Je mehr schwere Zutaten Sie verwenden (z.B. Paprika- oder Putenbruststreifen, Tunfisch, Kartoffeln), desto knackiger sollte der ausgewählte Salat sein, damit er nicht unter der großen »Last« zusammenfällt.

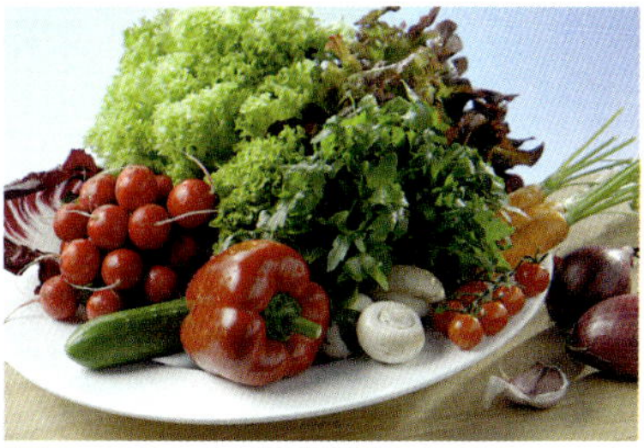

Vollkornreis (Naturreis)

Die Zubereitung von Reis genießt den Ruf, besonders kompliziert zu sein. Viele Anfänger versuchen es daher erst gar nicht. Bestenfalls wird zum Fertigreis im Kochbeutel oder Ähnlichem gegriffen. Viele dürften auch vor dieser Alternative zurückschrecken, weil das längere Kochen eines Reiskochbeutels aus Plastik nicht gerade sehr einladend klingt. In der Folge verzichtet man also lieber auf einen sehr wichtigen Baustein in der gesundheitsbewussten Ernährung bzw. ersetzt ihn entweder durch Fertigprodukte oder andere, weniger wertvolle Sättigungsbeilagen. Die Zubereitung von Reis ist jedoch zum Glück nicht schwierig. Daher an dieser Stelle die Kurzbeschreibung der einfachsten Zubereitungsform.

Schnelle Zubereitung von Vollkornreis (für 1–2 Personen)

1. *1 kleine Tasse mit Vollkornreis (ca. 100–150 g) in einen Topf geben.*
2. *Herdplatte auf höchste Stufe stellen und Topf aufsetzen.*
3. *Sofort doppelte Menge an Wasser auf den Reis geben (d.h. 2 kleine Tassen).*
4. *Einen Moment warten, bis alles aufkocht, umrühren, salzen.*

Tipp 1:
1 TL Curry und 1–2 TL Tomatenmark im kochendem Wasser sorgfältig mit dem Reis verrühren.

5. *Topfdeckel gut verschließen und Herd auf unterste Stufe stellen.*

Tipp 2:
Die unterste Temperaturstufe ist entscheidend für das Timing. Wird die Temperatur höher eingestellt, verkocht das Wasser, bevor der Reis aufquellen kann. Deckel nicht zu oft abheben, sonst verdunstet ebenfalls das Wasser, bevor der Reis aufquellen kann.

6. *So lange kochen, bis Wasser vollständig gezogen und Reis gequollen ist (ca. 25–30 Minuten).*

Tipp 3:
Falls Reiskörner noch zu hart sind, etwas Wasser nachgeben. Falls Reiskörner durchgekocht sind, aber noch zu viel Restwasser im Topf ist, abgießen oder bei offenem Deckel weiter verdampfen lassen, dabei umrühren.

Tipp 4:
Auf Vollkornreissorten mit relativ kurzer Kochzeit achten (ca. 25–30 Minuten). Bei längerer Kochzeit (ab 40 Minuten) etwas mehr Wasser (ca. 2 ½ kleine Tassen) verwenden.

Wie Sie sehen, dauert die Zubereitung von Vollkornreis eine kleine Weile. Im Sinne unserer Projektmanagementprinzipien gehört also Reis zu einem der zeitkritischen Meilensteine. Daher sollte man zuallererst damit beginnen und die übrigen Speisen parallel zubereiten. Merken Sie sich diese einfache Anleitung für später. Mit etwas Routine wird Sie diese Beilage beim Nachkochen bestimmter Foodsport-Rezepte keine zusätzliche Zeit kosten.

Bulgur (Weizengrütze)

Wenn es besonders schnell gehen soll, ist Bulgur eine besonders gesunde und schmackhafte Alternative zu Vollkornreis oder Vollkornnudeln. Nehmen Sie am besten die feine und dunkle Sorte, um in wenigen Minuten eine schmackhafte und ballaststoffhaltige Beilage zuzubereiten. Bulgur wird auf Deutsch Weizengrütze genannt, was dem guten Geschmack klanglich nicht gerade gerecht wird. Es ist in den meisten südländischen Fachgeschäften erhältlich.

Schnelle Zubereitung von Bulgur (für 1–2 Personen)

1. *1 kleine Tasse Bulgur (ca. 150 g) in einen Topf geben.*

> **Tipp 1:**
> **Unbedingt die feinkörnige Sorte nehmen. Oft gibt es nur die grobkörnige Variante, die viel länger zum Garen braucht. Wenn möglich, dunkle Sorte bevorzugen.**

2. *1 kleine bis mittelgroße Zwiebel und 1 Tomate würfeln und mit in Topf geben.*
3. *½ EL Paprikamark mit in den Topf geben.*
4. *Ca. 1–1½ Tassen Wasser dazugeben und alles gut verrühren (das Wasser muss das Bulgur leicht abdecken, das Paprikamark sollte sich gut verteilt haben).*
5. *Herdplatte auf höchste Stufe stellen, Topf mit Bulgur aufsetzen und Inhalt aufkochen lassen.*
6. *Inhalt für ca. 2–3 Minuten aufkochen lassen, dabei unbedingt ständig rühren, sonst kann das Bulgur am Topfboden ankleben/anbrennen. Anschließend Topf von der heißen Herdplatte nehmen.*
7. *1 EL Olivenöl und etwas Salz unterrühren und, falls gewünscht, mit jeweils ½ TL Curry und Paprikapulver pikant würzen.*
8. *Topfdeckel gut verschließen und ca. 5–10 Minuten ziehen lassen, bis das Wasser vollständig gezogen wurde.*

> **Tipp 2:**
> **Falls die Bulgur-Körner noch zu hart sind, etwas (heißes) Wasser nachgießen, alles verrühren und auf Resthitze der Herdplatte quellen lassen.**

9. *Vor dem Servieren alles noch einmal kurz verrühren.*

Bohnen

Grüne Bohnen sind relativ unproblematisch in ihrer Zubereitung und können, wie viele andere Gemüsesorten, frisch oder direkt tiefgekühlt weiterverarbeitet werden. Getrocknete Bohnen (z. B. rote Kidneybohnen, dicke Bohnen, weiße Bohnen, Wachtelbohnen) sind dagegen nicht so schnell für eine Mahlzeit verfügbar. Dennoch bieten gerade diese Hülsenfrüchte eine lange Reihe kulinarischer Variationsmöglichkeiten und sind ein hervorragendes Lebensmittel für das Foodsport-Ernährungsprogramm. Sie enthalten sehr viele Ballaststoffe, Vitamin B und auch pflanzliche Proteine. Bohnen bieten stets einen abwechslungsreichen Genuss, sei es als eigenes Gericht, Bohnensalat oder als Beilage. Am besten lassen sich Bohnen im getrockneten Zustand lagern. Mit einem kleinen Zwischenschritt sind sie dennoch jederzeit verfügbar. Dieser Vorrat bietet dann die Grundlage für eine Reihe sehr gesunder Gerichte, auf die Sie schnell und problemlos zurückgreifen können. Ich bereite meine Bohnen meist am Wochenende vor. Dieser Bestand hält sich dann gut und gerne einige Wochen lang in der Tiefkühltruhe.

Schnelle Zubereitung von getrockneten Bohnen (ca. 4–5 Portionen zum Einfrieren)

1. *Großen Topf oder Schale zu ¼ mit getrockneten Bohnen füllen (für 4–5 Portionen, ca. 500 g).*

Tipp 1:
Möglichst große Bohnensorten verwenden, diese gelingen eher, weil sie beim Kochen im Schnellkochtopf nicht so schnell zerfallen.

2. *Bei geschlossenem Deckel eine Nacht (ca. 10–12 Stunden) in Wasserbad einweichen lassen (Bohnen quellen etwa auf das doppelte Volumen).*
3. *Bohnen abgießen und in großen Schnellkochtopf geben.*
4. *Schnellkochtopf zu gut ⅔ mit Wasser füllen.*

Tipp 2:
Bohnen müssen großzügig mit Wasser abgedeckt sein, sonst ist der Topf zu klein.

5. *Inhalt des verschlossenen Schnellkochtopfs aufkochen lassen, bis Ventil schließt und eigentliche Garzeit beginnt (bitte Gebrauchsanleitung beachten).*
6. *Temperatur auf unterste Stufe stellen und je nach Bohnengröße und Kochanleitung ca. 15–20 Minuten kochen.*
7. *Weich gekochte Bohnen abgießen und abkühlen lassen (Abtropfgewicht: ca. 1000–1200 g).*
8. *In flachen Paketen portionieren und einfrieren (ca. 250 g für 1–2 Personen).*
9. *Für Bohnensalat oder als Beilage das Tiefkühlpaket einfach im verschlossenem Beutel in heißem Wasserbad oder in einem Teller in der Mikrowelle auftauen und sofort weiterverarbeiten.*

Tipp 3:
Ohne Schnellkochtopf im klassischen Topf: ca. 1½–2 Stunden bei gut verschlossenem Deckel auf mittlerer Temperaturstufe kochen.

Bei dem einen oder anderen mag diese Form der Lagerung zu viel Platz in der Tiefkühltruhe einnehmen. Auch die Zubereitung könnte zunächst noch abschrecken. Bevor man jedoch völlig auf Bohnen verzichtet, empfehle ich, zumindest einen kleinen Vorrat aus dem Glas zu halten. Den Inhalt kann man dann in »Notfällen« sehr schnell zu einem sättigenden und schmackhaften Bohnensalat verarbeiten. Konzentrieren Sie sich außerdem auf die schnell verfügbaren, frischen Bohnen aus dem Tiefkühlfach (z.B. Prinzessbohnen, Brechbohnen). Damit stellen Sie zumindest sicher, dass Bohnen fester Bestandteil Ihrer Ernährung bleiben.

6. Gezielter Einsatz von Tiefkühlkost

Lisa arbeitet in leitender Funktion in der Werbebranche und hat praktisch keine geregelten Arbeitszeiten. Wenn ein Kunde wie so oft in letzter Minute noch etwas möchte, sind meist mehrere Überstunden die Folge. Abends wird es dann oft zu spät zum Einkaufen. Meist ist Lisa auch zu müde, um selbst noch etwas zu kochen. In letzter Zeit hat sie aber entdeckt, dass man eine Reihe von Lebensmitteln sehr gut einfrieren kann. Wenn sie wieder mal spät nach Hause kommt, hat sie nun die Möglichkeit, tiefgekühlte Vollkornbrotscheiben im Toaster knusprig zu rösten und mit etwas Käse, Paprika oder Tomaten zu belegen. Sie nutzt auch die Mikrowelle, um vorgekochte Gerichte in wenigen Minuten aufzuwärmen. Hat sie Zeit zum Kochen, so steht immer etwas Fleisch in flachen Paketen und Gemüse im Tiefkühlfach bereit. Mittlerweile hat sie daran so viel Freude, dass ihr kleines Gefrierfach zu klein geworden ist und sie sich noch eine Gefrierbox zugelegt hat. Ihren Vorteil beschreibt sie so: »Wenn ich schon tagsüber meinen Körper durch den ständigen Stress beanspruche, dann möchte ich wenigstens am Abend etwas Gesundes genießen und meinem Körper etwas Gutes zurückgeben.«

Tiefkühlkost ist immer frisch

Tiefkühlprodukte sind ein hervorragendes Hilfsmittel für eine gesunde und zeitsparende Ernährungsweise. Damit nehmen sie auch eine wichtige Rolle bei der Umsetzung des Foodsport-Konzeptes ein. Gerade wer viel unterwegs ist oder wenig Zeit zum Einkaufen hat, profitiert von dieser Lagerstrategie, weil man damit quasi immer frische Lebensmittel zu Hause vorrätig halten kann. Eine Voraussetzung ist jedoch die richtige Auswahl der Tiefkühlprodukte. Diese sollten nämlich keine Zusätze wie Konservierungsstoffe, Zucker, gehärtetes Pflanzenfett, Geschmacksverstärker oder Ähnliches enthalten. Im Prinzip sind damit sehr viele Fertiggerichte ausgeschlossen. Dennoch bleiben eine ganze Reihe gesunder und nützlicher Tiefkühlprodukte, die für die erfolgreiche Umsetzung des Foodsport-Konzeptes sehr hilfreich sein können. Für die flexible Nutzung von verschiedenen Tiefkühlprodukten ist außerdem ein ausreichend großes Gefrierfach notwendig. Besitzen Sie einen

Kühlschrank mit einem relativ kleinen Gefrierfach, so können Sie sich bei Gelegenheit nach einer separaten Gefrierbox umschauen, die es in verschiedenen Größen gibt.

Tiefkühlprodukte aus dem Supermarkt

In den meisten konventionellen Supermärkten gibt es eine große Auswahl verschiedener Tiefkühlprodukte, die mehr oder weniger empfehlenswert sind.

Empfehlenswert: Obst und Gemüse

Einfaches Tiefkühlgemüse ist für das Foodsport-Ernährungsprogramm besonders geeignet, weil man es ohne nennenswerte Nachteile länger lagern kann und meist keine Zusatzstoffe enthalten sind. Daher sollte es regelmäßig auf Ihrer Einkaufsliste stehen. Meist wird das Gemüse kurz nach der Ernte eingefroren und behält somit seine Vitamine – unabhängig von der Jahreszeit. Das Gemüse ist außerdem bereits gewaschen und geputzt, sodass es sofort weiterverarbeitet werden kann, was wiederum Zeit spart. Das Gleiche gilt für tiefgekühlte Obstsorten und Beeren.

Empfehlenswert: Meeresfrüchte und Fisch

Tiefkühlfisch und Meeresfrüchte bilden einen weiteren praktischen Bereich. Auch hier ist die Frische grundsätzlich gewährleistet. Insbesondere Garnelen und andere Meeresfrüchte im Mix oder auch Fischfilets sind schnell und unkompliziert zu verarbeiten. Beachten Sie beim Kauf, dass die Tiere grundsätzlich im Meer gefangen wurden und nicht aus Zuchtfarmen stammen. Besonders problematisch sind in diesem Fall Garnelen, die zum Teil in erheblichem Umfang mit Hormonen behandelt wurden und für deren Zucht man bereits einige Mangrovenwälder rücksichtslos dezimiert hat. Sie schmecken im Übrigen auch nicht besonders.

Nicht zu empfehlen: Fertiggerichte

Bei tiefgekühlten Fertiggerichten ist besondere Umsicht geboten. Meist enthalten sie diverse Zusatzstoffe sowie versteckte Fette. Das gilt beispielsweise für Tiefkühl-Pizzen oder panierte Fischfilets und Ähnliches. Für die richtige Auswahl hilft hier ein besonders kritischer Blick auf die Zutatenliste, auch wenn dabei am Ende nicht viele Produkte übrig bleiben.

Eher nicht zu empfehlen: Fleisch und Geflügel

Bei Geflügel und Fleisch habe ich nur sehr selten Angebote gefunden, die meinen Informationsansprüchen in Sachen Herkunft und Haltung der Tiere klar entsprochen hätten. Ich empfehle weiterhin den Metzger Ihres Vertrauens.

Einfrieren von Frischprodukten

Erziehen Sie Ihren Metzger

Seit einigen Jahren gehe ich zu meinem Metzger, der ausgesuchtes Biofleisch in sehr guter Qualität anbietet. In den ersten Jahren kaufte ich das Fleisch in größeren Mengen ein, um es anschließend in flachen Tiefkühlbeuteln einzufrieren. Meist waren das zirka ein bis zwei Kilogramm Putenschnitzel und ein bis zwei Kilogramm fettarmes Rindergeschnetzeltes. Bei meinen Besuchen fiel mir auf, dass er bestimmte Wurstsorten für seine Kunden in einem Beutel im Vakuum einschweißte. Bei meiner nächsten »Sammelbestellung« bat ich ihn, auch meine Filets portionsgerecht und in möglichst flachen Paketen einzuschweißen. Mittlerweile genügt ein Anruf, und er bereitet alles für mich vor. Ich brauche es dann nur noch abzuholen und direkt in mein großes Tiefkühlfach zu legen. Er bestätigte mir, dass es kaum noch eine Metzgerei gebe, die kein Gerät zum Einschweißen von Wurst und Fleisch zur Verfügung hat. Es lohnt sich also, nachzufragen. Flache Fleischpakete nehmen im Übrigen weniger Platz im Tiefkühlfach ein, sind immer verfügbar und sehr schnell in einem kalten Wasserbad aufzutauen.

Bei der Umsetzung des Foodsport-Konzeptes hat es sich als besonders zeitsparend erwiesen, bestimmte Lebensmittel frisch einzukaufen und sie anschließend portionsgerecht einzufrieren. Das hat den Vorteil, dass man nicht jeden Tag Fleisch oder Brot kaufen muss, aber dennoch immer einen kleinen Frischevorrat in Reserve hat.

Zum Einfrieren geeignete Lebensmittel

Folgende frische Lebensmittel stehen schnell zur Verfügung, wenn man sie eingefroren lagert:

- Vollkornbrot, vor dem Einfrieren in Scheiben geschnitten,
- Hackfleisch in flachen Paketen,
- Filets oder Geschnetzeltes vom Geflügel bzw. mageres Rindfleisch in flachen Paketen,
- vorgekochte Bohnen in flachen Paketen,
- Reste von selbst gekochten Gerichten.

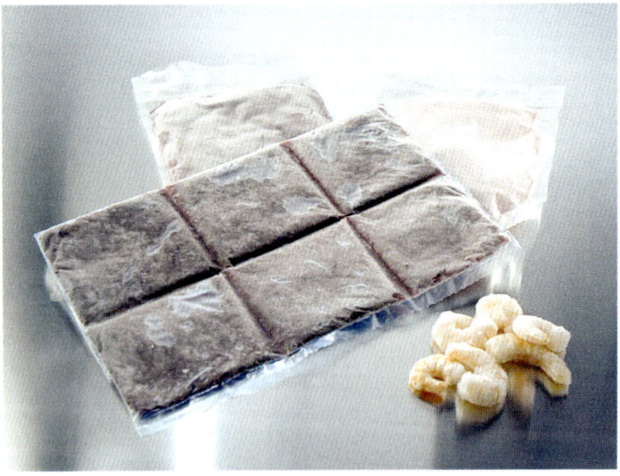

Beim Einfrieren dieser Lebensmittel kommt es darauf an, sie möglichst geschickt zu portionieren. Je kleiner und flacher die Einheiten, desto individueller und schneller kann man reagieren. Portioniert man grundsätzlich auf Basis einer Person, so ist man stets in der Lage, die benötigten Mengen für das Gericht flexibel auf die Anzahl der Familienmitglieder oder Gäste auszurichten. Das Hackfleisch friert man am besten in größeren flachen Paketen im Tiefkühlbeutel ein. Zuvor empfiehlt es sich, kleine Sollbruchstellen zu erzeugen. Hierzu drückt man mithilfe eines Lineals von außen auf das Paket und unterteilt das Hackfleisch so in mehrere kleine Quadrate. Durch diese Sollbruchstellen fällt es später sehr leicht, die gewünschte Menge aus dem großen flachen Block herauszubrechen. Das Prinzip gleicht einer Tafel Schokolade, nur sind die Stücke größer. Vollkornbrot sollte man vor dem Einfrieren in Scheiben schneiden, um später nur die benötigte Menge entnehmen zu können. Es hat sich hierbei als hilfreich erwiesen, die Brotscheiben leicht auseinander gefächert, aber noch in der Originalbrotform, im Tiefkühlbeutel einzufrieren, damit sie leichter zu trennen sind. Wer weniger Brotscheiben einfrieren möchte, kann diese auch nebeneinander in den Tiefkühlbeutel legen und als flaches Paket einfrieren. Das macht das Herauslösen noch leichter.

Einfriertipps

Größe des Gefrierfachs	Empfehlung für eine optimale Bevorratung bei einem 1- bis 2-Personen-Haushalt
Wenig Platz: kleines Fach im klassischen Kühlschrank	▪ ½ Vollkornbrot in Scheiben geschnitten (ca. 500 g) ▪ 1–2 flache Pakete Geflügelschnitzel (jeweils à 150–200 g) ▪ 1 flaches Paket Rindergeschnetzeltes (fettarm, 150–200 g) ▪ 1 flaches Paket bzw. 1 kleiner Beutel Tiefkühl-Garnelen (ca. 200 g Abtropfgewicht) ▪ 1 Beutel mit Tiefkühlgemüse-Mix (ca. 400 g) ▪ 1 vorgekochtes Gericht zum Aufwärmen in der Mikrowelle Alle 1–2 Wochen Vorratslücken wieder auffüllen
Viel Platz: mehrere Fächer in großem Kühlschrank bzw. kleine Gefrierbox	▪ 1–2 Vollkornbrote in Scheiben geschnitten (ca. 1000–2000 g) ▪ 4–5 flache Pakete Geflügelschnitzel (jeweils à 150–200 g) ▪ 3–4 flache Pakete Rindergeschnetzeltes (fettarm, 150–200 g) ▪ 2–3 flache Pakete Tiefkühl-Garnelen (jeweils ca. 200 g Abtropfgewicht) oder 1 großer Beutel (insgesamt ca. 400–800 g) ▪ ½ Hähnchen geviertelt ▪ 1 Beutel mit Tiefkühlgemüse-Mix, z. B. Asia-Gemüse (ca. 400 g) ▪ 1 Beutel mit bestimmten Tiefkühlgemüsen nach Vorliebe, z. B. Prinzessbohnen, Brokkoli, Rosenkohl usw. (ca. 400 g) ▪ 1 Päckchen Tiefkühl-Erbsen ▪ 1–2 Päckchen Küchenkräuter ▪ 4–5 flache Pakete vorgekochter Bohnen ▪ 2–4 vorgekochte Gerichte zum Aufwärmen in der Mikrowelle Alle 3–4 Wochen Vorratslücken wieder auffüllen. Nach »First in – First out«-Methode aufbrauchen

Schnelles Auftauen von Lebensmitteln

Das Salmonellenrisiko minimieren

Fleisch, Geflügel und Fisch lässt man am besten möglichst langsam im Kühlschrank auftauen, wobei durch ein untergelegtes Behältnis das Tropfen auf andere Lebensmittel verhindert werden sollte. Diese Methode hat den Vorteil, dass das aufgetaute Gut kaum an Geschmack verliert und sich auch das Salmonellenrisiko in Grenzen hält. Leider muss man weit im Voraus wissen, zu welchem Zeitpunkt man wie viel essen möchte. In meinem Berufsleben war diese Frage jedoch kaum rechtzeitig zu beantworten. Für den Fall, dass etwas dazwischenkam, erschien es mir zudem sehr riskant, das aufgetaute Fleisch noch tagelang im Kühlschrank aufzubewahren und später zu essen. Es galt somit, eine möglichst kurze Auftauzeit zu erreichen. Flache Pakete tauen grundsätzlich in kürzerer Zeit auf als dicke. Sofern man das Fleisch sofort verwendet, sind solche flachen und verschlossenen Pakete verhältnismäßig schnell in einer Schale mit kaltem Wasser aufzutauen. Diese Methode hat außerdem den großen Vorteil, dass das Salmonellenrisiko relativ klein bleibt, denn bei Temperaturen unter 10 °C können sich die Salmonellen kaum oder gar nicht vermehren. Selbst wenn das verwendete Leitungswasser meist keine 10 C ° hat, wird das Tiefkühlfleisch beim Auftauen in dieser Umgebung kühl genug bleiben, sofern man es nicht zu lange darin schwimmen lässt. Das Ganze dauert erfahrungsgemäß 10 bis 20 Minuten, in denen man ggf. andere Dinge tun kann, wie beispielsweise das Trainingsprogramm zu absolvieren oder schon mal den Salat vorzubereiten. In jedem Fall sollte aufgetautes Fleisch möglichst sofort heiß weiterverarbeitet werden, um das Salmonellenrisiko zusätzlich zu limitieren. In der Regel darf es auch nicht erneut eingefroren werden. Ein weiteres Salmonellenrisiko entsteht durch den Kontakt anderer Lebensmittel mit dem aufgetauten Fleisch. Eine solche Gefahr besteht beispielsweise dann, wenn das Salatgemüse oder das Brot auf dem gleichen (nicht gereinigten) Küchenbrett geschnitten wird, wie zuvor das aufgetaute Fleisch. Die kontaminierten Lebensmittel werden ja nicht mehr weiter erhitzt, somit können sich die Salmonellen bis zum Servieren in Ruhe vermehren.

Geben Sie tiefgekühlte Lebensmittel niemals direkt in heißes Fett, weil es durch die Eiskruste zu unkontrollierten heißen Fettspritzern kommen kann. Der aufgeheizte Topf oder die Pfanne sollte stets leer sein bzw. ein wenig Wasser enthalten. Erst wenn das Wasser gezogen hat und die Pfanne leicht abgekühlt ist, kann man das Öl dazugeben.

Auftautipps

Tiefkühlprodukte	Empfehlungen für schnelleres Auftauen
Vollkornbrot in Scheiben	■ Am besten direkt im Toaster bzw. Miniofen auftauen und dabei Scheiben leicht anrösten ■ Tipp: Nicht zu stark rösten oder sogar anbrennen, weil dabei gesundheitsschädliche Stoffe entstehen können
Filets in flachen (Vakuum-)Paketen (Fleisch/Geflügel)	■ Bei verschlossenem Beutel im kalten Wasserbad ca. 10–20 Minuten auftauen
Geschnetzeltes Rindfleisch oder Geflügelfleisch in flachen (Vakuum-)Paketen	■ Bei verschlossenem Beutel im kalten Wasserbad ca. 10–20 Minuten auftauen
Fischfilets	■ Tiefkühlfischfilets bereitet man am besten direkt im (Mini-)Ofen zu. Dicht in Alufolie gewickelt mit etwas Gemüse und Kräutern schmecken sie sehr leicht und lecker (z. B. Tomaten, Zucchini, Knoblauch, Rosmarin, Olivenöl), dauert allerdings etwas länger (ca. 30–40 Minuten)
Garnelen/Meeresfrüchte (vorgekocht)	■ Garnelen im kalten Wasserbad ca. 10–15 Minuten auftauen, anschließend mit Küchentuch trocken tupfen ■ Meeresfrüchte direkt in heiße Pfanne geben (ohne Öl!) und kurz anschwitzen/Wasser ziehen lassen, bevor weitere Zutaten dazukommen
Hackfleisch (in flachen Paketen eingefroren)	■ Für Hackfleischsauce: kleine Hackfleischportionen (wenig größer als eine Visitenkarte) nach Bedarf mit einem kleinen Schuss Wasser direkt tiefgekühlt in die heiße Pfanne geben und mit einem Holzlöffel stampfend zerteilen ■ Für Frikadellen: flache Hackfleischportion im verschlossenen Beutel im kalten Wasserbad 15–20 Minuten auftauen
Tiefkühlgemüse	■ Das Tiefkühlgemüse (ggf. mit einem kleinen Schuss Wasser) direkt in heiße Pfanne oder Topf geben, ggf. Deckel schließen
Vorgekochte Gerichte	■ Am schnellsten geht es in der Mikrowelle

7. Wie sich der Ernährungsstil mit Foodsport verändert

Mithilfe des Foodsport-Ernährungsmanagements werden Sie Ihr Gewicht sehr gut kontrollieren und sich dauerhaft vor Übergewicht schützen können. Wahrscheinlich haben Sie auch kaum noch Versorgungsengpässe an gesunden Lebensmitteln zu Hause, weil Sie systematischer einkaufen und die Nahrungsmittel viel effektiver lagern können. Sie wissen nun, wie man sich auch außer Haus gesünder ernähren kann, und Sie haben nach einigen Versuchen gelernt, schneller zu kochen, ohne Kompromisse im Geschmack eingehen zu müssen. Kulinarische Sünden genießen Sie bewusster und belohnen sich damit von Zeit zu Zeit. Man könnte sich fragen, wo denn eigentlich der Haken bei der ganzen Sache ist. Ich möchte in diesem Falle nicht von einem »Haken« sprechen, sondern von positiven Effekten, die man das eine oder andere Mal mit ein wenig Selbstdisziplin erkämpfen bzw. verteidigen muss.

Ihre Ansprüche werden wachsen

Das Herausschmecken und richtige Deuten der Zutaten fällt bei Gerichten aus frischen Lebensmitteln viel leichter, und dieses Erlebnis dürfte für viele Kochanfänger nicht nur interessant sein, sondern auch eine völlig neue Erfahrung darstellen. Es ist nicht auszuschließen, dass man sich durch die häufigere frische Zubereitung von Lebensmitteln an eine feinere Geschmackswahrnehmung gewöhnt und diese sehr lieb gewinnt. Damit wäre auch nicht mehr auszuschließen, dass Ihnen fremdgefertigte Gerichte bestenfalls noch in guten Restaurants schmecken. Aus demselben Grund mögen Ihnen Gerichte aus Großküchen, Fertiggerichte und Fastfood schon bald zu intensiv und gleichartig im Geschmack erscheinen, was Sie das eine oder andere Mal hungrig weiterziehen lässt, um nach besseren Alternativen zu schauen. Lebensmittel aus der Negativliste werden Ihnen regelmäßig auf Straßenfesten, Feiern sowie ähnlichen Veranstaltungen begegnen und Sie immer wieder auf die Probe stellen. Das gilt auch für die allgegenwärtigen süßen Zwischenmahlzeiten und ähnliche Snacks im Alltag. Das sollten Sie im Besonderen in der Balancier-Phase beachten, wenn Sie abnehmen bzw. Ihr Gewicht ohne Training halten wollen. Haben Sie keine Gewichtsprobleme mehr und leben Sie nach der Ideal-Phase, so dürfen Sie sich häufiger mal eine kleine Ausnahme gönnen. Generell wäre es jedoch von großem Vorteil, wenn Sie sich angewöhnen würden, viel öfter »Nein« zu sagen, als Sie es womöglich in der Vergangenheit getan haben. Vielleicht werden Sie eines Tages sogar freiwillig und mit ein wenig Stolz auf die meisten Verführungen dieser Art verzichten, ohne dabei das Gefühl zu haben, etwas zu verpassen. Ihr Anspruch an Auswahl und Qualität von Lebensmitteln wird mit der Zeit wachsen. Zu Beginn brauchen Sie wahrscheinlich eine kleine Weile, bis Sie alle Ihre Favoriten aus der Foodsport-Einkaufsliste zusammengestellt haben und wissen, wo Sie diese finden können. Ihr kritischer Blick auf die enthaltenen Zutaten dürfte dabei immer wieder dafür sorgen, dass Sie das eine oder andere Produkt wieder ins Regal zurücklegen, obwohl es auf den ersten Blick ansprechend war. Womöglich entdecken Sie eines Tages auch die besondere Qualität spezialisierter Händler und investieren freiwillig ein bisschen mehr Zeit für das Einkaufen. Am Ende steht die Aussicht, nicht nur das Essen, sondern auch das Kochen als genussvolles Stück Lebensqualität zu erleben, für das noch nicht einmal viel Zeit investiert werden muss.

Teil IV

Bewegungsmanagement im Alltag

1. Warum es ohne Sport nicht geht

Regelmäßige Bewegung stärkt Körper und Geist

Mit einer optimalen Ernährung kann man bereits sehr viel für seine Gesundheit und sein Aussehen tun. Wer jedoch glaubt, dass er damit auf Sport dauerhaft verzichten kann, liegt falsch. Das gilt insbesondere für Menschen, die einer sitzenden Tätigkeit nachgehen und auch sonst kaum körperlich beansprucht werden. Ohne regelmäßige Bewegung können Aufbau und Erhalt der Muskulatur nicht ausreichend unterstützt werden. Eine trainierte Muskulatur ist jedoch eine sehr wichtige Stütze für die Gelenke und vor allem für die Wirbelsäule. Das Muskelkorsett umschließt quasi wichtige »Verschleißteile« und beugt insbesondere Rückenschmerzen, Haltungsfehlern und Knieproblemen vor. Ein trainierter Körper stärkt außerdem die Sehnen, die Gelenke und den Knochenbau, weil diese regelmäßig gefordert werden. Das allein wären schon genug gute Gründe, die für den Sport sprechen. Es gibt jedoch noch viel mehr. Regelmäßiges Training regt den Stoffwechsel an und schützt nachhaltig vor Übergewicht. Damit wird jede Diät überflüssig und das schlechte Gewissen nach einer »kulinarischen Sünde« hinfällig. Das ganze Körpergefühl verändert sich im positiven Sinne. Man fühlt sich besser, wenn man körperlich leistungsfähig ist und nicht gleich bei jeder kleinen Anstrengung außer Atem kommt. Schließlich sorgt regelmäßige körperliche Bewegung für höhere geistige Leistungsfähigkeit und ermöglicht ebenfalls einen besseren Schlaf.

Es liegt auf der Hand, dass angesichts der Vielzahl der angeführten »Benefits« eine sportliche Komponente unbedingt in Ihr Leben gehört. Hierbei kommt es mehr auf die Regelmäßigkeit an als auf die Dauer des Trainings. Drei- bis viermal in der Woche 20 bis 30 Minuten gezieltes Training sind besser als einmal pro Woche zwei Stunden. Das Training muss gerade am Anfang nicht besonders intensiv sein, und sogar kleinere Bewegungseinheiten im Alltag sind in ihrer Summe wirksam. Für einen beruflich stark eingespannten Menschen ist das sicherlich eine sehr erfreuliche Tatsache, die Ansporn sein sollte für eine baldige Umsetzung im Tages- und Wochenablauf.

Wie selbst kleine Sporteinheiten helfen können

Michel ist Marketing-Direktor bei einem internationalen Konzern in Frankreich. Wegen seiner intensiven Reisetätigkeit ernährt er sich fast ausschließlich außer Haus. Dabei legt er zumindest großen Wert auf die Qualität und Frische der Speisen. Daher meidet er Fastfood und bevorzugt nicht nur auf Reisen, sondern auch in seiner Mittagspause den Besuch in einem Restaurant. Hierbei erliegt er jedoch häufig seiner Vorliebe für herzhafte Gerichte, was sich in den letzten Jahren in einer stetigen Gewichtszunahme bemerkbar machte. Bei einem Gespräch über das Thema Foodsport erklärte ich ihm, dass auch kleine sportliche Einheiten in der Summe sehr viel helfen können, Übergewicht abzubauen. Aufgrund starker Rückenprobleme hatte er seit längerer Zeit nicht mehr trainiert und war auch sonst körperlich eher passiv. Er ließ sich daraufhin von seinem Arzt Krankengymnastik verschreiben und man zeigte ihm dort spezielle Gymnastikübungen, die er seitdem fast jeden Tag, kurz nach dem Aufstehen und vor dem Schlafengehen, für jeweils 10 bis 15 Minuten durchführt. Beim Essen verzichtet er außerdem auf zu fettige Speisen. Dadurch konnte er nicht nur seine Rückenschmerzen lindern, sondern nahm innerhalb eines halben Jahres gut sechs Kilogramm ab.

2. Realistische Erwartungen an das Training

Aller Anfang ist schwer

Es gibt definitiv kein Training, das nach nur wenigen Wochen nachhaltige Erfolge erbringen kann. Ich glaube, diese Botschaft vermitteln Werbung und Medien lediglich, um Auflagen zu steigern oder die verrücktesten Sportgeräte an den Mann zu bringen. Ich möchte an dieser Stelle Illusionen vorbeugen. Es sollte Ihnen von Anfang an klar sein, dass Trainingserfolge nur langfristig erreicht werden können und gerade zu Beginn mit Anstrengungen verbunden sind. Ich sage bewusst »Anstrengungen«, weil sich der Körper erst an die neuen Anforderungen gewöhnen muss. Wer sich davon entmutigen lässt und vorzeitig aufgibt, verpasst die Chance, in einen Trainingsrhythmus zu gelangen, bei dem sportliche Anstrengung als positive Herausforderung empfunden wird.

Seien Sie skeptisch, wenn andere Ihnen zu suggerieren versuchen, dass mit einem bestimmten Training alles von Beginn an locker, lässig und ohne jegliche Anstrengung zu bewältigen sei. Lassen Sie sich nicht demotivieren, wenn Ihnen Ihr eigenes Training am Anfang viel mehr abzufordern scheint. Erst wenn Sie lange genug im Training sind, werden Sie das Gefühl bekommen, ohne Sport etwas zu vermissen. Stellen sich erst einmal die ersten Trainingserfolge in Form von Leistungssteigerungen, besserem Wohlbefinden oder auch Komplimenten von anderen ein, beginnt die Sache wirklich Spaß zu machen. Bis dahin dürfen Sie auf keinen Fall aufgeben, denn danach läuft es quasi wie von alleine. Grundsätzlich sollte ein gutes Trainingsprogramm immer körperlich herausfordernd bleiben. Sobald bestimmte Übungen zu leicht fallen, empfiehlt es sich, den Schwierigkeitsgrad in einem angemessenen Rahmen zu erhöhen, damit man seine Leistung weiter steigern kann. Warum sollte man sich denn nur im Berufsleben regelmäßigen Herausforderungen stellen?

Gutes Aussehen macht nachlässig

An dieser Stelle möchte ich Sie noch auf eine nicht unproblematische Begleiterscheinung eines erfolgreichen Trainings aufmerksam machen. Ich hoffe, Sie werden sich daran erinnern, wenn

Sie den Erfolg persönlich erleben. Nach einer mehrmonatigen Ernährungsumstellung mit regelmäßigem Training werden Sie mit Ihren Ergebnissen voraussichtlich sehr zufrieden sein. Trainingsausfälle oder kulinarische Ausrutscher sind kein Problem, weil Sie ja Foodsport treiben. Gutes Aussehen und Wohlbefinden machen jedoch schnell nachlässig. Gegen permanente Nachlässigkeit ist selbst das Foodsport-Programm nicht resistent. Daher empfehle ich, zu gegebener Zeit nicht zu vergessen, dass es nur so gut läuft, weil Sie in vielen Monaten den Schwung für diesen positiven Trend hart erarbeitet haben. Dauerhafter Müßiggang wird Sie schleichend, aber mit Sicherheit ein gutes Stück zurückwerfen, bevor Sie es überhaupt merken. Einen hart erklommenen Weg zweimal zu gehen ist nicht nur ineffizient, sondern auch furchtbar demoralisierend.

3. Wie findet man sein persönliches Trainingskonzept?

Die körperliche und gesundheitliche Verfassung kann von Mensch zu Mensch höchst unterschiedlich sein. Diese Tatsache macht es besonders schwer, allgemein gültige Empfehlungen für ein individuell effizientes Training in einem solch kompakten Buch abzugeben. Man läuft praktisch immer Gefahr, bei dem einen oder anderen Schaden anzurichten. Ein individuelles Trainingsprogramm ist dann am effektivsten, wenn es ganz gezielt auf eine Person und deren spezifische Probleme abgestimmt ist. Daher appelliere ich in dieser Fragestellung an ein hohes Maß an Eigenengagement. Besonders Anfänger sollten nicht ohne Anleitung aufs Geratewohl lostrainieren, weil die Verletzungsgefahr groß und das Risiko eines mangelhaften Trainingseffektes hoch ist.

Delegieren Sie die Erstellung Ihres Trainingskonzepts am besten an jemanden, der etwas von seinem Fach versteht (etwa ein Personal Trainer), oder fragen Sie zunächst Personen, die Ihnen Fachleute empfehlen können (z.B. Ernährungs- und Sportinstitute bzw. entsprechende Verbände, Hausärzte, Sport- oder Physiotherapeuten). Dieser Experte sollte alle Ihre körperlichen Schwachstellen respektive Risikobereiche kennen lernen und vor allem Ihre persönlichen Vorlieben und zeitlichen Limitierungen berücksichtigen. Falls Sie Wasser hassen oder nicht schwimmen können, sollten Sie logischerweise auch kein regelmäßiges Schwimmtraining absolvieren. Genauso wenig wird Ihnen ein Schwimmtraining nützen, wenn Sie nicht mehrmals in der Woche anderthalb bis zwei Stunden Zeit dafür reservieren können. Nur ein klares Briefinggespräch mit dem richtigen Ansprechpartner wird sicherstellen, dass Sie die richtigen Übungen empfohlen und vor allem in korrekter Weise demonstriert bekommen.

Gezielte Fragen zu Ihrem Trainingsprogramm

Checkliste Fragen zur Entwicklung des persönlichen Trainingsprogramms	
✔	Wie ist Ihre Ausgangssituation, wie fit fühlen Sie sich körperlich und wo liegen genau Ihre Probleme?
✔	Haben Sie gesundheitliche Einschränkungen oder sind sonstige Risiken zu beachten?
✔	Wie oft pro Woche können Sie, realistisch betrachtet, trainieren und wie viel Zeit könnten Sie jeweils für das Training reservieren (brutto: d. h. mit Vorbereitung, Aufwärmen, An-, Abreise usw.)?
✔	Was wollen bzw. sollten Sie erreichen (mehr Muskeln, weniger Fett)?
✔	Welches Trainingsprogramm wäre in dieser Zeit effektiv?
✔	Wie sieht Ihr beruflicher Arbeitsalltag aus, verreisen Sie viel?
✔	Wo möchten Sie trainieren (zu Hause, Freiluft, Studio, Hotel, ...)?
✔	Möchten Sie mithilfe von Trainingsgeräten arbeiten?
✔	Welche Art von Sport würde Ihnen am ehesten Spaß machen?
✔	Wollen Sie alleine oder lieber in einer Gruppe oder mit einem Partner trainieren?

Den Zeitrahmen einhalten

Nur wenn Sie Ihr Training wirklich mögen, werden Sie es auch langfristig durchhalten. Es ist jedoch nicht auszuschließen, dass es irgendwann doch einmal langweilig wird. Beispielsweise können Ihnen Übungen mit der Zeit zu leicht fallen, weil Sie Ihre Leistungsfähigkeit gesteigert haben. Vielleicht benötigen Sie auch nur etwas Abwechslung. In diesen Fällen empfiehlt es sich, das Trainingskonzept individuell zu aktualisieren. Dehnen Sie jedoch Ihren persönlich gesetzten zeitlichen Rahmen niemals zu weit aus. Einen individuell festgelegten Zeitrahmen, der sich längerfristig bewährt hat, sollte man auf jeden Fall einhalten. Schließlich ist dieser wohl der Hauptgrund dafür, dass man überhaupt regelmäßig Zeit für den Sport reservieren kann.

Ich befand mich einmal in einer solchen typischen Situation. Aufgrund meiner allmählich gestiegenen Leistungsfähigkeit wuchs mein Trainingspensum von anfänglich einer knappen halben Stunde auf eine gute Stunde an, weil ich immer mehr Übungen einbaute. Der Effekt war, dass ich immer seltener Zeit hatte, mein volles Training zu absolvieren. Es war praktisch nicht möglich, mehrmals in der Woche eine Stunde Zeit dafür zu finden. Das Training fiel somit immer öfter aus, weil ich der Meinung war, dass sich das bisschen Bewegung zwischendurch ohnehin nicht lohnen würde. Am Ende ließ ich es sogar schleifen und landete eines Tages wieder bei meiner halben Stunde. Diesmal jedoch unfreiwillig, weil meine Leistung mit der Zeit abgenommen hatte.

Trainieren Sie nur so lange, wie Sie wirklich Zeit haben, und erhöhen Sie gegebenenfalls den Schwierigkeitsgrad.

4. Dauer und Häufigkeit des Trainings

Menschen mit chronischem Zeitmangel erfinden eine ganze Reihe von plausiblen Gründen, keinen Sport zu treiben – einige wurden schon in diesem Buch genannt. Das kann reine Bequemlichkeit sein, oder man ist mittlerweile so unsportlich geworden, dass jede Art von körperlicher Ertüchtigung als unerträgliche Anstrengung empfunden wird – und da muss dann das schlechte Wetter oder der wichtige Termin als Ausrede herhalten. Je mehr Gründe zusammenkommen, desto schwieriger wird der Start. Was die »Eintrittsbarrieren« noch weiter in die Höhe treibt, ist der Irrglaube, man müsse sehr lange und hart trainieren, damit es auch wirklich etwas bringt. Wer so denkt und außerdem wenig Zeit hat, fängt wahrscheinlich nie mit dem Training an.

Zeitfresser Fernsehen

Interessanterweise stellt sich das Zeitproblem bei anderen Dingen überhaupt nicht. Denken Sie an das abendliche Fernsehen. Ein Spielfilm dauert 90 Minuten, die Nachrichten 15 bis 30 Minuten. Wer hierfür Zeit hat, sollte auch 20 bis 30 Minuten fürs Training erübrigen können, und wenn er die Nachrichten auf dem Weg zur Arbeit im Autoradio hört.

Nach einer langen Phase ohne Sport sind Knochen, Wirbel, Gelenke und Sehnen zunächst völlig unvorbereitet auf eine plötzliche überdurchschnittliche Belastung. Darum gilt die Devise, sehr langsam und mit einfachen Übungen anzufangen. Nach einer gewissen Zeit steigt die Belastbarkeit des Körpers und man kann die Häufigkeit und Intensität des Trainings nach und nach steigern.

Sinnvolle Trainingszeiten

Hat man sich kürzere Trainingszeiten vorgenommen, so sollte man idealerweise drei- bis viermal die Woche 20 bis 30 Minuten trainieren. Nehmen Sie sich am besten ein Minimum von drei Trainingstagen innerhalb der Arbeitswoche vor. Haben Sie in dieser Zeit Ihr »Soll« erfüllt, dann können Sie »spaßeshalber« am Wochenende noch eine zusätzliche Einheit einlegen. Schaffen Sie es nicht, in der Arbeitswoche dreimal aktiv zu werden, dann haben Sie am Wochenende noch einen garantierten Puffer von zwei Trainingseinheiten. Für den Muskelaufbau bzw. deren Regeneration ist es zudem sehr wichtig, zwischen den Trainingstagen Pausen einzulegen. Werden einzelne Muskelgruppen an bestimmten Tagen besonders intensiv trainiert, so sollten die betroffenen Partien am darauf folgenden Tag nicht noch einmal in gleicher Weise beansprucht werden. Ein Ganzkörpertraining ist für die meisten ohnehin geeigneter. Deshalb dürfte dieses Problem nur in Ausnahmefällen eine Rolle spielen. Wer am Anfang zwischen den Trainingstagen 48 bis 72 Stunden Pause einhält, liegt sicherlich richtig. Das entspricht etwa einem Training am Montag / Mittwoch / Freitag / Sonntag bzw. Montag / Donnerstag / Sonntag.

Wer bereits regelmäßig trainiert, braucht meist eine kürze Regenerationszeit von etwa 24 Stunden. Bei einem regelmäßigen Training im obigen Sinne reicht eine gute halbe Stunde völlig aus. Es gibt, wie gesagt, kaum einen plausiblen Grund, diese halbe Stunde nicht zu trainieren, insbesondere, wenn Sie es zu Hause tun. Wer es trotzdem nicht schafft, wenigstens 20 Minuten am Stück zu reservieren, sollte dennoch auf das Training nicht völlig verzichten. Noch kleinere Trainingseinheiten von 10 bis 15 Minuten plant man am besten sechsmal pro Woche ein. Schlussendlich ist jede Art von Bewegung wichtig. Selbst sehr kurze Übungen kumulieren sich im Zeitablauf und haben eine positive Auswirkung auf unseren Energieverbrauch. Bevor man also gar nichts tut, ist es besser, sich so oft wie möglich kleinere Übungseinheiten vorzunehmen. Mit dieser Vorgehensweise steigt im Übrigen die Wahrscheinlichkeit, dass das Trainingspensum über die Zeit von alleine ausgebaut wird und dabei immer größere Freude bereitet.

Mythos Sport auf Geschäftsreisen

Geschäftsreisende, die regelmäßig innerhalb der Arbeitswoche in Hotels übernachten müssen oder lange unterwegs sind, sollten ihren Trainingsschwerpunkt auf das Wochenende verlagern. Meine persönlichen Erfahrungen haben gezeigt, dass ich trotz bester Absichten die Sportmöglichkeiten vor Ort fast nie nutzen konnte. Das lag sehr oft an einer späten Anreise, den obligatorischen Geschäftsessen am Abend oder pauschal an der Unberechenbarkeit der Umstände vor Ort. Gesundheitsberater oder Personal Trainer, die behaupten, dass man problemlos unterwegs Sport treiben könne, waren wahrscheinlich nie in der Situation eines Managers, der viel verreisen muss. Diejenigen, die es trotzdem schaffen, ihre

Laufschuhe überallhin mitzunehmen, gehören wohl einer glücklichen Minderheit von Sportlern an, die sich ohne regelmäßige Bewegung nicht mehr wohl fühlen. Bis dahin ist es für den Anfänger jedoch noch ein langer Weg. Übernachtet man bei einem geregelten Terminplan regelmäßig im gleichen Hotel, so bieten sich auch für Anfänger bessere Chancen, vorausschauend zu planen und sich entsprechend vorzubereiten. Hierbei haben insbesondere Frühaufsteher eine gute Gelegenheit für etwas Sport vor dem Frühstück. Einen Versuch ist es allemal wert.

Über dieses Thema sprach ich einmal mit einem Grafiker, der normalerweise vor Ort in seiner Agentur arbeitete. Anlass war ein in der Schweiz anstehendes Projekt, für das er einige Tage bei seinem Kunden verbringen musste. Großmundig erklärte er mir, dass man mit etwas gutem Willen durchaus in der Lage sei, nach Feierabend noch ein wenig Sport zu treiben, und packte daraufhin seine Inline-Skates ein. Nach einigen Wochen traf ich ihn wieder und er erklärte mir, dass er es in der ganzen Zeit nicht einmal geschafft habe zu skaten. Als Grund führte er an, dass er nach einem anstrengenden Tag in dem ungewohnten Arbeitsumfeld mental so geschlaucht gewesen sei, dass er nicht noch mit seinen Inline-Skates die Umgebung erkunden wollte. An anderen Tagen wäre es so spät geworden, dass er gar nicht erst an ein Training denken konnte. Dieses Erlebnis schilderte ich einem angehenden Werksleiter, der in seiner Einarbeitungsphase mehrere Monate lang verschiedene Werke in der ganzen Welt besuchen musste. Ich erntete Unverständnis, er habe doch immer seine Laufschuhe dabei. Es stellte sich jedoch bald heraus, dass er seit langen Jahren ein regelmäßiger Läufer war und dies für ihn die beste Möglichkeit darstellte, zu entspannen. An diesen Beispielen erkennt man schnell, dass jeder Einzelne für sich prüfen muss, ob er auf Geschäftsreisen regelmäßig trainieren kann, und dass man sich auf keinen Fall von pauschalen Ratschlägen so genannter »Sport-Gurus« demotivieren lassen sollte.

5. Zu welchen Tageszeiten trainiert man am besten?

Es gibt keine allgemein gültigen Regeln, die festlegen, zu welchen Tageszeiten man am besten trainieren sollte, insbesondere, wenn man das Ganze vor dem Hintergrund eines beruflich stark eingeschränkten Alltags betrachtet. Die ideale Tageszeit für das Training hängt sehr stark von den persönlichen Umständen ab.

Persönliche Umstände berücksichtigen

Für mich ist der beste Zeitpunkt direkt nach der Arbeit. Dabei habe ich mir ein festes zeitliches Limit für den spätesten Trainingsstart gesetzt. In meinem Fall ist das 20:30 Uhr. Ein späterer Termin kommt für mich nicht infrage. Nach dem Heimkommen ziehe ich mich einfach bis auf die Unterwäsche aus und fange sofort mit meinem Gymnastikprogramm an. Wo, außer zu Hause, kann man das schon machen? Einige meiner Kollegen in den USA trainieren gerne in der Mittagspause im gegenüberliegenden Fitness-Studio und essen am Mittag entsprechend nur eine Kleinigkeit. Eine andere Kollegin zieht es vor, in aller Frühe vor Arbeitsbeginn zu trainieren. Es gibt Fitness-Studios, die bereits um fünf Uhr morgens die Pforten öffnen oder sogar rund um die Uhr Betrieb haben.

Letztlich bleibt der Zeitpunkt des Trainings eine individuelle Entscheidung nach persönlichen Präferenzen. Man sollte jedoch folgende Punkte beachten:

- Ein Training kurz vor dem Schlafengehen ist für die meisten wohl kein guter Zeitpunkt. Nach einer körperlichen Anstrengung ist man aufgeputscht und könnte dadurch am Einschlafen gehindert werden. In Einzelfällen können jedoch entspannende Übungen durchaus sinnvoll sein. Falls Sie sich nach dem Training völlig ermattet fühlen und sofort schlafen könnten, ist das im Übrigen kein gutes Zeichen. Es deutet eher darauf hin, dass Sie Körper und Kreislauf überanstrengt haben.

- Nach den Hauptmahlzeiten sollte man noch mindestens zwei bis drei Stunden warten, bevor man mit dem Training beginnt. In der Zwischenzeit ist der Körper ja schließlich mit der Verarbeitung der Mahlzeit beschäftigt und nicht in der Lage, sich auch noch auf eine harte körperliche Anstrengung zu konzentrieren. Wenn Sie ein extremes Hungergefühl haben, dann essen Sie ruhig eine Kleinigkeit, um die Energiereserven zu mobilisieren. Das kann ein Stück Brot oder auch eine Banane sein. Ohne Energie werden Sie sich sowieso zu schwach fühlen und dadurch Ihr Trainingsprogramm eher ungenau und vielleicht sogar fehlerhaft ausführen. Dieser Umstand würde jeglichen Trainingseffekt hinfällig machen.

Trainingsausfall durch Hunger am Abend

Das Problem mit dem Trainingsausfall am Abend beschrieb mir eine Kollegin folgendermaßen: Wenn sie nach 19:00 Uhr nach Hause käme, sei sie so ausgehungert, dass sie sich nur noch auf die nächste Mahlzeit konzentrieren könne. An ein Training jeglicher Art wäre in diesem Zustand einfach nicht zu denken. Nach dem Essen, was meist aus dem bestehe, was sofort verfügbar sei, wäre sie einfach zu voll, um sich noch zu bewegen. Der Grund für ihr Problem lag offensichtlich darin, dass ihr am Abend die Energiereserven aus der Mittagsmahlzeit ausgingen. Meist war das Mittagessen nicht so beschaffen, dass der Sättigungseffekt besonders lange anhielt. Da sie nicht jeden Tag Vollwertkost zu Mittag essen konnte, riet ich ihr, ein belegtes Vollkornbrot für den Nachmittag bereitzuhalten, wenn sie abends noch trainieren wolle. Damit schaffte es sie am Abend doch noch, den Trainingskiller »Heißhunger« zu umgehen.

Bevor man mit dem Training beginnt, sollte man sich geistig und körperlich fit fühlen, das gilt auch während des Trainings und danach. Schwindelgefühle etwa deuten auf gesundheitliche Beeinträchtigungen. Fehlende Motivation fühlt sich leider auch oft wie Schwäche, Müdigkeit oder Konzentrationsmangel an und sollte nicht mit echten Einschränkungen verwechselt werden. Kurz nach Beginn des Trainings muss sich auf jeden Fall ein positives

Wohlgefühl einstellen, damit man ohne Bedenken weitertrainieren kann. Auch nach dem Training ist ein gutes Gefühl wichtig, um sicher zu sein, effektiv trainiert zu haben und dauerhaft motiviert zu bleiben. Gerade nach einem Training fühlt man sich meist so blendend, dass man sich fragt, warum man eigentlich in der Vergangenheit so ein Trainingsmuffel war. Im Übrigen schließt das nicht aus, dass während des Trainings auch anstrengende Übungen dabei sein können, bei denen man schon mal fluchend die Zähne zusammenbeißen muss.

6. Erfolgreicher Einstieg und Überwindung zum Training

Schaffung der körperlichen Voraussetzungen

Je besser die körperliche Verfassung eines Menschen, desto leichter kann er regelmäßig Sport treiben. Wenn Sie also erst einmal fit sind, dann wird Ihnen Ihr regelmäßiges Training auch leichter fallen und Spaß machen.

Anfangs-schwierigkeiten überwinden

Die Einstiegsphase in das Trainingsprogramm ist damit auch die kritischste Phase; sie kann sehr schnell zu einer verfrühten Kapitulation führen. Die anfänglich hohe Motivation wird schnell getrübt, weil die körperlichen Voraussetzungen für eine sportliche Betätigung kaum gegeben sind. Der Körper ist geschockt von dem, was ihm auf einmal abverlangt wird, und rächt sich mit heftigem Muskelkater, Gelenkschmerzen und anderen Problemen. Im beruflichen Alltag wird diese zusätzliche Stresskomponente schnell zu einem übermächtigen Gegner. Der Sport fällt immer öfter aus und der Körper erreicht kaum ein trainingsfähiges Niveau. Es ist ein Schwimmen gegen die Strömung. Wer sich auch nur hin und wieder ausruht, wird um weite Strecken zurückgeworfen. Ohne einen strategischen Ansatz besteht somit kaum eine Chance, diese Phase wirklich zu überwinden. Selbst die größten Dickköpfe geben irgendwann einmal auf, weil sie sich diese Tortur nicht länger antun möchten. Es kommt also darauf an, diese erste große Hürde langsam und nachhaltig zu überwinden.

Den richtigen Startzeitpunkt wählen

Ein ausgedehnter sportlicher Urlaub bildet beispielsweise eine exzellente Möglichkeit für den Einstieg in das Training. Der Kopf ist frei, um sich auf die Bewegung zu konzentrieren. Es steht vor allem auch mehr Zeit zur Verfügung, die richtige Ausführung der Übungen zu erlernen und gleichzeitig seine Ernährung umzustellen. Falls in nächster Zeit kein Urlaub ansteht, versuchen Sie den Einstieg in einer Phase, in der die Geschäfte ruhiger laufen oder öfter Brückentage und verlängerte Wochenenden möglich sind. Konzentrieren Sie sich bis dahin auf das Foodsport-Ernährungsprogramm. Auch ein Personal Trainer kann eine große Einstiegshilfe sein, weil Sie dann eine wohl dosierte Trainingseinführung erhalten und durch Druck von außen zusätzlich angespornt werden. Ein Personal Trainer schafft gerade in der Anfangsphase die Voraussetzungen für ein erfolgreiches Trainingsprogramm. Nutzen Sie diese Chance, wenn Sie es anders nicht schaffen sollten. Abhängig vom Trainingsprogramm und Ihrer Persönlichkeit kann auch ein ganz normaler Trainingspartner, ein Freund oder Kollege, eine wichtige Rolle spielen. Bedenken Sie jedoch, dass ein gemeinsames Training auch ohne viel Vorlauf regelmäßig zustande kommen sollte. Im Notfall müssen Sie in der Lage sein, alleine zu trainieren.

Überwindung zum regelmäßigen Training

Die dauerhafte und erfolgreiche Durchführung eines Trainingsprogramms hängt in hohem Maße von der regelmäßigen Überwindung ab. Das mag für den einen oder anderen nicht gerade einladend klingen. Ich spreche hier von Überwindung, weil ich von Menschen mit chronischem Zeitmangel ausgehe. Unter »Überwindung« verstehe ich in diesem Zusammenhang die Fähigkeit, sich auch in Stresssituationen Zeit für das Training zu nehmen. Selbst wenn die erste kritische Phase überwunden wurde, kann das regelmäßige Training für Menschen mit Zeitmangel immer wieder sehr große Überwindung kosten. Lassen Sie sich hiervon auf keinen Fall abschrecken. Es geht sehr vielen Menschen wie Ihnen. Nehmen Sie dies lieber als Herausforderung an und seien Sie gewiss, dass es Ihnen nach dem Training viel besser gehen wird als vorher. Aus eigener Erfahrung kann ich Ihnen sagen, dass man sich nach einer längeren ununterbrochenen Trainingsphase überraschend gut an die Bewegung und die damit verbundenen Vorteile gewöhnt, sodass es teilweise sogar Überwindung kostet, darauf zu verzichten. Ich kann mich am besten aufraffen, wenn ich erst gar nicht über das anstehende Training nachdenke, sondern einfach beginne, ohne es überhaupt infrage zu stellen. Wenn Sie nach einem anstrengenden Tag von der Arbeit nach Hause kommen, haben Sie immer eine gute Ausrede, auf das Training zu verzichten. Also trainieren Sie einfach, ohne dies vorher auch nur im Ansatz zu hinterfragen.

Erfolgsstrategien für ein regelmäßiges Training

12 Tipps zur erfolgreichen Überwindung zum Training

	Faustregel	Kommentar
1.	Training erst gar nicht infrage stellen	Das hilft, das Training als festen Bestandteil im Leben zu akzeptieren, und es schützt vor allen (unberechtigten) Ausreden. Meist fängt das Training sowieso erst nach einigen Minuten an, wirklich Spaß zu machen und zu motivieren. Zur Not muss man erst einmal anfangen, um festzustellen, dass es Spaß macht.
2.	Trainingstermine fest einplanen und nur in Ausnahmefällen verschieben	Durch die vorausschauende Reservierung von Trainingsterminen in der Wochenplanung entstehen erst Freiräume, die man sich sonst unnötig blockieren würde.
3.	An positives Ergebnis/Vorteile denken	Vor dem Training sollte man sich immer das gute Gefühl »danach« sowie die positiven Effekte auf das eigene äußere Erscheinungsbild vor Augen halten.
4.	Einstiegsphase bewusst und taktisch klug überwinden	Wenn man mit dem Training anfängt, braucht man zunächst einige Monate, bis es leichter fällt. Bis dahin muss man mit allen zur Verfügung stehenden Mitteln am Ball bleiben. Zur Not hilft die Unterstützung durch einen Trainingspartner bzw. Trainingscoach. Auch taktische Willensstärke kann sich in dieser Zeit lohnen. Die Gewissheit, dass das Training bald leichter fallen wird, motiviert, über den eigenen Schatten zu springen, auch wenn aktuell alles andere interessanter und entspannender erscheint als das anstehende Training.
5.	Verschiedene Tageszeiten ausprobieren	Die meisten Menschen haben eine bevorzugte Trainingszeit. Wer es nicht einmal in der Mittagspause oder am frühen Morgen versucht hat, wird nie erfahren, ob es ihm in dieser Zeit nicht viel leichter fällt als am Abend nach der Arbeit.
6.	Voraussetzungen schaffen/gute Ausrüstung besorgen	Mit einer guten Ausrüstung schützt man sich vor unangenehmen Begleiterscheinungen (z. B. Gelenkproblemen) oder wetterbedingten Ausreden. Wer mehrmals die Woche trainieren möchte, braucht z. B. ausreichend Sportkleidung zum Wechseln.
7.	Eingeplante Trainingsdauer nicht überschreiten	Nehmen Sie sich ein kompaktes Training vor, das Sie auch wirklich regelmäßig schaffen. Zu einem zeitlich kompakten Training überwindet man sich leichter, man findet öfter eine Gelegenheit zu trainieren und man überfordert/überanstrengt sich nicht dabei.

	Faustregel	Kommentar
8.	Abwechslung schaffen	Abwechslung verhindert Eintönigkeit und schafft Aufmerksamkeit. Sie erreichen Abwechslung durch Einbauen zusätzlicher Sportarten (z. B. Laufen und Krafttraining), Ändern der Übungen (z. B. verschiedene Kraftübungen für dieselben Muskelpartien ausprobieren) oder eine andere Umgebung (z. B. besonders attraktive Laufstrecke am Wochenende).
9.	Trainingserfolge protokollieren	Messbare Erfolge motivieren (z. B. Häufigkeit des Trainings, Körpergewicht, Bauchumfang). Regelmäßige Kontrolle hilft außerdem, ggf. rechtzeitig gegenzusteuern.
10.	Im Zweifel auf leichtere Alternative umsteigen	Fühlt man sich zu schlapp für das geplante Training, so sollte man stattdessen auf weniger anstrengende Bewegungsalternativen umsteigen, bevor man es ganz lässt (z. B. Spazierengehen statt Joggen, Fahrradfahren statt Schwimmen, Seilspringen/Stretching Yoga statt Krafttraining).
11.	Rechtzeitig für Energie sorgen	Wer sich hungrig und dadurch schwach fühlt, wird sich kaum überwinden können, und selbst wenn, verliert das Training an Effektivität. Daher essen Sie stets etwas, das lange satt hält, bzw. nehmen Sie rechtzeitig einen kleinen Snack zu sich. Kurz vor dem Training hilft z. B. eine Banane oder ein Stück Brot.
12.	Keine zu hohen Erwartungen hegen	Hohe Erwartungen erfüllen sich in den meisten Fällen nicht. Gerade sichtbare Trainingseffekte sind in der Anfangsphase kaum durch Selbstbeobachtung zu erkennen. Vertrauen Sie daher auf langfristige Folgen und trainieren Sie geduldig weiter, selbst wenn Sie zunächst keine sichtbaren Ergebnisse erzielen.

7. Einige Punkte, die bei jedem Training zu beachten sind

Für die sachgemäße Durchführung eines bestimmten Trainingsprogramms lassen sich eine Reihe nützlicher Anleitungen formulieren. Diese ersetzen jedoch nicht die echte Demonstration am lebenden Objekt. Daher möchte ich es bei einigen allgemein gültigen Regeln belassen, die immer wieder gerne missachtet werden, obwohl sie für den Trainingserfolg sehr wichtig sind. Gerade in der Anfangsphase sind nachstehende Punkte besonders hilfreich für einen positiven Trainingseffekt.

Die richtige Ausführung der Bewegungen

In den ersten Trainingstagen ist es besonders wichtig, dass Sie sich auf die richtige Ausführung der Bewegungen konzentrieren. Wenn sich auf Dauer ein Fehler einschleicht, kann er nämlich großen Schaden anrichten. Achten Sie also darauf, welche spezifischen Fehlerquellen in den einzelnen Übungen stecken können, und erinnern Sie sich beim Training daran. Sie wären nicht der/die Erste, der/die sich mit einem gut gemeinten, aber fehlerhaft ausgeführten Training die Gelenke, Sehnen oder anderes ruiniert hätte. Gerade am Anfang motiviert jedoch Masse statt Klasse. Selbstverständlich klingt es besser und schmeichelt dem Ego, wenn man stolz behaupten kann, einhundert »Situps« (Bauchbeugen) hintereinander zu schaffen. Das liegt nur daran, dass man in Wirklichkeit schummelt und mithilfe von Schwung und der Unterstützung der Hüftmuskulatur den Oberkörper sehr oft anheben kann. Meist bekommt die Bauchmuskulatur quasi gar nichts von der Übung mit und der Trainingseffekt ist bestenfalls sehr gering. Wenn Sie eine Bauchübung richtig ausführen, dann können Sie wirklich sehr stolz sein, wenn Sie, mit kleinen Pausen dazwischen, viermal hintereinander jeweils 15 bis 25 saubere Wiederholungen schaffen. Lassen Sie sich also nicht durch zu hoch gesteckte Ziele von der richtigen Ausführung der Übungen ablenken.

Hat sich Ihre Motorik erst einmal auf den richtigen Ablauf der Bewegungen eingestellt, so brauchen Sie auch weniger Konzentration, um die Übungen automatisch richtig durchzuführen. Das gilt im Prinzip für jede sportliche Betätigung, vom Lauftraining bis zum Hanteltraining. Um die Bewegungen richtig auszuführen, müssen Sie sich genau auf die zu trainierende Muskelgruppe konzentrieren. Unterschätzen Sie diese Restriktion nicht, denn sie bedeutet Konzentration und Kraftanstrengung gleichzeitig. Lassen Ihre Kräfte nach, dürfen Sie schon ein wenig tricksen, um die Kraftanstrengung zu reduzieren und die Übung trotzdem richtig zu Ende zu führen. Wenn beispielsweise bei der Ausführung von Liegestützen die Kräfte nachlassen, können Sie ruhig die verbleibenden Wiederholungen auf den Knien anstatt auf den Zehenspitzen fortsetzen. Sie schummeln und schaden sich vielleicht sogar, wenn Sie nach jedem Drücken Ihre Armgelenke komplett durchstrecken, um Kräfte für die nächste Wiederholung zu sammeln. Für jede Ihrer individuellen Übungen kann es solche Tricks geben. Fragen Sie bitte gezielt nach. Sie dürfen tricksen, aber niemals schummeln.

Tricksen ist erlaubt, mogeln nicht

Die richtige Atmung

Die richtige Atmung ist ein weiterer wichtiger Faktor für den Erfolg einer jeden Übung. Nur wer richtig atmet, versorgt seinen Körper und insbesondere die beanspruchten Muskelpartien mit der benötigten Energie.

Bei jeder Kraftübung gilt grundsätzlich folgende Regel: Beim Anspannen langsam ausatmen und beim Entspannen wieder einatmen.

Wenn Sie beispielsweise Liegestütze machen, dann sollten Sie einatmen, wenn Sie nach unten gehen, das heißt, wenn Sie die Muskulatur langsam entspannen. Wenn Sie sich nun wieder nach oben drücken, beanspruchen Sie Ihre Muskulatur und atmen dabei langsam aus. Beim Anspannen der Muskeln sollten Sie Ihren

Atem langsam und für die Dauer der Bewegung herauszischen lassen. Dies Atmungsprinzip erleichtert die Ausführung der Übung enorm und versorgt die Muskeln dabei mit ausreichend Sauerstoff. Nach kurzer Zeit atmet man im Übrigen sowieso automatisch richtig und muss sich weniger darauf konzentrieren.

Atemfrequenz als Rückmeldung für die richtige Intensität

Die Atemfrequenz gibt übrigens auch eine Orientierung, ob man sich gerade überanstrengt oder richtig liegt. Wenn man beispielsweise zu schnell läuft oder schwimmt, steigt der Puls in einen entsprechend höheren Frequenzbereich, um die Sauerstoffversorgung sicherzustellen. Ab einem bestimmten Niveau ist der Sauerstoffverbrauch größer als die Zufuhr und man kommt außer Atem. Möchte man den Anteil der benötigten Energie eher aus Fettreserven verbrennen, so ist ein Ausdauertraining im aeroben Bereich empfehlenswert, also eine längere Belastung bei relativ geringer Intensität und ausreichend Sauerstoff. Neben der klassischen Pulsuhr als beste Kontrollmöglichkeit gilt die bereits genannte einfache Faustregel, dass man beim Training im aeroben Bereich grundsätzlich nicht außer Atem kommen sollte. In diesem Trainingsbereich wäre man also theoretisch noch in der Lage, ein Gespräch zu führen. Liegt man ein wenig oberhalb des aeroben Bereichs, so wird die Ausdauer trainiert. Ein Training im aeroben Bereich fördert also die Fettverbrennung. Das heißt jedoch nicht, dass man mit anderen sportlichen Betätigungen nicht auch Fett verbrennen kann.

Wichtiges zur Fettverbrennung

An dieser Stelle möchte ich das Thema Fettverbrennungstraining in den richtigen Rahmen rücken. Im Prinzip sorgt jede körperliche Beanspruchung für einen höheren Energieverbrauch. Dabei ist dem Energieverbrauch immer der Energiezugang gegenüberzustellen. Ist die Energiebilanz günstig (d. h. negativ), so wird der Körper für den entsprechenden Zeitraum die fehlende Energie aus Fettreserven gewinnen. Während eines Trainings greift der Körper jedoch nur bei entsprechend langer Belastungsdauer (ab zirka 60 Minuten) verstärkt auf Fettzellen zur Energiegewinnung zurück, ansonsten werden Kohlenhydrate bevorzugt. Personen, die keine Zeit oder Konstitution für ein langes Ausdauertraining haben, können aber trotzdem Fettzellen nachhaltig abbauen. Jedoch geschieht dies nicht während des eigentlichen Trainings, sondern immer als Folge einer günstigen Energiebilanz, sofern diese für einen bestimmten Zeitraum gehalten werden kann. Das setzt ein regelmäßiges Training voraus, um mit kleinen Schritten auf Dauer viel zu erreichen

Das richtige Aufwärmen und Dehnen der Muskulatur

Jedes Training muss mit einer Aufwärmphase beginnen, um das Verletzungsrisiko zu reduzieren und die Effektivität der Übungen zu verbessern. Ein Muskel, der ausreichend durchblutet und aufgewärmt wurde, ist leistungsfähiger und flexibler. Das Verletzungsrisiko sinkt erheblich gegenüber einem Training mit »Kaltstart«.

Dehnübungen sind wichtiger Bestandteil des Trainings, weil sie Muskeln und Sehnen und damit den Bewegungsapparat flexibel und geschmeidig halten. Können Sie sich noch selbst den Rücken mit Sonnenmilch einreiben? Nun, das ist vielleicht nicht das wichtigste Beispiel, aber ein sehr unterhaltsamer Selbsttest. Um Zeit zu sparen, habe ich in meinem persönlichen Trainingsprogramm die Dehnübungen als aktive Pausen zwischen den Trainingseinheiten integriert. Das setzt natürlich eine anfängliche Aufwärmphase voraus. Die Bedeutung des Dehnens im Rahmen des Trainingsprogramms wird in Fachkreisen unterschiedlich diskutiert. Für den Anfänger gilt wie so oft der goldene Mittelweg. Nicht der zeitliche Umfang, sondern die Ganzheitlichkeit und Regelmäßigkeit der Dehnübungen sind ausschlaggebend für den dauerhaften Erfolg.

Training und Abwehrkräfte

Wer regelmäßig seinen Körper trainiert, kann damit auch seine Abwehrkräfte stärken. Was passiert jedoch mit dem Immunsystem, wenn man bereits leicht angeschlagen ist und trotzdem weitertrainiert? Im Laufe eines Jahres ist unser Immunsystem sehr häufig mit Erkältungskrankheiten oder grippalen Infekten konfrontiert. Es wird durch einen solchen Virenangriff zunächst einmal geschwächt. Dieser Zustand kann sich noch deutlich verschlechtern, wenn dabei weiter trainiert wird. Man muss also in sich hineinhorchen und darf selbst geringe Anzeichen nicht leichtfertig ignorieren. Auch nach einer starken Erkältung oder Grippe stellt sich oft vorzeitig das Gefühl ein, völlig auskuriert zu sein. Im Körper schlummern jedoch für eine bestimmte Zeit noch restliche Viren, die überlebt haben. Steigt man kurz nach einer solchen Krankheit voll in das Training ein, so kann man sehr schnell einen Rückfall bekommen. Daher gilt die Faustregel, dass man nach der Heilung über denselben Zeitraum nicht trainieren sollte, den der Krankheitsverlauf beansprucht hat. Zum Glück kommt man mit dem Foodsport-Ernährungsprogramm auch in diesen Fällen für eine Weile ohne Training aus. Selbstverständlich sollten Sie im Einzelfall immer Ihren Hausarzt fragen, wann Sie am besten wieder in Ihr Training einsteigen.

8. Zeitlich kompakte Sport- und Bewegungsmöglichkeiten

In diesem Abschnitt erhalten Sie einen kurzen Überblick über einige interessante Trainings- und Bewegungsmöglichkeiten, die nicht viel Zeit kosten müssen bzw. nebenbei absolviert werden können.

Joggen / Walken / Nordic Walking

Ein individuell definiertes Laufprogramm sorgt nach einiger Zeit für einen verbesserten Stoffwechsel und fördert damit auch den Abbau überflüssiger Fettreserven. Es ist zeitlich unkritisch und eignet sich daher besonders gut für ein regelmäßiges Training. Wer nicht viel verreist, hat sicherlich mehrmals pro Woche die Möglichkeit, eine halbe Stunde Zeit zum Laufen zu finden. Das reicht meist schon für erste Erfolge. Man sollte sich hier im Detail nach den richtigen Schuhen sowie dem optimalen Lauf- und Atemstil erkundigen. Es empfiehlt sich außerdem, vorab mit einem Facharzt zu klären, ob es irgendwelche Risiken (z.B. Gelenkprobleme) geben könnte. Das Lauftraining beansprucht im Übrigen nicht alle Muskelgruppen gleichmäßig. Daher ist es ratsam, noch einige ergänzende Übungen für den Oberkörper mit in das Programm aufzunehmen.

Wie bei vielen anderen Sportarten kommt es auch beim Laufen auf die Regelmäßigkeit des Trainings an. Das Laufen fällt normalerweise immer leichter, je länger man es diszipliniert und regelmäßig betreibt. Setzt man für eine längere Zeit aus, so fängt alles quasi wieder von vorne an, was der sportlichen Moral nicht gerade zuträglich sein dürfte. Es erscheint daher besonders wichtig, im Vorfeld zu klären, ob man wirklich bereit und zeitlich in der Lage ist, bei jedem Wetter regelmäßig laufen zu gehen. Nur so bleibt man am Ball und verliert nicht vorzeitig den Spaß an der Sache.

Walken – die schonende Laufalternative

Das so genannte »Walken« stellt eine einfachere Laufvariante dar. Hierbei legt man eine schnellere Gangart ein, ohne mit beiden Füßen gleichzeitig den Bodenkontakt zu verlieren. Das Tempo bewegt sich zwischen zügigem Spazierengehen und Joggen. Walken bietet grundsätzlich einen schonenden Einstieg in das Lauftraining. Unmittelbar vor und nach dem Joggen eignet es sich außerdem sehr gut zum Aufwärmen bzw. zum Abkühlen der Muskulatur. Auch Personen, die eine gelenkschonende und flexible (Einstiegs-)Sportart im Freien suchen, können von diesem Lauftraining profitieren.

Nordic Walking – gut für Einsteiger geeignet

Es gibt noch eine weitere, immer beliebter werdende Laufvariante, die mich auf dem ersten Blick sehr erstaunte. Bei meinen Waldläufen wunderte ich mich immer wieder über Menschen, die im Hochsommer mit Skistöcken in der Hand durch den Wald marschierten. Nachdem mir dieses Bild immer häufiger in freier Wildbahn begegnete, musste ich den Gedanken an passionierte Skifahrer mit Entzugserscheinungen verwerfen. Mittlerweile wurde mir klar, dass ich einen großen Trend verschlafen hatte, nämlich das »Nordic Walking«. Beim Nordic Walking handelt es sich um ein dynamisches Gehen mit speziell entwickelten Stöcken. Dieses Lauftraining schont die Gelenke und ist sicherlich eine sehr geeignete Sportart für ältere Menschen, Trainingsmuffel und untrainierte Einsteiger. Viele Körperbereiche werden hierbei ohne unzumutbare Anstrengung beansprucht und man ist so leicht in der Lage, für einen aktiveren Lebensstil zu sorgen.

Fahrradfahren

Die meisten von uns haben wahrscheinlich ein Fahrrad im Keller stehen. Wie häufig und regelmäßig es benutzt wird, steht jedoch auf einem anderen Blatt. Radfahren stellt für viele Menschen eine sinnvolle Trainingsmöglichkeit dar. Die körperliche Betätigung im Freien sowie der »Ausflugscharakter« machen es zu einer allgemein beliebten Sportart. Wer in Betracht zieht, regelmäßig mit seinem Fahrrad zu trainieren, sollte für die ersten Wochen das zur Verfügung stehende Rad nutzen. Mit wachsender Leidenschaft lohnt sich die Investition in ein gutes Fahrrad und die passende Sportbekleidung. Beim Fahrradkauf ist ein Fachhändler ausdrücklich zu empfehlen, weil er die persönlichen Bedürfnisse besser berücksichtigen kann und auch die angemessene Sportbekleidung führt. Eine spezielle Sportbekleidung schützt gut vor wunden Stellen, weil gerade beim Fahrradfahren gewisse Körperpartien durch Reibung besonders beansprucht werden. Die geeignete Trainingsdauer für einen Anfänger liegt zwischen 30 und maximal 60 Minuten. Engagierte Anfänger neigen jedoch oft dazu, beim Training einen zu hohen Gang einzulegen und dabei entsprechend langsam in die Pedale zu treten. Diese Strategie belastet leider mehr die Muskeln, Sehnen und Gelenke, als dass sie hilft, echte Trainingsfortschritte zu machen. Ein guter Trainingseffekt ist bereits bei einem niedrigen Gang und relativ hoher Trittfrequenz (zirka 60 bis 80 Umdrehungen in der Minute) zu erreichen. Die Pulsfrequenz sollte hierbei im aeroben Bereich liegen. Dieser Pulsbereich ist je nach Alter und Trainingszustand unterschiedlich und muss individuell ermittelt werden. Am besten lässt man sich auch hier von einem Fachmann beraten oder schaut nach entsprechenden Rechenprogrammen im Internet. Wer sich zur Kontrolle noch keine Pulsuhr kaufen möchte, sollte als Faustregel beachten, sich beim Training nicht zu überanstrengen und vor allem nicht außer Atem zu kommen. Wer sich an diese Regeln hält, wird auch als Anfänger viel Spaß beim Fahrradfahren entwickeln und sich wahrscheinlich wundern, wie niedrig der eingestellte Gang und wie moderat die damit verbundene Anstrengung sein muss.

Gymnastik

Ein individuelles Gymnastikprogramm hat den Vorteil, dass man es gezielt auf bestimmte körperliche Schwachpunkte ausrichten kann. Ein solches Training bekommt sogar therapeutischen Charakter, sofern konkret vorliegende körperliche Schwächen (z.B. bei Rückenproblemen) identifiziert und gezielt angegangen werden. Bei der Zusammenstellung der einzelnen Übungen berücksichtigt ein gutes Gymnastikprogramm immer auch die individuellen Trainingsrisiken. Für die erfolgreiche Umsetzung eines Gymnastikprogramms ist es außerdem sehr wichtig, von Anfang an auf die korrekte Ausführung der Übungen zu achten. Das stellt die Effektivität sicher und beugt gleichzeitig möglichen Folgeschäden durch falsch antrainierte Bewegungsmuster vor.

Gymnastik – orts- und zeitunabhängig

Gymnastikübungen sind besonders zeitsparend, kaum ortsgebunden, effektiv und können sehr vielfältig variiert werden. Ein großer Vorteil besteht darin, dass man sein Gymnastikprogramm problemlos zu Hause praktizieren kann, vorausgesetzt, man beherrscht die Übungen. Bestimmte Trainingsgeräte und spezielle Sportbekleidung sind meist nicht notwendig, was dieses Training in jeder Hinsicht flexibel macht. Der Begriff Gymnastik mag vielleicht etwas verstaubt klingen und den einen oder anderen gar an den sehr speziellen Geruch der Turnhallen aus der Schulzeit erinnern. Heutzutage verbergen sich dahinter jedoch nicht nur bewährte klassische, sondern auch moderne Trainingsmethoden und Übungen. Man sollte diese Trainingsalternative daher nicht zu schnell verwerfen. Ich persönlich halte sehr viel von diesem Ansatz und habe mir von einem Fitness-Experten ein entsprechendes Trainingsprogramm erarbeiten lassen. Dieses betreibe ich schon seit Jahren erfolgreich und mit großem Engagement.

Schwimmen

Schwimmen gehört zu den schonenden Sportarten, weil insbesondere die Gelenke nicht übermäßig belastet werden. Jedoch ist dieser Sport auch sehr zeitintensiv, sofern man nicht gerade einen 25-Meter-Pool im Keller hat. Für Menschen mit knappem Zeitbudget erscheint daher ein Schwimmprogramm nur bedingt geeignet. Da sich Schwimmen in positiver Weise auf die gesamte Muskulatur sowie die Fettverbrennung auswirken kann, sollte man trotz zeitlicher Bedenken bei gegebener Affinität zu diesem Sport nicht völlig darauf verzichten oder ihn zumindest bei jeder passenden Gelegenheit, z.B. im Urlaub oder am Wochenende im Freibad, praktizieren.

Fitness-Studio

Fitness-Studio – vielseitig, aber zeitintensiv

Ein Fitness-Studio bietet eine Vielzahl von Möglichkeiten für ein individuelles Trainingsprogramm. Vorausgesetzt, man hat die nötige Zeit dafür. Man sollte am besten keine langfristigen Verträge abschließen, wenn man es nicht schafft, mindestens dreimal in der Woche für eine halbe bis knappe Stunde zu trainieren. Wer nur einmal pro Woche ins Studio geht, sollte sich nach zusätzlichen Bewegungsmöglichkeiten umschauen (z.B. Radtouren, Spaziergänge, Waldläufe, Gartenarbeit usw.).

Auf die Qualifikation der Trainer achten

Bei der Auswahl des Fitness-Studios kommt es neben der Standortfrage auch auf die Qualität des Angebotes und insbesondere auf die Qualifikation des Trainerpersonals an. Nehmen Sie sich entsprechend Zeit dafür und gehen Sie nicht in das nächstbeste Studio. Vor Trainingsbeginn ist es besonders wichtig, die Trainingsziele zu definieren und ein entsprechendes Programm abzuleiten. Wer beispielsweise Fett abbauen oder seine Kondition verbessern möchte, sollte darauf achten, genügend Zeit für »Cardio«-Übungen zu reservieren (z.B. Fahrrad, Rudergerät, Laufband usw.). Alles in allem bietet ein gut geführtes Fitness-Studio eine hervorragende Gelegenheit, Muskeln aufzubauen, das Herz-Kreislauf-System zu stärken und Fettpolster zu verbrennen.

Die größte Stolperfalle bei einem Training im Fitness-Studio besteht darin, dass der anfängliche Enthusiasmus sehr bald der Ernüchterung weicht und man immer seltener zum Training erscheint. Selbstverständlich kann ich nur von meinen persönlichen Erfahrungen und denen meiner Bekannten sprechen. Gab es einen zeitlichen Engpass, so fiel der Besuch im Fitness-Studio als Erstes aus. Geschah dies zu Anfang angesichts der großen Motivation noch selten, häuften sich nach einigen Monaten die Aussetzer und schließlich blieb das Training ganz aus. Die Hauptschuld traf meines Erachtens nicht primär das Fitness-Studio. Womöglich hatten wir es von Beginn an versäumt zu prüfen, wie viel Zeit wir tatsächlich für ein Training im Fitness-Studio regelmäßig reservieren konnten. Andererseits wäre es sicher sehr lobenswert, wenn es mehr Fitness-Studios gäbe, die durch spezielle Angebote besser auf eine Zielgruppe mit chronischem Zeitmangel eingestellt wären.

Heimtrainingsgeräte

Es gibt sehr unterschiedliche Arten von Heimtrainingsgeräten. Die Spanne reicht von der einfachen Trainingsmatte bis hin zum multifunktionalen Hightech-Heimtrainer. Ein Sprungseil, ein spezieller Bauchtrainer oder auch Hantelgewichte können ohne großen Aufwand mit in das Gymnastikprogramm aufgenommen werden. Ich wärme mich beispielsweise sehr gerne mit Seilspringen auf und habe einen speziellen Bauchtrainer, der bei den »Situps« meinen Nacken entlastet. Bei der Ausführung bestimmter Bodenübungen schütze ich außerdem meine Kniegelenke durch eine weiche Trainingsmatte.

Ein Fahrradtrainer oder ein »Stepper« für das tägliche »Cardio-Training« sind ebenfalls sehr nützliche Sportgeräte. Das Gleiche gilt für einen Sandsack. Bei regelmäßigem Training ist er nicht nur ein sehr effektives Sportgerät, sondern auch ein exzellentes Mittel, um täglich angestaute Aggressionen und Anspannungen abzubauen. Es gibt auch Trainingsgeräte, die mehrere Vorteile gleichzeitig bieten. Mit einem Rudergerät trainiert man nicht nur die Bein- und Armmuskulatur, sondern auch die Rückenmuskulatur. Gleichzeitig tut man etwas für sein Herz-Kreislauf-System und kann überflüssiges Körperfett verbrennen. Eine weitere, etwas aufwendigere Alternative ist ein Multi-Heimtrainingsgerät, das quasi als kleines Fitness-Studio für zu Hause dient und sehr vielseitig einsetzbar ist.

Trainingsgeräte – fachlichen Rat einholen

Bedenken Sie aber vor der Anschaffung, ob Sie wirklich langfristig und regelmäßig damit trainieren wollen. Andernfalls sollten Sie sich klarmachen, dass Sie gerade im Begriff sind, einen überteuerten und nicht gerade dekorativen Kleiderständer zu erwerben. Grundsätzlich sollte man sich nur mit professionellem Rat Trainingsgeräte kaufen. Komplexere oder multifunktionale Trainingsgeräte sind nicht nur sehr teuer, sie bergen bei unsachgemäßer Installation und Anwendung ein immenses Verletzungsrisiko. Seien Sie auch vorsichtig bei Wundergeräten, wie sie in den Homeshopping-Sendungen der Fernsehkanäle angepriesen werden. Die versprochenen Trainingserfolge erscheinen mir oft extrem übertrieben.

Entdecken von Bewegungsmöglichkeiten

Auf der Basis einer gesunden Ernährung stellt regelmäßige körperliche Bewegung ein wichtiges Mittel zur Vorbeugung von Übergewicht dar. Dabei muss man zwischen einem gezielten Trainingsprogramm und der täglichen körperliche Bewegung im Alltag unterscheiden. Menschen in Berufen mit überwiegend sitzender Tätigkeit bewegen sich im Laufe des Tages meist nur unzureichend. Aber selbst für diesen Personenkreis bieten sich genügend Chancen für mehr Bewegung, die aus reiner Bequemlichkeit oft ungenutzt oder einfach übersehen werden. Versuchen Sie doch einmal, in Ihrem persönlichen Alltag Bewegungsmöglichkeiten zu entdecken, die Sie momentan nicht nutzen. In Zeiten, in denen Sie nicht regelmäßig trainieren, helfen gerade diese kleinen Bewegungseinheiten, in Form zu bleiben.

Fitness-Studio Treppenhaus

Sabine hat ihr Büro in der fünften Etage. Aus reiner Gewohnheit oder aus einer Art »Herdentrieb« schloss sie sich bisher immer den Kollegen an und nahm jeden Morgen den Fahrstuhl, selbst wenn sie kein schweres Handgepäck dabei hatte. Auch tagsüber muss sie häufig für Meetings oder ähnliche Anlässe das Stockwerk wechseln. Bis jetzt ging es zu Fuß hinab und zurück meist mit dem Fahrstuhl. Auf meinen Rat hin nimmt Sabine nun zu jeder Gelegenheit strikt die Treppe, selbst wenn sie morgens an den lieben Kollegen vorbeigehen muss, die auf den Fahrstuhl warten. Verwundert stellte sie fest, dass sie meist nicht viel später oben ankommt als ihre Kollegen mit dem Aufzug. Zu ihrer großen Zufriedenheit sammelt sich im Laufe des Tages ein beachtliches Pensum an zusätzlicher Bewegung an. Sie ist nicht nur ein wenig stolz auf ihre Leistung, es motiviert sie insgesamt, so aktiv zu sein.

Bewegungsmöglichkeiten im Alltag nutzen

Entdecken von Bewegungsmöglichkeiten		
Zielsetzung	**Bequeme Lösung**	**Aktivere Alternative**
Stockwerk wechseln (ohne schweres Handgepäck)	Fahrstuhl	Treppensteigen
Zwischenfrage an Kollegen	Telefon	Persönlich sprechen und kurz hinübergehen oder zumindest im Stehen telefonieren
Konzeption, gedankliche, kreative Arbeit	Schreibtisch	Stehtisch
Mittagspause	Kantine und Kaffee	Kantine und Spaziergang
Warten auf Flugzeug/Bahn	Wartelounge, Bistro, Stuhl, Sessel	Shopping im Wartebereich
Geschäftsessen auf Reise 1	Im Hotel	In der näheren Umgebung nach einem Restaurant fragen und zu Fuß hingehen
Geschäftsessen auf Reise 2	Taxifahrt ins Restaurant und zurück	Taxifahrt ins Restaurant, nach Rückweg fragen und Spaziergang (mit Kollegen) zurück
Kleiner Einkauf um die Ecke	Auto	Spazieren bzw. zügig gehen
Restaurantbesuch um die Ecke	Auto	Spazieren bzw. zügig gehen
Parken	Möglichst weit vorne, Parkhaus	Möglichst weit hinten, Parkhaus ganz oben und Treppe nehmen
Entspannen	Fernsehen	Spazieren gehen, Entspannungsübungen
Sonnenbaden	Sonnenliege	Sonnenliege und Freizeitsport (Badminton, Frisbee usw.)

Muskelanspannung im Sitzen

Wer überwiegend im Sitzen arbeitet oder häufiger auf Reisen ist, hat noch eine weitere Möglichkeit, für etwas mehr Bewegung im Alltag zu sorgen. Ich gebe zu, dass es nicht jedermanns Sache ist, aber einen Versuch lohnt es allemal. Muskeln können nämlich auch beansprucht werden, indem man sie einfach nur anspannt. Die Bauchmuskulatur und auch das Gesäß sind hierfür besonders geeignet, weil man die Übungen relativ dezent und daher auch in der Öffentlichkeit (z.B. im Flugzeug, in der Bahn) ausführen kann. Wer das ausprobieren möchte, kann bei einer passenden Gelegenheit einmal die Bauch- oder Gesäßmuskulatur für einige Sekunden anspannen und anschließend entspannen. Dabei sollte man sich zirka acht bis zwölf Wiederholungen pro Übung vornehmen und das Ganze im Idealfall mehrmals am Tag durchführen.

Weitere Sportarten

Selbstverständlich gibt es noch andere interessanten Sportarten, die für ein regelmäßiges Training infrage kommen. Vielleicht haben Sie ja noch einen Lieblingssport aus der Vergangenheit, den Sie wieder aufleben lassen möchten. Zu beachten wären dabei die eingangs beschriebenen Auswahlkriterien, insbesondere im Hinblick auf die zeitkritischen Faktoren.

9. Mein persönliches Trainingsprogramm

Bei meinem persönlichen Training handelt es sich um ein individuelles Gymnastikprogramm, das mit klassischen Übungen aus dem Bereich Box- und Kampftraining arbeitet.

Basistraining (Mindestanspruch)

Ich wärme mich mit Seilspringen und Schattenboxen auf. Anschließend trainiere ich meine Bauchmuskeln mit unterschiedlichen Übungen für verschiedene Bereiche. Danach kommt eine spezielle statische Übung an die Reihe, die den Streckmuskel an der Wirbelsäule trainiert. Zusammen mit der Bauchmuskulatur hält dieser den Oberkörper aufrecht und im Gleichgewicht. Um Arme, Schultern und meinen großen Rückenmuskel zu trainieren, führe ich noch drei- bis viermal zehn bis zwölf Liegestütze aus, wobei ich kurze Pausen dazwischen einlege bzw. in der Zwischenzeit einen anderen Körperteil trainiere. Für die Oberschenkel und Waden gibt es noch zwei Extraübungen. Zwischen den Übungen mache ich aktive Pausen. Das heißt, ich nutze die Zeit, um die vorher trainierten Muskeln zu lockern und mit Dehnübungen beweglich zu halten.

Ergänzungstraining

Ich laufe und schwimme sehr gerne. Daher habe ich mir angewöhnt, am Wochenende oder auch mal zwischendurch einen zirka 30-minütigen Waldlauf zu machen. Vor dem eigentlichen Lauftraining gehe ich noch für etwa zehn Minuten zügig zu meiner Laufstrecke, um mich etwas aufzuwärmen. Wenn ich im Sommer das Schwimmbad besuche, nehme ich mir vor, für mindestens eine halbe Stunde Bahnen zu schwimmen. Hierbei ist es im Übrigen unwichtig, ob man Brust-, Rücken- oder Kraulschwimmen praktiziert. Ich schwimme immer einen bunten Mix aus allem. Habe ich es einmal geschafft, über einen längeren Zeitraum regelmäßig zu trainieren, ergänze ich mein Gymnastikprogramm mit einem Hanteltraining für Arme und Schultern.

Spontane Bewegungsmöglichkeiten wahrnehmen

Gerade im Sommer eröffnet sich eine Fülle weiterer interessanter Sportmöglichkeiten, die Spaß machen und gut tun. Sofern der Körper in einem trainierten Zustand ist, hält sich das Verletzungsrisiko in einem überschaubaren Rahmen. Bevor ich am Strand oder im Schwimmbad faul herumliege, spiele ich lieber Beach-Volleyball, Frisbee oder Badminton. Im Urlaub habe ich mir das Schnorcheln in Kombination mit Unterwasserfotografie zum Hobby gemacht. Bei all diesen Übungen kann man stundenlang Sport treiben und merkt es noch nicht einmal – höchstens dann und wann hinterher am Muskelkater.

Wiedereinstieg nach einer längeren Trainingspause

Im Falle eines längeren Trainingsausfalls wäre es für meinen Körper nicht ratsam, das Niveau meines letzten Trainings als Maßstab anzusetzen. Um den Risiken einer spontanen Überlastung zu entgehen, verlängere ich ein wenig die Aufwärmphase meines »Basistrainings« und halbiere den Umfang der restlichen Übungen für die Dauer von mindestens zwei Wochen. Anschließend komme ich dann Schritt für Schritt auf das normale Trainingsniveau zurück.

Teil V

Foodsport-Rezepte – Fitness-Food für Feinschmecker

1. Foodsport-Rezeptaufbau: schneller Kochen auch für Anfänger

Aus der der Foodsport-Einkaufsliste lassen sich sehr viele Variationen von schmackhaften und gesunden Gerichten ableiten. Es liegt in Ihrer Hand, was Sie daraus machen. Damit Sie einen konkreten Einstieg finden, enthält dieser Abschnitt Rezepte für zu Hause, die schnell und spontan zubereitet werden können, sehr gut schmecken und dabei abwechslungsreich sind. Der Fokus liegt hierbei auf Vor- und Hauptspeisen für das Mittag- oder Abendessen. Damit haben Sie schon einen großen Teil Ihrer Nahrungsmittelaufnahme auf gesunde Art und Weise abgedeckt. Für den Nachtisch habe ich, außer einem kleinen Obstsalat, keine Rezepte aufgeführt, da diese meist sehr zeitaufwendig sind und in der Regel leider zu viel Zucker enthalten.

Kuchen und Süßes nur als Ausnahme

Die Umsetzung von Backrezepten dauert ebenfalls sehr lange und auch diese Speisen enthalten fast immer Zutaten aus der Negativliste. Das gilt insbesondere für Fertigprodukte wie beispielsweise Backmischungen. Wer ohne Kuchen, süßes Gebäck oder andere Süßspeisen nicht leben kann, sollte versuchen, die Zutaten der entsprechenden Rezepte zu entschärfen. Schauen Sie sich die Foodsport-Ernährungsmatrix an und reduzieren Sie einfach die Zutaten, die der Negativliste zuzuordnen wären, bzw. ersetzen Sie diese durch gesündere Lebensmittel. Wie wäre es beispielsweise mit Vollkornmehl und Honig anstelle von Weißmehl und Zucker für einen Kuchen? Bevor Ihnen alles zu kompliziert erscheint, hier eine sehr einfache Regel: Treiben Sie konsequent und regelmäßig Foodsport, dann müssen Sie auf diese Genüsse nicht völlig verzichten. Dosieren Sie diese Speisen jedoch immer anhand Ihrer aktuellen persönlichen Form. Wer regelmäßig Sport treibt und sich sonst bewusst gesund ernährt, hat auch beim kontrollierten Genuss von Süßspeisen kaum etwas zu befürchten.

Fischrezepte sind oft aufwendig

Komplizierte Rezepte auf Basis von frischem Fisch sind ebenfalls nicht Bestandteil der Foodsport-Vorschläge. Aus praktischen Gründen habe ich mir daher angewöhnt, bei fast allen Restaurantbesuchen nach frischen Fischgerichten zu fragen. Wer den Aufwand nicht scheut oder weniger oft essen geht, kann sich sicherlich am Wochenende auch mal an der Zubereitung von frischem Fisch versuchen.

Die Foodsport-Rezepte sind so konzipiert, dass sie eine breite Basis für die regelmäßige und schnelle Zubereitung der Mahlzeiten bilden und von jedem Anfänger sehr leicht nachgekocht werden können. Innerhalb der Arbeitswoche ist das natürlich besonders hilfreich. Auf dieses umfangreiche Portfolio an Rezepten können Sie sehr lange zurückgreifen, ohne dass es eintönig wird. Wenn Sie alle diese Rezepte auswendig zubereiten können und die Grundprinzipien einer schnellen Zubereitung verinnerlicht haben, werden Sie extrem viel Zeit sparen, ohne auf eine gesunde und angepasste Ernährung verzichten zu müssen. Schaffen Sie es, das Kernsortiment der Foodsport-Einkaufsliste regelmäßig auf Lager zu haben, so sind Sie bis auf wenige Ausnahmen in der Lage, alle hier aufgeführten Rezepte spontan nachzukochen. Mit ein wenig Fantasie und Geschick werden Sie sicherlich in Zukunft auch eigene Rezepte auf Basis der Foodsport-Einkaufsliste entwickeln können.

Zum Aufbau der Foodsport-Rezepte

Der Aufbau meiner Rezepte ist neuartig und zielt darauf ab, selbst Anfängern die schnelle und erfolgreiche Zubereitung von leckeren Gerichten zu ermöglichen. Daher an dieser Stelle eine kurze Erläuterung hierzu:

1. Zutatenliste

Beispiel: Jogurtcreme mit Zucchini und Walnüssen

Zutaten für 1 bis 2 Personen

Ideal-Phase	Balancier-Phase
1 kleine Zucchini (ca. 150–200 g)	1 kleine Zucchini (ca. 150–200 g)
150–200 g fettarmer Jogurt	150–200 g fettarmer Jogurt
1–2 EL Olivenöl	½ EL Olivenöl
2 zerstoßene Walnusshälften▪, ½ – 1 Knoblauchzehe (gepresst)▪	1 zerstoßene Walnusshälfte, ½ – 1 Knoblauchzehe (gepresst)▪
½ TL getrocknete Minze, 1 Messerspitze Paprikapulver▪, Salz	½ TL getrocknete Minze, 1 Messerspitze Paprikapulver▪, Salz

- Auch ohne die mit ▪ gekennzeichneten Zutaten ein Genuss
- Mit Foodsport-Kernsortiment alle Zutaten verfügbar
- Zum Mitnehmen in der Box geeignet

Zutaten für 1–2 Personen

Die Portionsgrößen sind für ein bis zwei Personen ausgelegt, können jedoch noch ein wenig reduziert bzw. ausgeweitet werden. Beim Vergrößern der Portionen empfehle ich, nur die fettarmen Zutaten, wie Gemüse, Reis, Nudeln oder mageres Fleisch, zu variieren. Was eventuell übrig bleibt, kann ja am nächsten Tag mit ins Büro genommen werden.

Zutaten »Ideal-Phase«

Diese Zutaten und Mengenangaben sollte man zum Kochen verwenden, wenn man sich in der »Ideal-Phase« befindet, d. h. regelmäßig im Training ist und dabei sein Gewicht halten möchte (siehe Foodsport-Ernährungsmatrix).

Zutaten »Balancier-Phase«

Wer abnehmen möchte, sollte nach dieser Zutatenliste kochen und dabei auf jeden Fall regelmäßig trainieren. Hat man aus verschiedenen Gründen über einen längeren Zeitraum nicht die Möglichkeit (z. B. mehrere Wochen) zu trainieren, so sollte man ebenfalls auf dieser Basis kochen, um sein Gewicht zu halten. Abweichungen zur Ideal-Phase sind farblich hervorgehoben. Im Zubereitungsplan (siehe unten) stehen aus Vereinfachungsgründen nur die zu verwendenden Zutaten und Mengen aus der Ideal-Phase. Müssen für die Balancier-Phase bestimmte Zutaten weggelassen, verändert oder reduziert werden, so sind diese ebenfalls farblich hervorgehoben, um sie schneller erkennen zu können. Steht beispielsweise im Zubereitungsplan nach der Ideal-Phase die Mengenangabe »4 EL Olivenöl« und ist diese farblich hervorgehoben, so kann man in der Zutatenliste zur Balancier-Phase sehr schnell nachschauen, wie viel man verwenden sollte, um Kalorien zu sparen.

■ Auch ohne mit »■« gekennzeichneten Zutaten ein Genuss

Dieser Hinweis bedeutet, dass man die in der Zutatenliste und im Projektplan so gekennzeichneten Zutaten nicht zwingend verwenden muss, um aus dem Rezept ein schmackhaftes Gericht zuzubereiten. Das macht die Foodsport-Rezepte besonders flexibel. Knoblauch ist beispielsweise Bestandteil in sehr vielen meiner Rezepte. Nicht jeder kann es sich aber leisten, täglich Knoblauch zu essen und den Geruch seinen Mitmenschen zuzumuten. Darum kann man diese Zutat weglassen und trotzdem die Gerichte wunderbar genießen.

■ Mit Foodsport-Kernsortiment alle Zutaten verfügbar

Sofern man die Lebensmittel aus dem Kernsortiment der Foodsport-Einkaufsliste immer vorrätig hält, ist man mühelos in der Lage, die mit diesem Hinweis gekennzeichneten Gerichte nachzukochen, ohne weitere Zutaten kaufen zu müssen. Fehlt dieser Hinweis, so benötigt man eine bestimmte Zutat aus dem Ergänzungssortiment. Im Rezeptteil sind es insgesamt nur drei Rezepte, die im Einzelfall Auberginen, Sellerie oder Rotkohl als spezielle Zutat aus dem Ergänzungssortiment benötigen. Am grünen Kästchen in der Überschrift erkennen Sie diesen Hinweis auf einen Blick.

■ Zum Mitnehmen in der Box geeignet

So gekennzeichnete Rezepte sind besonders gut geeignet, um in einer Kunststoff-Box mit ins Büro genommen zu werden. Am blauen Kästchen in der Überschrift erkennen Sie diesen Hinweis auf einen Blick.

2. ZUBEREITUNGSPLAN

Beispiel Jogurtcreme mit Zucchini und Walnüssen

Zubereitungsplan (für die Ideal-Phase)

	Arbeitsschritte	Zeitbedarf in Minuten 5	10	15	20	25	30
1	Pfanne auf höchster Stufe aufheizen	■					
2	1 kleine Zucchini (ca. 150–200 g) waschen und mit Schale in kleine Schüssel reiben	■					
3	Anschließend mit 1–2 EL Olivenöl in die Pfanne geben, mit 2–3 EL Wasser ablöschen	■					
4	Ca. 3–5 Min. in Pfanne andünsten/weich kochen		■				
5	Falls Zucchini ankleben/zu trocken, erneut 2–3 EL Wasser ergänzen		■				
6	Wenn Zucchinistreifen weich gekocht sind, Herd ausstellen/Pfanne von Herdplatte nehmen			■			
7	150–200 g fettarmen Jogurt in Schüssel cremig rühren			■			
8	In die Jogurtschale 2 Walnusshälften* zerdrücken und ½ –1 Knoblauchzehe* pressen			■			
9	Zucchini, ½ TL getrocknete Minze, 1 Messerspitze Paprikapulver* mit Jogurt verrühren			■			
10	Mit Salz abschmecken			■			
11	Das Ganze für mindestens 10 Minuten im Kühlschrank abkühlen lassen				■	■	

* Auch ohne diese Zutaten ein Genuss

Arbeitsschritte
Die Arbeitsschritte sind nummeriert und geben die empfohlene Reihenfolge der Bearbeitung an.

Zeitbedarf in Minuten
Der für den Arbeitsschritt voraussichtlich benötigte Zeitbedarf ist in Abschnitte von jeweils fünf Minuten unterteilt. Arbeitsschritte, die aufeinander folgen (Meilensteine), haben diagonal versetzte Kästchen. Arbeiten, die parallel oder im gleichen Zeitraum verrichtet werden können, laufen überschneidend zueinander. Die

Spalte mit dem letzten Kästchen gibt folglich die gesamte Zubereitungszeit an.

3. Kochtipps

An dieser Stelle sind persönliche Tipps für ein besseres Gelingen angegeben. Für Anfänger sind typische Anwenderfehler mit Tipps und Tricks zu deren Bewältigung aufgeführt.

4. Variations- und Kombinationsmöglichkeiten

Hier finden Sie Vorschläge, das vorliegende Rezept zu variieren oder mit anderen Rezepten zu kombinieren. Dadurch erweitert sich die Vielfalt der aufgeführten Rezepte um ein Mehrfaches.

Genusstipps für besseres Gelingen
Die nachfolgend aufgeführten Gewürze / Zutaten sind nicht unbedingt sehr geläufig. Sie eignen sich jedoch ganz hervorragend, um viele gesunde Gerichte schnell in kulinarische Highlights zu verwandeln. Daher lohnt es sich, diese Zutaten gezielt einzukaufen und vorrätig zu halten.

Wichtige Zutaten für den besonderen Genuss

- **Paprikamark (süß oder scharf):**

  Hervorragend geeignet, um den Geschmack vieler Gerichte und Saucen abzurunden. Erhältlich in südländischen Fachgeschäften oder Delikatessenabteilungen.

- **Getrocknete Minze:**

  Klingt für Mitteleuropäer ungewöhnlich, ist jedoch ein herrliches erfrischendes Gewürz aus dem Orient, das vielen Rezepten eine ganz besonders raffinierte Note gibt. Erhältlich in südländischen bzw. orientalischen Fachgeschäften.

- **Getrockneter (ungemahlener) Thymian:**

  Ein »Muss« in der mediterranen Küche, nicht immer leicht zu finden, meist erhältlich in südländischen Fachgeschäften, Delikatessenabteilungen oder Reformhäusern. Noch besser: regelmäßig frischen Thymian besorgen (z. B. beim Gemüsefachhändler, Wochenmarkt).

- **Rosmarin:**

  Alle Gerichte auf Basis von Tomaten bekommen damit ein wunderbares mediterranes Aroma. Damit kann jeder Kochanfänger Eindruck machen, solange er nicht überdosiert. Tipp: Nur frische Rosmarinzweige verwenden (z. B. beim Gemüsefachhändler, Wochenmarkt), kein Rosmarin aus dem Gewürzregal benutzen.

- **Frische Kräuter:**

  Alle Arten von frischen Küchenkräutern bereichern die Geschmacksvielfalt in der Küche. Neben den genannten Rosmarin und Thymian sind Basilikumblätter, Petersilie, Schnittlauch sehr vielfältig einsetzbar.

- **Grob gemahlenes Chilipulver:**

  Ein hervorragendes Gewürz, das das einfache Paprikapulver ersetzt, viele Gerichte optisch aufwertet, jedoch auch sehr scharf und daher vorsichtig zu dosieren ist. Die guten Sorten sind feinblättrig, rot (nicht zu intensiv) und enthalten keine/wenig Chilisamen. Erhältlich in südländischen Fachgeschäften oder Delikatessenabteilungen.

- **Cumin:**

  Ein orientalischer Klassiker mit einer besonders würzigen Note. Wird auch gemahlener Kreuzkümmel genannt oder Kimyon. Erhältlich in südländischen oder orientalischen bzw. afrikanischen Fachgeschäften.

Ich wünsche Ihnen viel Spaß beim Nachkochen und gutes Gelingen!

2. Vorspeisen/Beilagen für den kleinen Hunger

Jogurtcreme mit Gurken

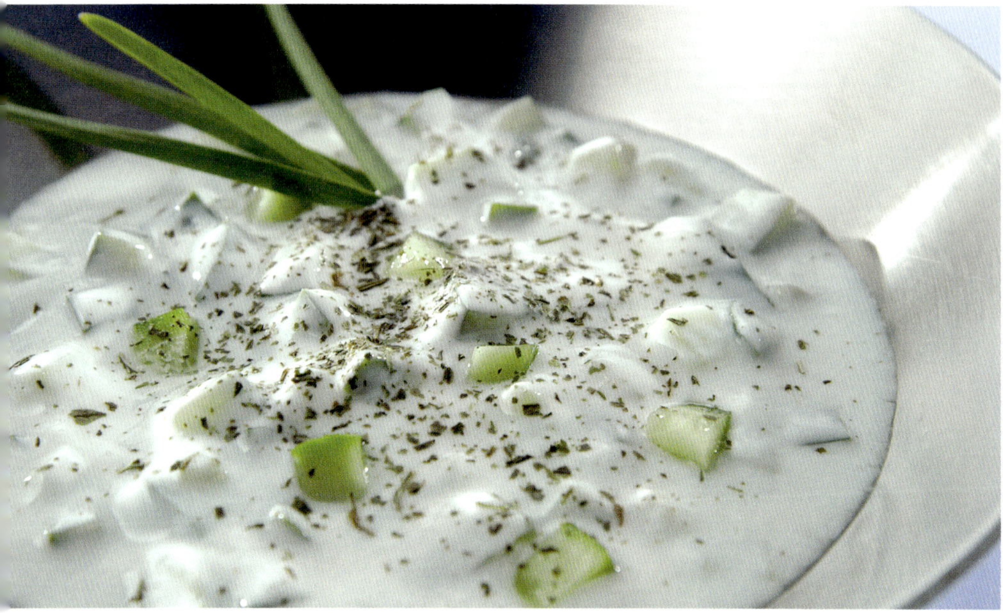

Zutaten für 1 bis 2 Personen

Ideal-Phase

250 g fettarmer Jogurt

1 kleine Feldgurke oder zirka 150 g Salatgurke

½ TL getrocknete Minze (alternativ: fein gehackten Dill, für ca. 2 EL)

½ –1 Knoblauchzehe (gepresst)

Salz

Balancier-Phase

250 g fettarmer Jogurt

1 kleine Feldgurke oder zirka 150 g Salatgurke

½ TL getrocknete Minze (alternativ: fein gehackten Dill, für ca. 2 EL)

½ –1 Knoblauchzehe (gepresst)

Salz

- Auch ohne die mit gekennzeichneten Zutaten ein Genuss
- Mit Foodsport-Kernsortiment alle Zutaten verfügbar
- Zum Mitnehmen in der Box geeignet

Zubereitungsplan (für die Ideal-Phase)

	Arbeitsschritte	Zeitbedarf in Minuten 5	10	15	20	25	30
1	250 g Jogurt in kleiner Schale cremig rühren	■					
2	1 kleine Feldgurke bzw. 150 g Salatgurke waschen, fein würfeln (bzw. mit Reibe zerreiben), mit in Schale geben	■					
3	½ –1 Knoblauchzehe* pressen, ebenfalls dazugeben		■				
4	½ TL getrocknete Minze* (bzw. 2 EL fein gehackten Dill*) beimischen und mit Salz abschmecken		■				
5	Alles gut verrühren		■				

* Auch ohne diese Zutaten ein Genuss

Kochtipps

- Feldgurken sind aromatischer als große Salatgurken, Schale wegen Vitaminen immer dranlassen.
- Knoblauch schneller schälen: Knoblauchzehe seitlich auf flache Unterlage legen. Flachen Gegenstand (z. B. Seitenfläche eines geeigneten großen Küchenmessers, kleines Küchenbrett usw.) auf Knoblauchzehe auflegen und dem Ganzen mit dem Handballen vorsichtig einen freundlichen Klaps geben Dadurch platzt die Schale auf und kann sehr leicht entfernt werden. In »Härtefällen« vor dem Schälen noch zusätzlich kurz ins Wasser halten.

Variations-/Kombinationsmöglichkeiten

- Als erfrischende Kaltschale/Vorspeise im Sommer: Jogurtcreme zum Schluss mit etwas stillem Mineralwasser im Verhältnis von ⅓ Wasser zu ⅔ Jogurt mit Schneebesen gut verrühren und anschließend Eis- und Gurkenwürfel unterrühren.
- Als calcium- und eiweißhaltiger Durstlöscher: Gurke und Knoblauch weglassen, Jogurt und Wasser im gleichen Verhältnis gut verrühren, etwas salzen und ggf. mit Eiswürfeln kühlen, im Glas servieren.
- Sehr gute Kombinationsmöglichkeit mit Foodsport-Rezept »Kisir«.
- Passende Beilage: (geröstete) Vollkornbrotscheibe.

Jogurtcreme mit Schafskäse

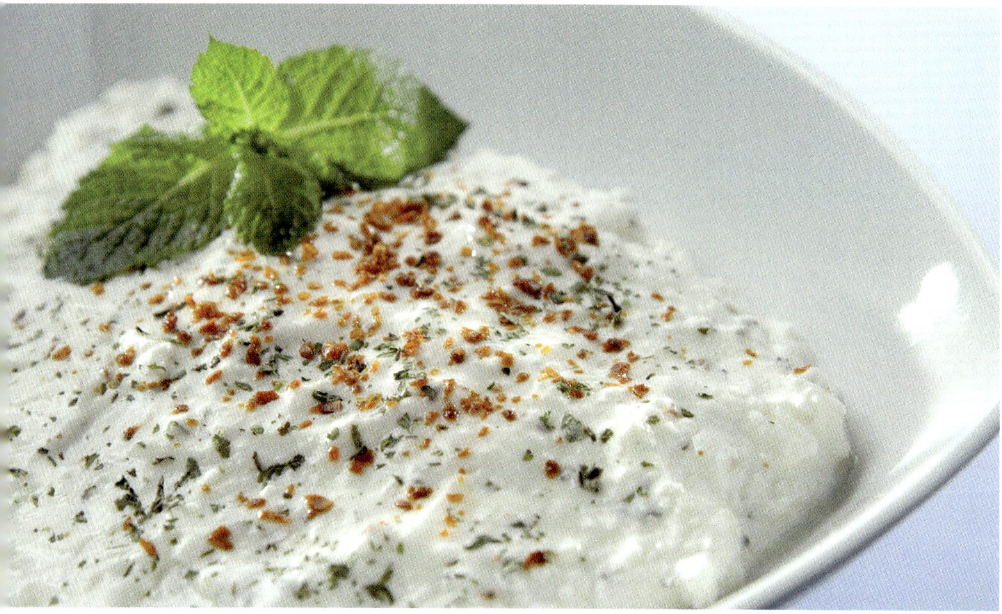

Zutaten für 1 bis 2 Personen

Ideal-Phase

250 g fettarmer Jogurt

50–75 g Schafskäse

1 TL Olivenöl

½ – 1 Knoblauchzehe (gepresst)

½ TL getrocknete Minze,
1 Messerspitze Paprikapulver, Salz

Balancier-Phase

250 g fettarmer Jogurt

25–50 g möglichst fettarmer Schafskäse

Kein Olivenöl

½ – 1 Knoblauchzehe (gepresst)

½ TL getrocknete Minze,
1 Messerspitze Paprikapulver, Salz

- Auch ohne die mit gekennzeichneten Zutaten ein Genuss
- Mit Foodsport-Kernsortiment alle Zutaten verfügbar
- Zum Mitnehmen in der Box geeignet

Zubereitungsplan (für die Ideal-Phase)

	Arbeitsschritte	Zeitbedarf in Minuten 5	10	15	20	25	30
1	50–75 g Schafskäse mit Gabel in Schale zerdrücken	■					
2	250 g fettarmer Jogurt und 1 TL Olivenöl in Schale mit Schafskäse dazugeben	■					
3	½ – 1 Knoblauchzehe* pressen, ebenfalls dazugeben		■				
4	Schafskäse-Jogurtcreme mit 1 Messerspitze Paprikapulver*, ½ TL getrocknete Minze würzen		■				
5	Alles gut verrühren und ggf. mit Salz abschmecken		■				

* Auch ohne diese Zutaten ein Genuss

Kochtipps

- Anstelle von Paprikapulver kann man auch grob gemahlenen Chili nehmen (Achtung: scharf), ist optisch ansprechender als einfaches Paprikapulver und in südländischen Fachgeschäften erhältlich.
- Schafskäse aus reiner Schafsmilch schmeckt intensiver und kann durch Feta aus Kuhmilch ersetzt werden (milder im Geschmack).

Variations-/Kombinationsmöglichkeiten

- Passende Beilage: (geröstete) Vollkornbrotscheibe.
- Knabber-Tipp: Toller Dip für Paprika-, Sellerie-, Karotten- oder Gurkenstreifen.
- Eine sehr gute Beilage zu Fleisch- und Gemüsegerichten.

Jogurtcreme mit Zucchini und Walnüssen

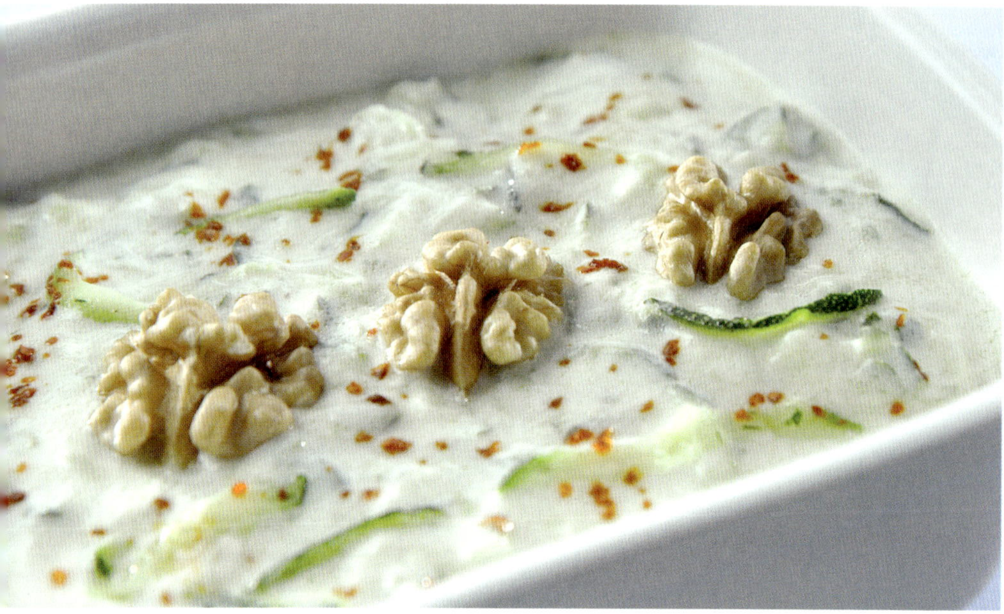

Zutaten für 1 bis 2 Personen

Ideal-Phase

1 kleine Zucchini (ca. 150–200 g)

150–200 g fettarmer Jogurt

1–2 EL Olivenöl

2 zerstoßene Walnusshälften*, ½ –1 Knoblauchzehe (gepresst)*

½ TL getrocknete Minze, 1 Messerspitze Paprikapulver*, Salz

Balancier-Phase

1 kleine Zucchini (ca. 150–200 g)

150–200 g fettarmer Jogurt

½ EL Olivenöl

1 zerstoßene Walnusshälfte*, ½ –1 Knoblauchzehe (gepresst)*

½ TL getrocknete Minze, 1 Messerspitze Paprikapulver*, Salz

- Auch ohne die mit * gekennzeichneten Zutaten ein Genuss
- Mit Foodsport-Kernsortiment alle Zutaten verfügbar
- Zum Mitnehmen in der Box geeignet

Zubereitungsplan (für die Ideal-Phase)

	Arbeitsschritte	Zeitbedarf in Minuten 5	10	15	20	25	30
1	Pfanne auf höchster Stufe aufheizen	■					
2	1 kleine Zucchini (ca. 150–200 g) waschen & mit Schale in kleine Schüssel reiben	■					
3	Anschließend mit 1–2 EL Olivenöl in die Pfanne geben, mit 2–3 EL Wasser ablöschen	■					
4	ca. 3–5 Min. in Pfanne andünsten/weich kochen		■				
5	Falls Zucchini ankleben/zu trocken, erneut 2–3 EL Wasser ergänzen		■				
6	Wenn Zucchinistreifen weich gekocht sind, Herd ausstellen/Pfanne von Herdplatte nehmen			■			
7	150–200 g fettarmen Jogurt in Schüssel cremig rühren			■			
8	In die Jogurtschale 2 Walnusshälften▪ zerdrücken und ½ –1 Knoblauchzehe▪ pressen			■			
9	Zucchini, ½ TL getrocknete Minze, 1 Messerspitze Paprikapulver▪ mit Jogurt verrühren			■			
10	Mit Salz abschmecken			■			
11	Das Ganze für mindestens 10 Minuten im Kühlschrank abkühlen lassen				■	■	

▪ Auch ohne diese Zutaten ein Genuss

Kochtipps

- Unbedingt kleinere Zucchini verwenden, da diese am besten schmecken.
- Für eine festere Konsistenz: zuerst gedünstete Zucchinistreifen in Schale geben und anschließend nur so viel Jogurt untermischen, bis die gewünschte Konsistenz erreicht wurde.

Variations-/Kombinationsmöglichkeiten

- Passende Beilage: (geröstete) Vollkornbrotscheibe.
- Eine sehr gute Beilage zu Fleisch- und Gemüsegerichten.
- Optimale Kombinationsmöglichkeit mit Foodsport-Rezept »Kisir«.
- Mit Karotten: zusätzlich eine kleine Karotte reiben und zusammen mit Zucchini wie beschrieben zubereiten.

Tomaten-Gemüse-Suppe

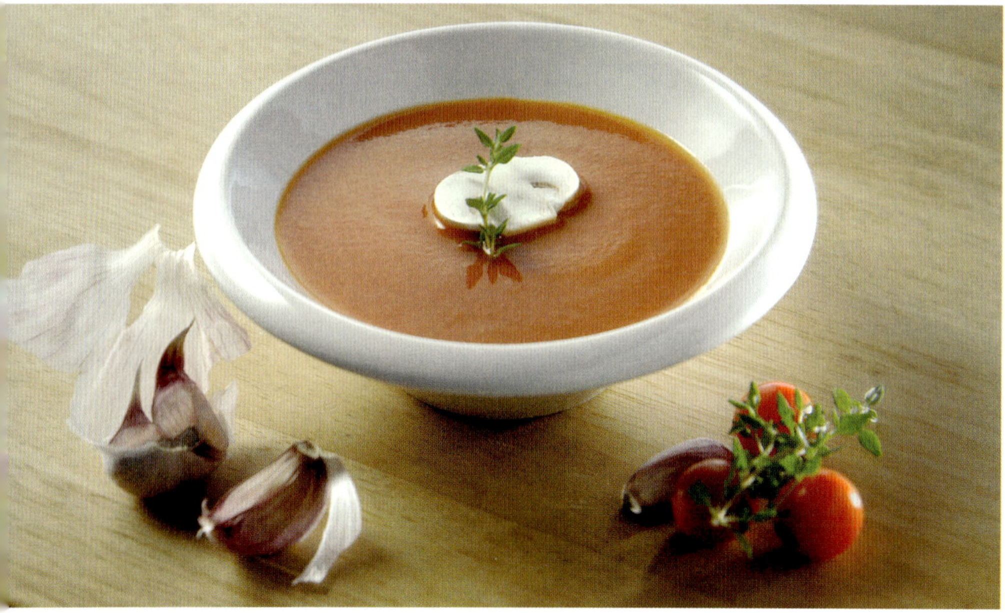

Zutaten für 1 bis 2 Personen

Ideal-Phase

1 kleine Flasche Gemüsesaft (ca. 0,5–0,7 l)

100 g fettarmer Jogurt, 50 g Vollkorn-Suppennudeln

2 Champignons

1 TL Olivenöl

1 Knoblauchzehe (gepresst), fein gehackte Petersilie (für ca. 1 – 2 EL), 1 kleiner Zweig Rosmarin

je 1 Messerspitze Curry und ½ TL Thymian, Pfeffer, Salz

Balancier-Phase

1 kleine Flasche Gemüsesaft (ca. 0,5–0,7 l)

100 g fettarmer Jogurt, 50 g Vollkorn-Suppennudeln

2 Champignons

1 TL Olivenöl

1 Knoblauchzehe (gepresst), fein gehackte Petersilie (für ca. 1 – 2 EL), 1 kleiner Zweig Rosmarin

je 1 Messerspitze Curry und ½ TL Thymian, Pfeffer, Salz

- Auch ohne die mit gekennzeichneten Zutaten ein Genuss
- Mit Foodsport-Kernsortiment alle Zutaten verfügbar

Zubereitungsplan (für die Ideal-Phase)

	Arbeitsschritte	Zeitbedarf in Minuten 5	10	15	20	25	30
1	Ca. 0,5–0,7 l Gemüsesaft (= 1 kleine Flasche) in kleinen Topf geben	■					
2	100 g fettarmen Jogurt mit Gemüsesaft gut verrühren	■					
3	50 g Vollkorn-Suppennudeln▪ dazugeben	■					
4	1 kleinen Zweig Rosmarin▪ in Topf beigeben und auf höchster Stufe aufheizen	■					
5	2 Champignons▪ waschen und in dünne Scheiben schneiden, 1 Knoblauchzehe▪ pressen, beides dazugeben		■				
6	1 TL Olivenöl, 1 Messerspitze Curry und ½ TL Thymian▪ mit dazugeben		■				
7	Topfinhalt rührend aufkochen lassen			■			
8	Anschließend Temperatur auf unterste Stufe stellen und noch 2–3 Minuten bei geschlossenem Deckel kochen lassen				■		
9	Rosmarinzweig▪ herausnehmen				■		
10	Petersilie▪ fein hacken (ca. 1–2 EL), in den Topf geben, mit Salz und Pfeffer▪ abschmecken, Deckel schließen				■		
11	Herd ausstellen, Inhalt bei geschlossenem Deckel auf noch heißer Herdplatte für 1–2 Minuten ziehen lassen					■	

▪ Auch ohne diese Zutaten ein Genuss

Kochtipps

- Vollkorn-Suppennudeln machen diese Suppe dickflüssiger (ohne schmeckt sie trotzdem sehr gut).
- Jogurt nur mit kaltem Gemüsesaft verrühren, sonst gibt es »Flocken«.

Variations-/Kombinationsmöglichkeiten

- Alternative zu Champignons: alle anderen fein geschnittenen Gemüsesorten (z. B. feine Brokkoliröschen, feine Zucchinischeiben) oder Garnelen.
- Bei einer Erkältung: eine Chilischote mitkochen und vor dem Servieren den Saft einer halben Zitrone beigeben.

Bohnensalat■■

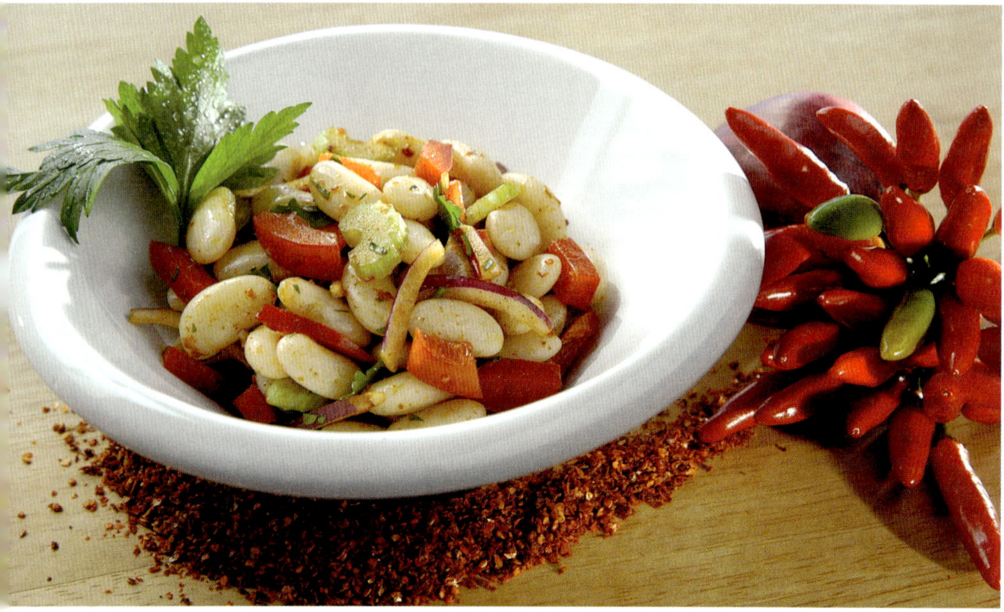

Zutaten für 1 bis 2 Personen

Ideal-Phase

250 g vorgekochte Bohnen (z. B. tiefgekühlt oder zur Not aus dem Glas)

1 rote Paprika, 1 rote Zwiebel (mittelgroß), 1 Stange frischer Sellerie■, 1 Tomate■

3–4 EL Olivenöl

1 EL Balsamico- oder Apfelessig, ½ EL Zitronensaft■

1 TL Paprikamark■

fein gehackte Petersilie (für ca. 1–2 EL)

1 Messerspitze Paprikapulver■ bzw. grob gemahlener Chili■, Pfeffer■, Salz

Balancier-Phase

250 g vorgekochte Bohnen (z. B. tiefgekühlt oder zur Not aus dem Glas)

1 rote Paprika, 1 rote Zwiebel (mittelgroß), 1 Stange frischer Sellerie■, 1 Tomate■

2–3 EL Olivenöl

1 EL Balsamico- oder Apfelessig, ½ EL Zitronensaft■

1 TL Paprikamark■

fein gehackte Petersilie (für ca. 1–2 EL)

1 Messerspitze Paprikapulver■ bzw. grob gemahlener Chili■, Pfeffer■, Salz

- ■ Auch ohne die mit ■ gekennzeichneten Zutaten ein Genuss
- ■ Mit Foodsport-Kernsortiment alle Zutaten verfügbar
- ■ Zum Mitnehmen in der Box geeignet

Zubereitungsplan (für die Ideal-Phase)

	Arbeitsschritte	Zeitbedarf in Minuten 5	10	15	20	25	30
1	Bei Tiefkühl-Bohnen: 250 g Bohnen im Tiefkühl-Beutel für 5–10 Minuten im warmen Wasserbad auftauen lassen	■	■				
2	1 Zwiebel fein würfeln, 1 Stange frischer Sellerie▪ waschen, in Scheiben schneiden und in Salatschüssel geben	■					
3	1 Paprika und 1 Tomate▪ waschen und würfeln, Petersilie fein hacken (ca. 1–2 EL), ebenfalls dazugeben		■				
4	Aufgetaute Bohnen im Sieb abtropfen bzw. Bohnen aus dem Glas abtropfen und gründlich klarspülen			■			
5	Bohnen und Gemüse in Schüssel gut vermischen			■			
6	1 TL Paprikamark▪, 1 EL Balsamico-Essig, ½ EL Zitronensaft▪, 3–4 EL Olivenöl in kleiner Schüssel/Tasse gut verrühren			■			
7	Dressing in die Schüssel mit Bohnen und Salatgemüse hineingeben und gut vermischen				■		
8	Mit 1 Messerspitze Paprikapulver▪ bzw. grobem Chilipulver▪, Salz und Pfeffer▪ abschmecken				■		

▪ Auch ohne diese Zutaten ein Genuss

Kochtipps

- Tiefkühlvorrat an Bohnen anlegen: Ca. 500 g getrocknete Bohnen einen Tag vorher einweichen und anschließend gleich für mehrere Portionen vorkochen (ergibt ca. 1000–1200 g weich gekochte Bohnen). Nach dem Abkühlen in 4–5 einzelne Portionen à 250 g abpacken und einfrieren.
- Petersilienblätter schnell und fein geschnitten: Stängel entfernen, Blätter fest zusammenrollen und davon dünne Scheiben abschneiden. Besonders einfach geht das bei der krausen Petersilie, die auch weniger schnell welkt; dagegen hat die glatte Blattpetersilie einen aromatischeren Geschmack.
- Tiefkühl-Bohnen auftauen: Schneller als im Wasserbad geht es in der Mikrowelle.

Variations-/Kombinationsmöglichkeiten

- Tunfischstückchen oder Shrimps mit in den Bohnensalat geben.
- Eine sehr gute Beilage zu Fleisch- und Gemüsegerichten.

Kisir (Bulgur mit Salatgemüse)

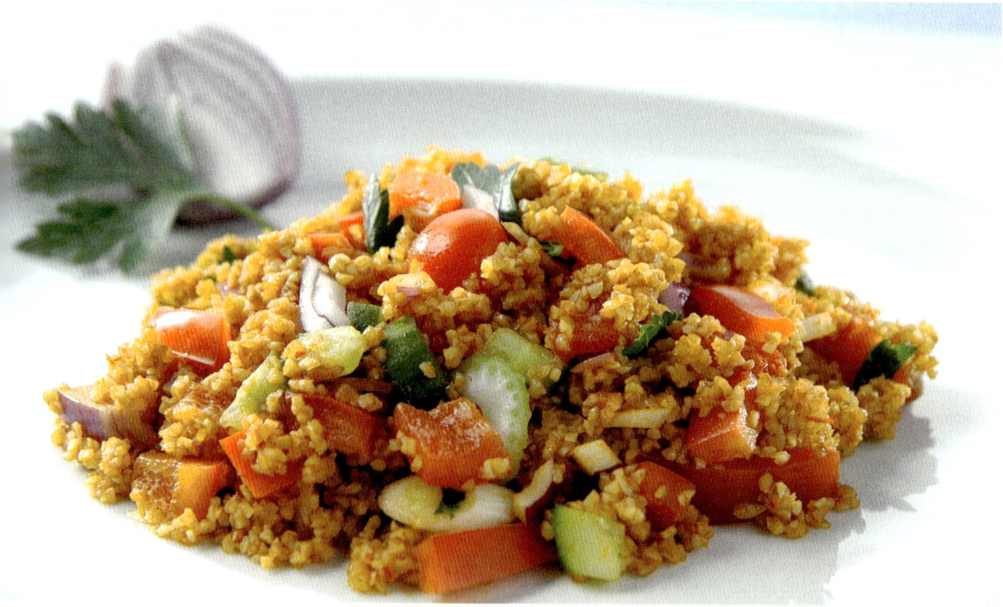

Zutaten für 1 bis 2 Personen

Ideal-Phase

1 kleine Tasse (ca. 150 g) Bulgur (= Weizengrütze), feine Körnung, möglichst die dunkle Sorte

1 Tomate, 1 rote Paprika, 1 kleine Feldgurke (oder ca. 150 g Salatgurke), 1 rote Zwiebel, 1 Stange frischer Sellerie▪

½ EL Paprikamark, 2 EL Tomatenmark

4–5 EL Olivenöl

1–2 EL Zitronensaft, 1 EL Apfelessig o. Balsamico

fein gehackte Petersilie▪ (für ca. 3–4 EL), 1 Knoblauchzehe▪ (gepresst)

½ TL Curry, 1 TL getrocknete Minze, ½ TL Paprikapulver▪, 1 Messerspitze gemahlener Kreuzkümmel (= Cumin)▪, Salz, Pfeffer▪

Balancier-Phase

1 kleine Tasse (ca. 150 g) Bulgur (= Weizengrütze), feine Körnung, möglichst die dunkle Sorte

1 Tomate, 1 rote Paprika, 1 kleine Feldgurke (oder ca. 150 g Salatgurke), 1 rote Zwiebel, 1 Stange frischer Sellerie▪

½ EL Paprikamark, 2 EL Tomatenmark

2–3 EL Olivenöl

1–2 EL Zitronensaft, 1 EL Apfelessig o. Balsamico

fein gehackte Petersilie▪ (für ca. 3–4 EL), 1 Knoblauchzehe▪ (gepresst)

½ TL Curry, 1 TL getrocknete Minze, ½ TL Paprikapulver▪, 1 Messerspitze gemahlener Kreuzkümmel (= Cumin)▪, Salz, Pfeffer▪

- Auch ohne die mit ▪ gekennzeichneten Zutaten ein Genuss
- Mit Foodsport-Kernsortiment alle Zutaten verfügbar
- Zum Mitnehmen in der Box geeignet

Zubereitungsplan (für die Ideal-Phase)

	Arbeitsschritte	Zeitbedarf in Minuten 5	10	15	20	25	30
1	Etwas Wasser (ca. 200–300 ml) in Kanne oder Wasserkocher aufkochen	■					
2	1 Tomate, 1 Paprika, 1 kleine Feldgurke, 1 Zwiebel, 1 Stange frischen Sellerie* waschen	■					
3	1 kleine Tasse feinen Bulgur (ca. 150 g) in hitzebeständige Salatschüssel oder Topf geben	■					
4	½ EL Paprikamark und 2 EL Tomatenmark mit in den Topf geben	■					
5	Kochendes Wasser langsam auf Bulgur aufgießen, bis Bulgur gerade so mit Wasser bedeckt ist		■				
6	Das Ganze gut verrühren, bis Tomaten-Paprikamark das Bulgur gleichmäßg rot gefärbt hat		■				
7	Topfinhalt/Schüssel abdecken und für ca. 10 Minuten ziehen lassen		■	■			
8	Das Gemüse fein würfeln und in einer Schüssel zwischenlagern		■	■			
9	1 Knoblauchzehe* pressen, Petersilie* fein hacken (ca. 3–4 EL), ebenfalls mit in Schüssel geben				■		
10	Inhalt der Schüssel zusammen mit aufgequollenem Bulgur sorgfältig vermischen				■		
11	4–5 EL Olivenöl, 1–2 EL Zitronensaft, 1 EL Balsamico- oder Apfelessig dazugeben				■		
12	Mit ½ TL Paprikapulver*, ½ TL Curry, 1 TL getrockneter Minze, 1 Messerspitze Cumin* würzen				■		
13	Alles sorgfältig umrühren, mit Salz und Pfeffer* abschmecken					■	
14	Nach Geschmack Tomaten-/Paprikamarkmark/Essig/Zitronensaft/Cumin* ergänzen					■	
15	Mindestens 5–10 Minuten im Kühlschrank ziehen lassen					■	■

* Auch ohne diese Zutaten ein Genuss

Kochtipps

- Faustregel: 1 Tasse Bulgur benötigt ca. 1–1 ½ Tassen kochendes Wasser, um aufzuquellen und weich zu werden.
  - Bulgur nach 10 Minuten noch zu trocken: einfach etwas kochendes Wasser unterrühren.
  - Bulgur nach 10 Minuten noch zu wässrig: Topf mit Bulgur bei leichter Hitze auf Herdplatte geben und rührend das Restwasser verdampfen lassen bzw. Schüssel auf Topf mit kochendem Wasser geben und mit der Hitze des Wasserdampfes weiterziehen lassen.
- Nur die feine Sorte Bulgur verwenden, grobe Sorte wird durch Aufgießen mit kochendem Wasser nicht weich genug.

Variations-/Kombinationsmöglichkeiten

- Perfekte Beilage zu allen Fleisch- und Geflügelgerichten und ein Highlight auf jeder Grillparty.

Garnelen in Tomatensauce ▪

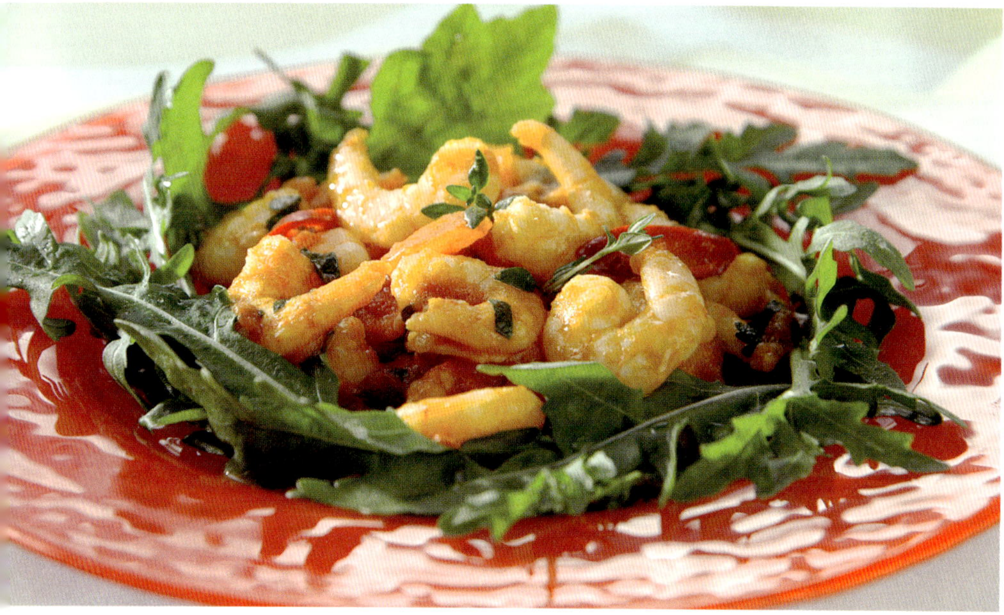

Zutaten für 1 bis 2 Personen

Ideal-Phase

ca. 200 g Tiefkühl-Garnelen (gekocht und geschält, z. B. King Prawns)

2–3 Tomaten bzw. im Winter: ca. 150–200 g Tomatenfruchtfleisch in kleinen Stücken

3–4 EL Olivenöl

1 TL Paprikamark ▪

1 Knoblauchzehe ▪ (in feinen Scheiben), fein gehackte Petersilie ▪ (für ca. 1–2 EL)

1 Messerspitze Paprikapulver, ½ TL Curry, ½ TL Thymian, 1 kleiner Zweig Rosmarin ▪, Salz

Balancier-Phase

ca. 200 g Tiefkühl-Garnelen (gekocht und geschält, z. B. King Prawns)

2–3 Tomaten bzw. im Winter: ca. 150–200 g Tomatenfruchtfleisch in kleinen Stücken

1–2 EL Olivenöl

1 TL Paprikamark ▪

1 Knoblauchzehe ▪ (in feinen Scheiben), fein gehackte Petersilie ▪ (für ca. 1–2 EL)

1 Messerspitze Paprikapulver, ½ TL Curry, ½ TL Thymian, 1 kleiner Zweig Rosmarin ▪, Salz

- Auch ohne die mit ▪ gekennzeichneten Zutaten ein Genuss
- Mit Foodsport-Kernsortiment alle Zutaten verfügbar

Zubereitungsplan (für die Ideal-Phase)

	Arbeitsschritte	Zeitbedarf in Minuten 5	10	15	20	25	30
1	Ca. 200 g Tiefkühl-Garnelen für ca. 10 Min. im kalten Wasserbad auftauen lassen	■	■				
2	2–3 Tomaten reiben oder würfeln und in Schüssel geben (bzw. 150–200 g Tomatenfruchtfleisch nehmen)	■					
3	1 Knoblauchzehe▪ in feine Scheiben schneiden und Petersilie▪ fein hacken (ca. 1–2 EL), alles mit in Schüssel geben		■				
4	3–4 EL Olivenöl, 1 TL Paprikamark▪, 1 kleinen Zweig Rosmarin▪ ebenfalls in Schüssel dazugeben		■				
5	Inhalt der Schüssel mit ½ TL Curry, 1 Messerspitze Paprikapulver▪, ½ TL Thymian würzen		■				
6	Pfanne auf höchster Stufe aufheizen, ½ Tasse Wasser (ca. 100 ml) bereitstellen			■			
7	Inhalt der Schüssel in Pfanne geben und mit ½ Tasse Wasser (ca. 100 ml) ablöschen				■		
8	Sauce aufkochen lassen, mit Salz abschmecken, anschließend Temperatur auf unteres Drittel stellen				■		
9	Deckel schließen und ca. 5–10 Minuten weiter köcheln lassen, aufgetaute Garnelen abtupfen und bereitstellen				■	■	
10	Flüssigkeitsgrad der Sauce überprüfen, falls zu trocken, immer wieder 3–4 EL Wasser ergänzen					■	
11	Zum Schluss Garnelen in Tomatensauce geben (empfohlene Garzeit beachten)						■

▪ Auch ohne diese Zutaten ein Genuss

Kochtipps

- Im Winter gibt es kaum aromatische Tomaten, daher am besten abgepacktes Tomatenfruchtfleisch (im Tetrapack) verwenden. Faustregel: 1 frische Tomate = ca. 75 g (bzw. 3–4 EL) Tomatenfruchtfleisch.
- Garnelen nicht zu lange kochen, sonst verlieren sie ihre knackige Konsistenz, daher die auf der Verpackung empfohlenen Garzeiten beachten.
- Je größer und höherwertiger die ausgewählten Garnelen sind, desto größer ist der Genuss (Empfehlung: Riesengarnelen/King Prawns), als Shrimps werden im Übrigen meist die kleineren Sorten bezeichnet.

Variations-/Kombinationsmöglichkeiten

- Passende Beilage: (geröstete) Vollkornbrotscheibe.
- Als »warmen Salat« auf Rucolablättern servieren: Kurz vor Schluss (in Schritt 10) noch 1 EL Balsamico-Essig in die Sauce geben und mitkochen. Das ergibt ein fantastisches, warmes Dressing. Sofort servieren, sonst fallen die Blätter zusammen.
- Auch als Nudelsauce zu verwenden (siehe Foodsport-Rezept: »Vollkorn-Nudeln mit Garnelen«, S. 216).

Überbackener Toast mit Schafskäse▪

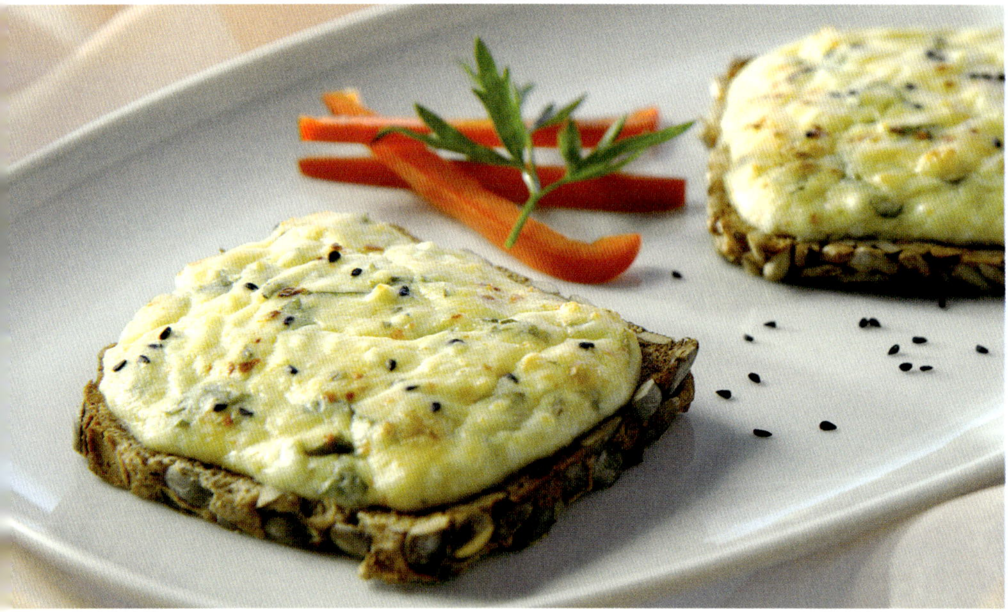

Zutaten für 1 bis 2 Personen

Ideal-Phase

2–3 Scheiben Vollkornbrot

ca. 75 g Schafskäse

1 rohes Ei

½ TL Olivenöl▪

fein gehackte Petersilie▪ (für zirka 2 EL)

½ TL Kreuzkümmel▪, 1 Messerspitze getrocknete Minze▪

Balancier-Phase

2–3 Scheiben Vollkornbrot

ca. 75 g fettarmer Schafskäse

1 rohes Ei

kein Olivenöl

fein gehackte Petersilie▪ (für zirka 2 EL)

½ TL Kreuzkümmel▪, 1 Messerspitze getrocknete Minze▪

- Auch ohne die mit ▪ gekennzeichneten Zutaten ein Genuss
- Mit Foodsport-Kernsortiment alle Zutaten verfügbar

Zubereitungsplan (für die Ideal-Phase)

	Arbeitsschritte	Zeitbedarf in Minuten 5	10	15	20	25	30
1	Miniofen oder großen Ofen auf höchster Stufe vorheizen	■	■	■			
2	Ca. 75 g Schafskäse mit Gabel in einer kleinen Schale sorgfältig zerdrücken	■					
3	Petersilie▪ fein hacken (ca. 2 EL) und mit in die Schale geben		■				
4	1 rohes Ei in die Schale mit Schafskäse schlagen, ½ TL Olivenöl▪ dazugeben		■				
5	1 Messersitze getrocknete Minze▪ dazugeben und alles sorgfältig mit Gabel verrühren			■			
6	Schafskäse-Eierpaste auf 2–3 Scheiben Vollkornbrot dick mit Löffel verteilen			■			
7	Je 1 Messerspitze Kreuzkümmel▪ über Brotaufstrich verteilen und alles in den Ofen geben			■			
8	So lange überbacken, bis Oberfläche leicht bräunlich wird (ca. 10–15 Minuten)				■	■	

▪ Auch ohne diese Zutaten ein Genuss

Kochtipps

- Schafskäse-Eierpaste nicht zu dünn (wird zu trocken) und nicht bis zum Brotrand verstreichen (läuft über die Ränder).
- Je nach Brotsorte kann der Teil unter der überbackenen Schafskäsecreme sehr saftig werden. Wer es besonders kross mag, sollte zuerst die Seite des Vollkornbrotes vorrösten, auf die später die Schafskäsecreme gegeben wird (am besten, während man die Creme zubereitet).

Variations-/Kombinationsmöglichkeiten

- Anstelle von Vollkornbrot: Zucchinischeiben oder Tomatenhälften mit Schafskäsecreme überbacken.
- Anstelle der Petersilie Spinatblätter verwenden.
- Schafskäse-Eierpaste mit feinen Zwiebelwürfeln ergänzen.

3. Hauptspeisen mit Fleisch / Geflügel / Garnelen

Asia-Pfanne mit Kokosmilch und Putenfiletstreifen

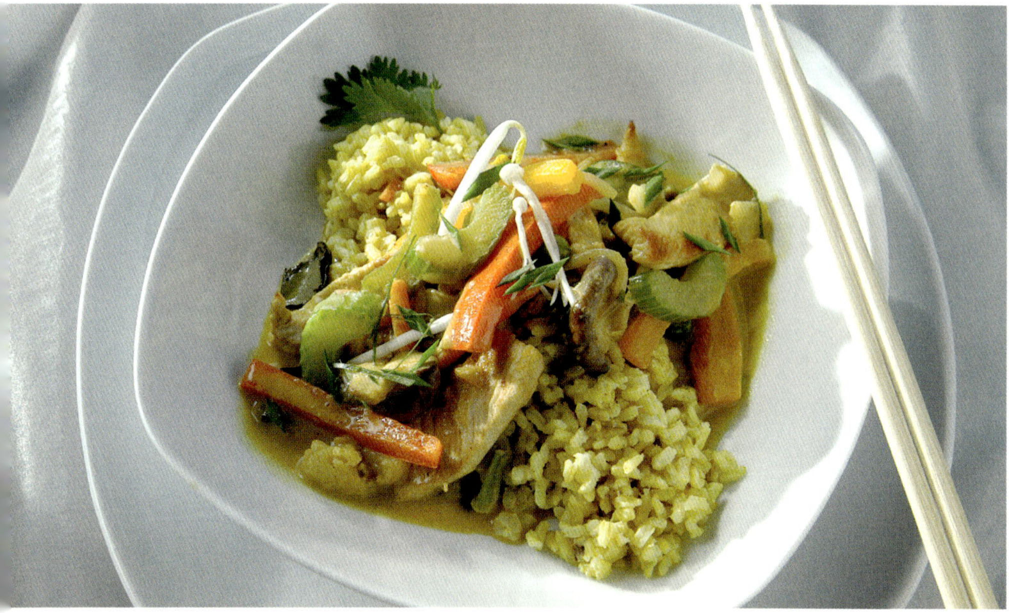

Zutaten für 1 bis 2 Personen

Ideal-Phase

ca. 150 g Vollkornreis

ca. 150 g Putenbrustfilet (oder geschnetzeltes Putenfleisch)

ca. 350–400 g Frischgemüse Ihrer Wahl: z. B. 1 rote Paprika, 3–4 Champignons, 1 Karotte (feine Sticks), ½ Zucchini, falls zur Hand: Asia-Sprossen▪ (z. B. von Mungobohnen)

1–2 EL Sojasauce▪, ca. 150 ml Kokosmilch

2 EL Olivenöl

1 Knoblauchzehe▪ und Ingwer▪ (in feinen Scheiben = jeweils ca. 1 TL)

1–2 TL Curry

Balancier-Phase

ca. 100 g Vollkornreis

ca. 150 g Putenbrustfilet (oder geschnetzeltes Putenfleisch)

ca. 350–400 g Frischgemüse Ihrer Wahl: z. B. 1 rote Paprika, 3–4 Champignons, 1 Karotte (feine Sticks), ½ Zucchini, falls zur Hand: Asia-Sprossen▪ (z. B. von Mungobohnen)

1–2 EL Sojasauce▪, ca. 150 ml Kokosmilch

1 EL Olivenöl

1 Knoblauchzehe▪ und Ingwer▪ (in feinen Scheiben = jeweils ca. 1 TL)

1–2 TL Curry

- Auch ohne die mit ▪ gekennzeichneten Zutaten ein Genuss
- Mit Foodsport-Kernsortiment alle Zutaten verfügbar
- Zum Mitnehmen in der Box geeignet

Zubereitungsplan (für die Ideal-Phase)

	Arbeitsschritte	Zeitbedarf in Minuten 5	10	15	20	25	30
1	Ca. 150 g Vollkornreis und doppelte Menge Wasser, ½ TL Curry, etwas Salz in kleinem Topf aufkochen lassen	■					
2	Bei Tiefkühlfleisch: im verschlossenen TK-Beutel für ca. 10–15 Min. im kalten Wasserbad auftauen lassen	■	■	■			
3	Aufkochenden Reis kurz verrühren, Deckel gut schließen und auf unterster Stufe ca. 30 Minuten kochen lassen	■	■	■	■	■	■
4	1 rote Paprika, 2–3 Champignons, ½ Zucchini waschen, in mundgerechte Stücke schneiden, in Schüssel geben	■					
5	1 Knoblauchzehe* und gleiche Menge Ingwer* (je ca. 1 TL) schälen und in feine Scheiben schneiden und mit dazugeben		■				
6	1 kleine Karotte waschen, halbieren und in feine Längsstreifen bzw. als Sticks schneiden, mit in die Schüssel geben		■				
7	2 EL Sojasauce*, 2 EL Olivenöl, 1 TL Curry ebenfalls mit in Schüssel geben		■				
8	Pfanne auf höchster Stufe aufheizen			■			
9	150 g Geflügelfilet in fingerbreite Streifen schneiden			■			
10	Geflügelfiletstreifen auf allen Seiten leicht anbräunen (ohne Öl), ca. 150 ml Kokosmilch bereitstellen				■		
11	Gemüse aus der Schüssel mit in die Pfanne dazugeben und alles gut umrühren				■		
12	Pfanneninhalt mit bereitgestellter Kokosmilch ablöschen				■		
13	Alles kurz aufkochen lassen und anschließend Temperatur auf unteres Drittel stellen					■	
14	Noch ca. 5–10 Minuten bei geschlossenem Deckel leicht köcheln lassen					■	■
15	Ggf. immer wieder kleine Menge Wasser (ca. 3–4 EL) beimengen, falls Inhalt / Sauce zu trocken erscheint					■	■

* Auch ohne diese Zutaten ein Genuss

Kochtipps

- Turbovariante: tiefgekühlten Asia-Gemüse-Mix direkt nach Schritt 10 in die Pfanne geben.
- Ingwer darf nicht zu faserig sein (d. h. feine Wurzelzweige nehmen) und muss vorher geschält werden.

Variations- / Kombinationsmöglichkeiten

- Mit Vollkornnudeln statt Reis: Nudeln entsprechend angegebener Kochzeit gegen Ende garen. Noch schneller: 50 g Vollkorn-Suppennudeln zusammen mit dem Gemüse zugeben und mitkochen.
- Mit jeder fettarmen Fleisch- und Geflügelsorte möglich. Tiefkühl-Garnelen: Kurz auftauen und gegen Ende der Kochzeit mit in die Pfanne geben (angegebene Garzeit beachten).
- Vegetarische Version: Mit weiteren (asiatischen) Gemüse- und Pilzsorten verfeinern.

Asia-Pfanne mit Soja-Sauce und Garnelen

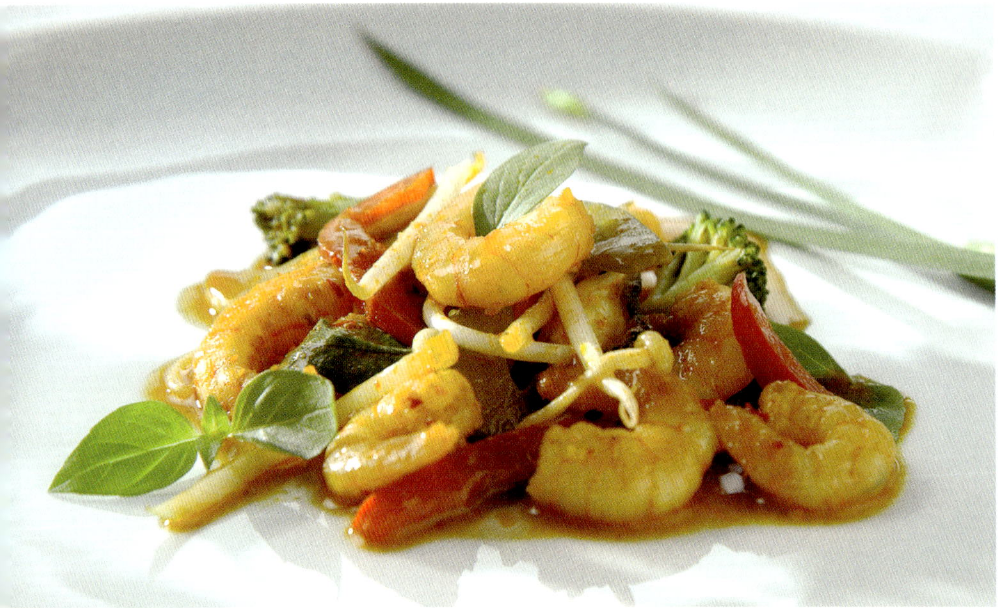

Zutaten für 1 bis 2 Personen

Ideal-Phase

ca. 150 g Vollkornreis

ca. 200 g Tiefkühl-Garnelen (gekocht & geschält, z. B. King Prawns)

Ca. 350–400 g Frischgemüse Ihrer Wahl: z. B. 1 rote Paprika, 3–4 Champignons, 1 Karotte (feine Sticks), ½ Zucchini, falls zur Hand: Asia-Sprossen* (z. B. von Mungobohnen)

3 –4 EL Sojasauce, 2 TL Paprikamark

2–3 EL Olivenöl

1 Knoblauchzehe* & Ingwer* (in feinen Scheiben = jeweils ca. 1 TL)

1–2 TL Curry

Balancier-Phase

ca. 100 g Vollkornreis

ca. 200 g Tiefkühl-Garnelen (gekocht & geschält, z. B. King Prawns)

ca. 350–400 g Frischgemüse Ihrer Wahl: z. B. 1 rote Paprika, 3–4 Champignons, 1 Karotte (feine Sticks), ½ Zucchini, falls zur Hand: Asia-Sprossen* (z. B. von Mungobohnen)

3 –4 EL Sojasauce, 2 TL Paprikamark

1 EL Olivenöl

1 Knoblauchzehe* & Ingwer* (in feinen Scheiben = jeweils ca. 1 TL)

1–2 TL Curry

- Auch ohne die mit * gekennzeichneten Zutaten ein Genuss
- Mit Foodsport-Kernsortiment alle Zutaten verfügbar
- Zum Mitnehmen in der Box geeignet

Zubereitungsplan (für die Ideal-Phase)

	Arbeitsschritte	Zeitbedarf in Minuten 5	10	15	20	25	30
1	Ca. 150 g Vollkornreis und doppelte Menge Wasser, ½ TL Curry, etwas Salz in kleinem Topf aufkochen lassen	■					
2	Ca. 200 g Tiefkühl-Garnelen für ca. 10–15 Min. im kalten Wasserbad auftauen lassen	■	■	■			
3	Aufkochenden Reis kurz verrühren, Deckel gut schließen und auf unterster Stufe ca. 30 Minuten kochen lassen	■	■	■	■	■	■
4	1 rote Paprika, 2–3 Champignons, ½ Zucchini waschen, in mundgerechte Stücke schneiden, in Schüssel geben	■					
5	1 Knoblauchzehe* und gleiche Menge Ingwer* (je ca. 1 TL) schälen und in feine Scheiben schneiden und mit dazugeben		■				
6	1 kleine Karotte waschen, halbieren und in feine Längsstreifen bzw. als Sticks schneiden, mit in die Schüssel geben			■			
7	3–4 EL Sojasauce, 2–3 EL Olivenöl, 2 TL Paprikamark, 1 TL Curry ebenfalls mit in Schüssel geben			■			
8	Pfanne auf höchster Stufe aufheizen, ½ Tasse Wasser (ca. 100 ml) bereitstellen			■			
9	Gemüse aus der Schüssel in die aufgeheizte Pfanne geben und gut umrühren				■		
10	Mit ½ Tasse Wasser (ca. 100 ml) ablöschen				■		
11	Pfanneninhalt aufkochen lassen und anschließend Temperatur auf unteres Drittel stellen					■	
12	Ca. 5 Minuten bei geschlossenem Deckel leicht köcheln lassen					■	
13	Reis prüfen. Falls Wasser gezogen und der Reis aufgequollen ist, die Garnelen abtupfen und für das Gemüse bereitstellen						■
14	Falls Reis noch zu hart ist (d.h. viel Restwasser), Gemüse kurz vom Herd nehmen, bis Reis so weit ist						■
15	Anschließend Garnelen in die Gemüsepfanne geben, dabei angegebene Garzeiten auf Verpackung beachten						■
16	Ggf. immer wieder kleine Menge Wasser (ca. 3–4 EL) beimengen, falls Inhalt/Sauce zu trocken erscheint						■

* Auch ohne diese Zutaten ein Genuss

Kochtipps

- Turbovariante: Tiefgekühlten Asia-Gemüse-Mix direkt nach Schritt 8 in die Pfanne geben, aber in Schritt 10 mit weniger Wasser ablöschen (ca. 30 ml statt 100 ml).
- Garnelen nicht zu lange kochen, sonst verlieren sie ihre knackige Konsistenz (Garzeiten beachten).
- Je größer und höherwertiger die ausgewählten Garnelen sind, desto größer ist der Genuss.

Variations-/Kombinationsmöglichkeiten

- Mit Vollkornnudeln statt Reis: Nudeln entsprechend angegebener Kochzeit gegen Ende garen.
- Fleischvariationen: Mit jeder fettarmen Fleisch- und Geflügelsorte möglich. Fleisch jedoch vor Arbeitsschritt 9 in Pfanne gleichmäßig anbraten, danach wie oben beschrieben fortfahren.
- Vegetarische Version: Mit weiteren (asiatischen) Gemüse- und Pilzsorten verfeinern.

Rindfleisch mit Tomatensauce

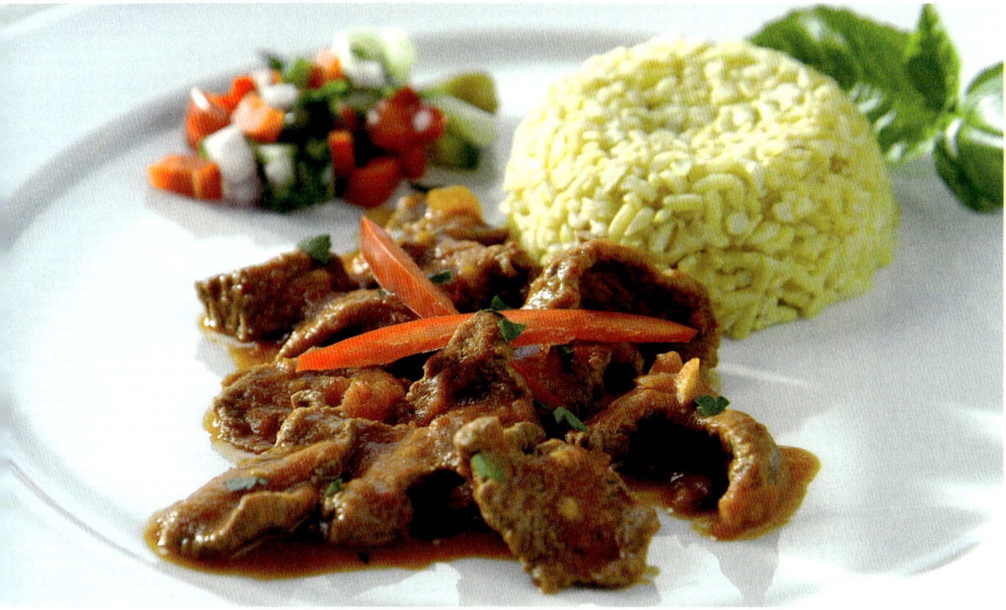

Zutaten für 1 bis 2 Personen

Ideal-Phase

ca. 150 g Vollkornreis

ca. 150 g Rindergeschnetzeltes (fettarm)

1 rote Paprika, 1 Zwiebel, 3 Champignons*, 2–3 Tomaten bzw. im Winter: ca. 150 g–200 g Tomatenfruchtfleisch in kleinen Stücken

½ EL Tomatenmark, ½ EL Paprikamark, 1 EL Sojasauce

2–3 EL Olivenöl

fein gehackte Petersilie* (für ca. 2 EL), 1 kleiner Zweig Rosmarin*, 1 Knoblauchzehe* (in feinen Scheiben)

½ TL Paprikapulver*, 1 TL Curry*, Salz, Pfeffer*

Balancier-Phase

ca. 100 g Vollkornreis

ca. 150 g Rindergeschnetzeltes (fettarm)

1 rote Paprika, 1 Zwiebel, 3 Champignons*, 2–3 Tomaten bzw. im Winter: ca. 150 g–200 g Tomatenfruchtfleisch in kleinen Stücken

½ EL Tomatenmark, ½ EL Paprikamark, 1 EL Sojasauce

1 EL Olivenöl

fein gehackte Petersilie* (für ca. 2 EL), 1 kleiner Zweig Rosmarin*, 1 Knoblauchzehe* (in feinen Scheiben)

½ TL Paprikapulver*, 1 TL Curry*, Salz, Pfeffer*

- Auch ohne die mit * gekennzeichneten Zutaten ein Genuss
- Mit Foodsport-Kernsortiment alle Zutaten verfügbar
- Zum Mitnehmen in der Box geeignet

Zubereitungsplan (für die Ideal-Phase)

	Arbeitsschritte	Zeitbedarf in Minuten 5	10	15	20	25	30
1	Ca. 150 g Vollkornreis und doppelte Menge Wasser, ½ TL Curry*, etwas Salz in kleinem Topf aufkochen lassen	■					
2	Bei Tiefkühlfleisch: im verschlossenen TK-Beutel für ca. 10–20 Min. im kalten Wasserbad auftauen lassen	■	■	■	■		
3	Aufkochenden Reis kurz verrühren, Deckel gut schließen und auf unterster Stufe ca. 30 Minuten kochen lassen	■	■	■	■	■	■
4	Das Gemüse waschen		■				
5	2–3 Tomaten würfeln (bzw. 150–200 g Tomatenfruchtfleisch) in Schüssel geben		■				
6	1 rote Paprika und 1 Zwiebel würfeln, 3 Champignons* in Scheiben schneiden, ebenfalls in Schüssel geben		■	■			
7	Rechtzeitig Pfanne/Topf auf höchster Stufe aufheizen, ½ Tasse Wasser (ca. 100 ml) bereitstellen			■			
8	Petersilie* fein hacken (ca. 2 EL), 1 Knoblauchzehe* in feine Scheiben schneiden, beiseite stellen			■			
9	150 g Rindergeschnetzeltes im Pfanne/Topf ca. 5 Minuten anbraten, bis das Wasser gezogen ist und Fleisch anbräunt				■		
10	Gemüse aus der Schüssel und 1 Rosmarinzweig* mit in Pfanne/Topf geben und alles gut umrühren					■	
11	2–3 EL Olivenöl, je ½ EL Paprika- u. Tomatenmark, Knoblauch* dazugeben					■	
12	Mit jeweils ½ TL Curry-* und Paprikapulver* und 1 EL Sojasauce würzen					■	
13	Sofort mit ½ Tasse Wasser (ca. 100 ml) ablöschen, alles gut verrühren und 5 Minuten kochen lassen					■	
14	Temperatur auf unteres Drittel stellen mit Salz und Pfeffer* abschmecken						■
15	Deckel schließen und noch einmal ca. 5 Minuten leicht köcheln lassen						■
16	Gegen Ende der Kochzeit Rosmarinzweig* herausnehmen, gehackte Petersilie* untermischen						■
17	Ggf. immer wieder etwas Wasser (ca. 3–4 EL) beimengen, falls Inhalt/Sauce zu trocken erscheint						■

* Auch ohne diese Zutaten ein Genuss

Kochtipps

- Im Winter gibt es kaum aromatische Tomaten, daher am besten abgepacktes Tomatenfruchtfleisch (im Tetrapack) verwenden. Faustregel: 1 frische Tomate = ca. 75 g (bzw. 3–4 EL) Tomatenfruchtfleisch.
- Die Tomatensauce schmeckt etwas sahniger mit einem Schuss fettarmer Milch (ca. 100 ml).

Variations-/Kombinationsmöglichkeiten

- Mit Vollkornnudeln statt Reis: Nudeln entsprechend angegebener Kochzeit gegen Ende garen.
- Putenbruststreifen anstelle von Rindergeschnetzeltem verwenden.
- Tunfischsteaks/Fischfilets: Ebenfalls in Arbeitsschritt 9 auf beiden Seiten ca. 2 Minuten anbraten. Danach nimmt man den Fisch aus Pfanne und stellt ihn kurz beiseite. Angebratene Fischfilets erst wieder in Schritt 14 in die Pfanne zurückgeben.

Vollkornnudeln mit Tomaten/Hackfleischsauce

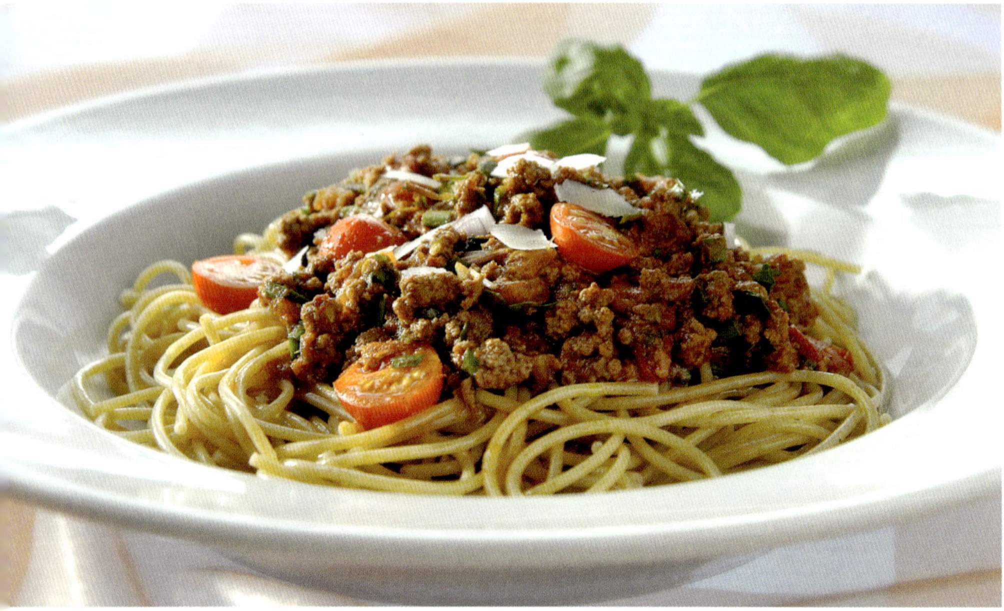

Zutaten für 1 bis 2 Personen

Ideal-Phase

ca. 150 g Vollkornnudeln

2–3 Tomaten bzw. im Winter ca. 150 g Tomatenfruchtfleisch in kleinen Stücken, 1 Zwiebel, 1 Knoblauchzehe (in feinen Scheiben), 2–3 Champignons

ca. 75 g fettarmes Hackfleisch (vom Rind)

½ EL Paprikamark, ½ EL Tomatenmark

2 EL Olivenöl

fein gehackte Petersilie (für ca. 1–2 EL)

½ TL Curry, 1 TL Thymian, Salz, Pfeffer

Balancier-Phase

ca. 100 g Vollkornnudeln

2–3 Tomaten bzw. im Winter ca. 150 g Tomatenfruchtfleisch in kleinen Stücken, 1 Zwiebel, 1 Knoblauchzehe (in feinen Scheiben) , 2–3 Champignons

ca. 75 g fettarmes Hackfleisch (vom Rind)

½ EL Paprikamark, ½ EL Tomatenmark

½ –1 EL Olivenöl

fein gehackte Petersilie (für ca. 1–2 EL)

½ TL Curry, 1 TL Thymian, Salz, Pfeffer

- Auch ohne die mit gekennzeichneten Zutaten ein Genuss
- Mit Foodsport-Kernsortiment alle Zutaten verfügbar
- Zum Mitnehmen in der Box geeignet

Zubereitungsplan (für die Ideal-Phase)

	Arbeitsschritte	Zeitbedarf in Minuten 5	10	15	20	25	30
1	Großen Topf mit Wasser aufsetzen, ca. ½ TL Salz dazugeben und aufkochen lassen	■	■	■			
2	Das Gemüse waschen	■					
3	2–3 ungeschälte Tomaten mit Reibe in eine Schüssel reiben (bzw. 150 g Tomatenfruchtfleisch verwenden)	■					
4	1 Knoblauchzehe*, 2–3 Champigons* in feine Scheiben schneiden und mit in Schüssel geben	■					
5	1 Zwiebel fein würfeln und ebenfalls mit in die Schüssel geben		■				
6	Petersilie* fein hacken (ca. 1–2 EL), beiseite stellen		■				
7	Pfanne auf höchster Stufe aufheizen		■				
8	Ca. 75 g fettarmes Hackfleisch* in der Pfanne ohne Öl anbraten			■			
9	Anschließend Inhalt der Schüssel mit Tomaten und Gemüse mit in Pfanne geben, alles gut umrühren			■			
10	Pfannentemperatur auf unteres Drittel stellen			■			
11	150 g Vollkornnudeln in sprudelnd kochendes, gesalzenes Wasser geben, dabei angegebene Kochzeit beachten				■	■	
12	Tomatensauce mit 10–12 EL kochendem Nudelwasser ablöschen				■		
13	Je ½ EL Tomaten und Paprikamark*, ½ TL Curry, 1 TL Thymian* mit in Pfanne geben, Sauce sorgfältig verrühren				■		
14	2 EL Olivenöl mit in Sauce beimengen und anschließend mit Salz und Pfeffer* abschmecken				■		
15	Sauce noch ca. 5 Min. köcheln lassen, ggf. 3–4 EL Nudelwasser ergänzen, gegen Ende Herd ausschalten					■	
16	Petersilie* zum Schluss dazugeben, gut verrühren					■	
17	Nudeln mit Sieb abtropfen, auf Teller mit Sauce anrichten (Alternativ: Nudeln in der Pfanne mit Sauce vermischen)						■

* Auch ohne diese Zutaten ein Genuss

Kochtipps

- Falls Nudelwasser zu früh anfängt zu kochen, noch keine Nudeln hineingeben, bis Schritt 8 erledigt ist.
- Im Winter gibt es kaum aromatische Tomaten, daher am besten abgepacktes Tomatenfruchtfleisch (im Tetrapack) verwenden. Faustregel: 1 frische Tomate = ca. 75 g (bzw. 3–4 EL) Tomatenfruchtfleisch.
- Tiefkühlhackfleisch taut in flachen, portionsgerechten Paketen schneller auf: Flachen »Block« einfach mit einem Schuss Wasser in heiße Pfanne (ohne Öl!) geben und mit Holzlöffel langsam stampfend zerteilen.

Variations-/Kombinationsmöglichkeiten

- Vegetarisch: Wie oben beschrieben, ggf. etwas mehr Champignons und/oder Paprikastreifen dazugeben.

Vollkornnudeln mit Schafskäsesauce und Rucola

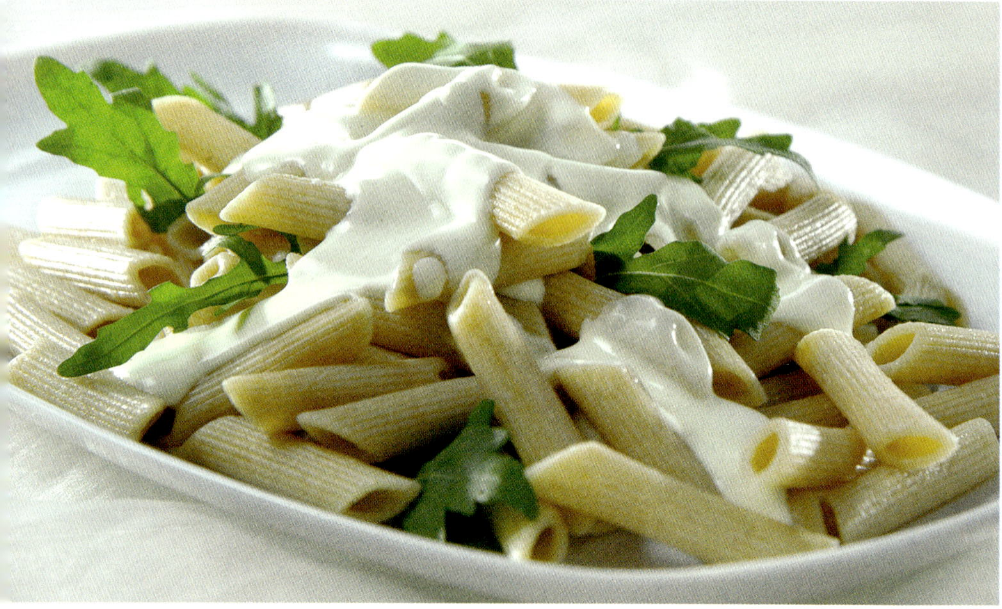

Zutaten für 1 bis 2 Personen

Ideal-Phase

ca. 150 g Vollkornnudeln

ca. 50–75 g Schafskäse

¼ Bund Rucola (ca. 25–40 g), ½ – 1 Knoblauchzehe (in feinen Scheiben)

100 ml fettarme Milch

½ EL Olivenöl

1 Messerspitze Kreuzkümmel, Salz

Balancier-Phase

ca. 100 g Vollkornnudeln

50 g fettarmer Schafskäse

¼ Bund Rucola (ca. 25–40 g), ½ – 1 Knoblauchzehe (in feinen Scheiben)

75 ml fettarme Milch

kein Öl

1 Messerspitze Kreuzkümmel, Salz

- Auch ohne die mit ▪ gekennzeichneten Zutaten ein Genuss
- Mit Foodsport-Kernsortiment alle Zutaten verfügbar
- Zum Mitnehmen in der Box geeignet

Zubereitungsplan (für die Ideal-Phase)

	Arbeitsschritte	Zeitbedarf in Minuten 5	10	15	20	25	30
1	Großen Topf mit Wasser aufsetzen, ½ TL Salz dazugeben und aufkochen lassen	■	■				
2	50–75 g Schafskäse mit Gabel auf Küchenbrett zerdrücken und in kleine Schüssel geben	■					
3	½ –1 Knoblauchzehe* in feine Scheiben schneiden und mit in Schüssel geben		■				
4	¼ Bund Rucola (ca. 25–40 g) waschen, Stiele entfernen und Blätter halbieren und beiseite stellen		■				
5	Wenn Wasser kocht, ca. **150 g Vollkornnudeln** hineingeben, dabei angegebene Kochzeit beachten			■	■		
6	Anschließend Pfanne auf höchster Stufe aufheizen				■		
7	Schüssel mit **Schafskäse, 100 ml fettarme Milch, 1 TL Olivenöl*** in Pfanne geben				■		
8	Pfanneninhalt sehr gut verrühren, bis Sauce aufkocht und Käsestückchen flüssig geworden sind				■		
9	Pfannen-Temperatur auf unterste Stufe stellen und Sauce noch ca. 5 Minuten weiterrühren					■	
10	Nudeln im Sieb abtropfen, in der Pfanne mit der Sauce vermischen und noch 2–3 Minuten ziehen lassen					■	■
11	Rucola auf dem Teller mit Nudeln anrichten und mit 1 Messerspitze Kreuzkümmel* bestreuen						■

* Auch ohne diese Zutaten ein Genuss

Kochtipps

- Die Konsistenz der Sauce verbessert sich durch das Beimengen der Nudeln in der Pfanne. Je länger Sie die Nudeln nun in der Sauce ziehen lassen, desto dickflüssiger wird sie. Das ist besonders in der Balancier-Phase zu beachten, weil die Sauce durch die leichteren Zutaten noch flüssiger ist.
- Sauce vor den Nudeln schon fertig: Sauce einfach beiseite stellen und später mit etwas Nudelwasser oder Milch (ca. 3–4 EL) unter Rühren aufwärmen.
- Nudeln vor der Sauce schon fertig: Nudeln einfach im Sieb abtropfen und kurz beiseite stellen. Durch heiße Nudelsauce werden sie in der Pfanne schnell wieder warm.

Variations-/Kombinationsmöglichkeiten

- Anstelle der Rucolablätter Sauce mit frischen Spinatblättern und fein gewürfelten Zwiebeln zubereiten. Spinat und Zwiebeln kurz mit in die angerührte Sauce geben (nach Schritt 8), danach 5 Minuten auf unterster Stufe kochen und anschließend mit Nudeln vermengen.
- 2–3 Champignons in feine Scheiben schneiden und kurz vor Ende der Kochzeit (Schritt 9) unter die Sauce mischen.
- Fein gehackte Petersilie (ca. 3–4 EL) anstatt der Rucolablätter verwenden. In Schritt 4 vorbereiten und kurz vor Ende der Kochzeit (Schritt 9) mit in Sauce mischen.

Vollkornnudeln mit Garnelen

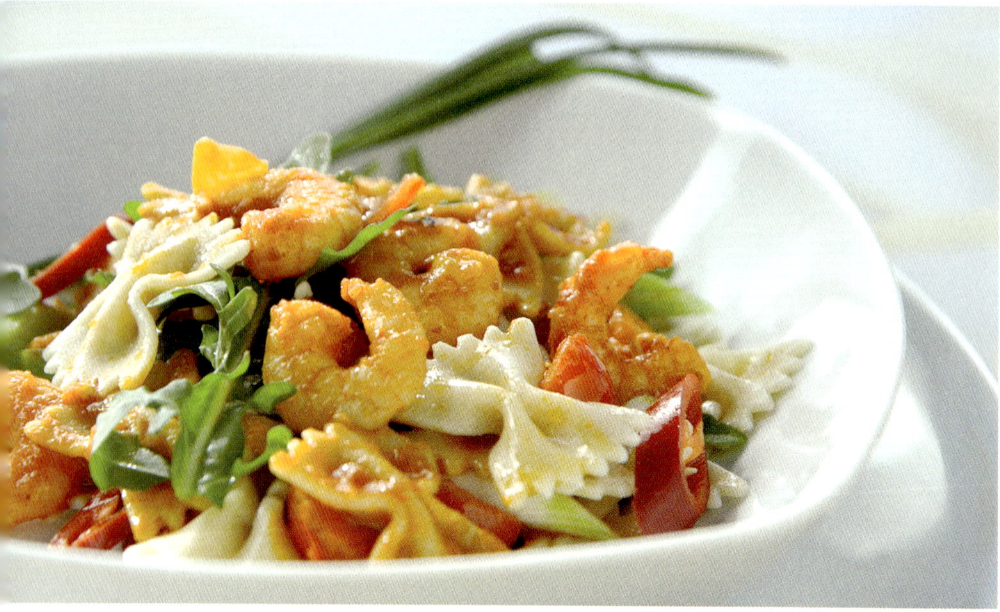

Zutaten für 1 bis 2 Personen

Ideal-Phase

ca. 150 g Vollkornnudeln

ca. 200 g Tiefkühl-Garnelen (gekocht und geschält, z. B. King Prawns)

2–3 Tomaten bzw. im Winter: ca. 150–200 g Tomatenfruchtfleisch in kleinen Stücken

3–4 EL Olivenöl

1 TL Paprikamark

1 Knoblauchzehe (gepresst), fein gehackte Petersilie (für ca. 1–2 EL)

1 Messerspitze Paprikapulver, ½ TL Curry, ½ TL Thymian, 1 kleiner Zweig Rosmarin, Salz

Balancier-Phase

ca. 100 g Vollkornnudeln

ca. 200 g Tiefkühl-Garnelen (gekocht und geschält, z. B. King Prawns)

2–3 Tomaten bzw. im Winter: ca. 150–200 g Tomatenfruchtfleisch in kleinen Stücken

1–2 EL Olivenöl

1 TL Paprikamark

1 Knoblauchzehe (gepresst), fein gehackte Petersilie (für ca. 1–2 EL)

1 Messerspitze Paprikapulver, ½ TL Curry, ½ TL Thymian, 1 kleiner Zweig Rosmarin, Salz

- Auch ohne die mit ▪ gekennzeichneten Zutaten ein Genuss
- Mit Foodsport-Kernsortiment alle Zutaten verfügbar
- Zum Mitnehmen in der Box geeignet

Zubereitungsplan (für die Ideal-Phase)

	Arbeitsschritte	Zeitbedarf in Minuten 5	10	15	20	25	30
1	Ca. 200 g Tiefkühl-Garnelen für ca. 10 Min. im kalten Wasserbad auftauen lassen	■	■				
2	Großen Topf mit Wasser aufsetzen, ½ TL Salz dazugeben und aufkochen lassen	■	■	■			
3	2–3 Tomaten reiben oder würfeln und in Schüssel geben (bzw. 150–200 g Tomatenfruchtfleisch nehmen)		■				
4	1 Knoblauchzehe▪ pressen und Petersilie▪ fein hacken (ca. 1–2 EL), mit in Schüssel geben			■			
5	3–4 EL Olivenöl, 1 TL Paprikamark▪, 1 kleinen Zweig Rosmarin▪ ebenfalls in Schüssel geben			■			
6	Inhalt der Schüssel mit ½ TL Curry, 1 Messerspitze Paprikapulver▪, ½ TL Thymian würzen			■			
7	Pfanne auf höchster Stufe aufheizen, ½ Tasse Wasser (ca. 100 ml) bereitstellen			■			
8	Inhalt der Schüssel in Pfanne geben und mit ½ Tasse Wasser ablöschen				■		
9	Sauce aufkochen lassen, anschließend Temperatur auf unteres Drittel stellen				■		
10	Mit Salz abschmecken und weiter köcheln lassen, bis Nudeln gar sind, Sauce ab und zu umrühren				■		
11	Ca. 150 g Vollkornnudeln in kochendes Wasser geben, dabei angegebene Kochzeit beachten				■	■	
12	Flüssigkeitsgrad der Sauce überprüfen, falls zu trocken, immer wieder 3–4 EL Nudelwasser ergänzen, Garnelen abtupfen					■	
13	Wenn Kochzeit der Nudeln sich dem Ende nähert, Garnelen in Tomatensauce geben (empfohlene Garzeit beachten)					■	
14	Nudeln im Sieb abtropfen, Rosmarinzweig aus Pfanne nehmen, beides in Pfanne gut mit Tomatensauce vermischen						■

▪ Auch ohne diese Zutaten ein Genuss

Kochtipps

- Falls Nudelwasser zu früh anfängt zu kochen, nicht gleich Nudeln hineingeben, bis Schritt 9 erledigt ist.
- Garnelen nicht zu lange kochen, sonst verlieren sie ihre knackige Konsistenz (Garzeiten beachten).
- Je größer und höherwertiger die ausgewählten Garnelen sind, desto größer ist der Genuss.
- Im Winter gibt es kaum aromatische Tomaten, daher am besten abgepacktes Tomatenfruchtfleisch (im Tetrapack) verwenden. Faustregel: 1 frische Tomate = ca. 75 g (bzw. 3–4 EL) Tomatenfruchtfleisch.

Variations-/Kombinationsmöglichkeiten

- Alternative zu Garnelen: Meeresfrüchte (längere Garzeiten beachten, d. h. in Schritt 8 mit beigeben).
- Ca. 50–80 g feine Sardellenfilets (Anchovis) fein hacken und zusätzlich unter die Sauce mischen.
- Mit Tunfisch aus der Dose: Zunächst den eigenen Saft auspressen (keinen Tunfisch mit Öl nehmen), anschließend in Arbeitsschritt 3 mit in die Schüssel geben. Ggf. mit 1–2 TL Kapern ergänzen.

4. Hauptspeisen mit Gemüse

Gemüsepfanne

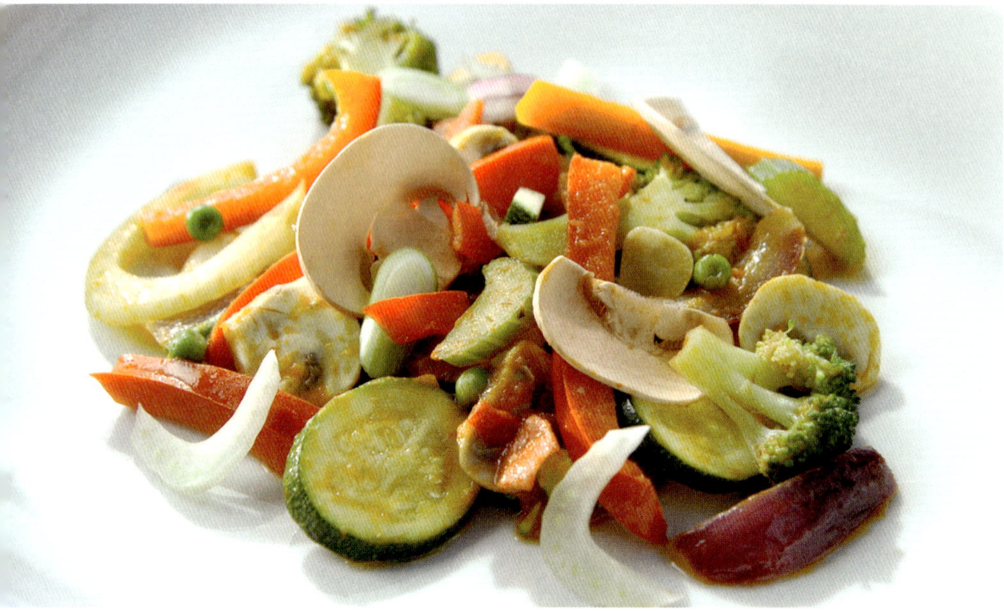

Zutaten für 1 bis 2 Personen

Ideal-Phase

ca. 400 g Frischgemüse Ihrer Wahl: z. B. 1 Tomate, 1 rote Paprika, 2 Champignons, 1 Zwiebel, 1 kleine Zucchini

1 TL Paprikamark

3 EL Olivenöl

1 Knoblauchzehe (in feinen Scheiben), ½ TL Paprikapulver, fein gehackte Kräuter (ca. 1 EL, auch tiefgekühlte möglich), Salz, Pfeffer

Balancier-Phase

ca. 400 g Frischgemüse Ihrer Wahl: z. B. 1 Tomate, 1 rote Paprika, 2 Champignons, 1 Zwiebel, 1 kleine Zucchini

1 TL Paprikamark

1–2 EL Olivenöl

1 Knoblauchzehe (in feinen Scheiben), ½ TL Paprikapulver, fein gehackte Kräuter (ca. 1 EL, auch tiefgekühlte möglich), Salz, Pfeffer

- Auch ohne die mit ▪ gekennzeichneten Zutaten ein Genuss
- Mit Foodsport-Kernsortiment alle Zutaten verfügbar
- Zum Mitnehmen in der Box geeignet

Zubereitungsplan (für die Ideal-Phase)

	Arbeitsschritte	Zeitbedarf in Minuten 5	10	15	20	25	30
1	1 Tomate, 1 rote Paprika, 2 Champignons, 1 kleine Zucchini waschen	■					
2	1 Zwiebel würfeln, das restliche Gemüse in mundgerechte Stücke schneiden und in Schüssel geben		■				
3	1 Knoblauchzehe* in feine Scheiben schneiden, 1 EL fein gehackte (Tiefkühl-)Kräuter dazugeben		■				
4	Pfanne auf höchster Stufe aufheizen			■			
5	1 TL Paprikamark*, ½ TL Paprikapulver* in kleiner Tasse mit Wasser (ca. 100 ml) gut verrühren			■			
6	Gemüse aus der Schüssel in heiße Pfanne geben, kurz anschwitzen				■		
7	Anschließend mit angerührter Sauce aus der Tasse ablöschen und 3 EL Olivenöl dazugeben				■		
8	Alles gut umrühren und aufkochen lassen, Salz und Pfeffer* dazugeben				■		
9	Anschließend Temperatur auf unteres Drittel stellen und Deckel schließen				■		
10	Gemüse noch ca. 5–10 Minuten köcheln lassen					■	■
11	Ggf. immer wieder kleine Mengen Wasser (ca. 3–4 EL) beimengen, falls Inhalt zu trocken erscheint					■	■

* Auch ohne diese Zutaten ein Genuss

Kochtipps

- Bei Verwendung von Frischgemüse sollten unterschiedliche Kochzeiten beachtet werden. In diesem Fall immer das Gemüse mit der längsten Kochzeit zuerst in die Pfanne geben und die übrigen Gemüsesorten entsprechend später.
  - Schnell kochendes Gemüse: Paprikastreifen, Tomatenstücke, Zwiebeln, Zucchini, Champignons.
  - Langsam kochendes Gemüse: Grüne Bohnen (Brech- oder Prinzessbohnen), Karotten, Kartoffeln, Sellerie, Auberginen. Dieses Gemüse wird schneller gar, wenn man es vorher in möglichst kleine Stücke bzw. dünne Scheiben schneidet.

Variations-/Kombinationsmöglichkeiten

- Turbovariante im Topf: Alle o.g. Zutaten gleichzeitig in Topf geben, dabei unbedingt frische Kräuter (Rosmarin, Lorbeerblätter) verwenden, 4–5 EL Wasser ergänzen, (kalten) Topf anstelle des Deckels fest mit Alufolie verschließen. Inhalt kurz aufkochen lassen (auf Kochgeräusche achten, Alufolie wölbt sich leicht nach oben bzw. bewegt sich) und danach 10 Minuten auf niedriger Temperaturstufe (unteres Drittel) dünsten.

Gemüsereis

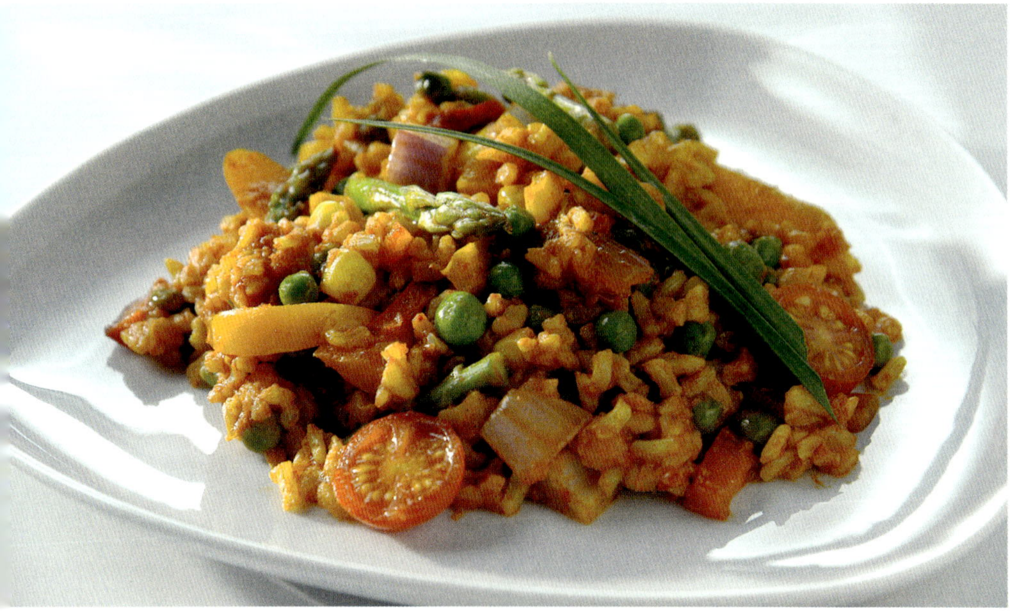

Zutaten für 1 bis 2 Personen

Ideal-Phase

ca. 150 g Vollkornreis

ca. 300 g Tiefkühlgemüse Ihrer Wahl

1 Tomate
Tomaten bzw. im Winter: ca. 75 g Tomatenfruchtfleisch in kleinen Stücken

1 EL Olivenöl

1 TL Tomaten- und 1 TL Paprikamark

Fein gehackte Petersilie* (für ca. 1–2 EL)

1 TL Curry*, Salz

Balancier-Phase

ca. 100 g Vollkornreis

ca. 300 g Tiefkühlgemüse Ihrer Wahl

1 Tomate
Tomaten bzw. im Winter: ca. 75 g Tomatenfruchtfleisch in kleinen Stücken

1 TL Olivenöl

1 TL Tomaten- und 1 TL Paprikamark

Fein gehackte Petersilie* (für ca. 1–2 EL)

1 TL Curry*, Salz

- Auch ohne die mit * gekennzeichneten Zutaten ein Genuss
- Mit Foodsport-Kernsortiment alle Zutaten verfügbar
- Zum Mitnehmen in der Box geeignet

Zubereitungsplan (für die Ideal-Phase)

	Arbeitsschritte	Zeitbedarf in Minuten 5	10	15	20	25	30
1	Ca. 150 g Vollkornreis und doppelte Menge Wasser, etwas Salz in einen Topf geben	■					
2	1 EL Olivenöl, 1TL Curry▪, 1 TL Tomaten- und 1 TL Paprikamark dazugeben, gut verrühren und aufkochen lassen	■					
3	Temperatur auf unterste Stufe stellen, Deckel gut schließen und ca. 10 – 15 Minuten kochen lassen	■	■	■			
4	1 Tomate würfeln (bzw. 75 g Tomatenfruchtfleisch), Petersilie▪ fein hacken (ca. 1 – 2 EL), beides beiseite stellen		■				
5	Noch ca. 10 Minuten warten, bis der Reis das Wasser leicht aufgenommen hat		■	■			
6	Ca. 300 g Tiefkühl-Gemüse-Mix, Tomatenstücke und Petersilie mit Reis gut vermischen				■		
7	Temperatur kurz auf höchste Stufe stellen, um den Inhalt kurz aufkochen zu lassen				■		
8	Anschließend sofort wieder auf unterste Temperaturstufe zurückstellen				■		
9	Bei geschlossenem Deckel noch 10 – 15 Min. köcheln lassen, ggf. mit Salz abschmecken				■	■	■
10	Ggf. immer wieder Wasser (ca. 3 – 4 EL) beimengen, falls Reis noch zu trocken bzw. Gemüse zu hart erscheint					■	■
11	Hin und wieder umrühren, bis Reis weich gekocht wurde (etwas Flüssigkeit/Sauce kann zurückbleiben)					■	■

▪ Auch ohne diese Zutaten ein Genuss

Kochtipps

- Je nach eingesetztem Tiefkühlgemüse (Sorte und Größe) kann die Kochzeit variieren. Daher Gemüse entweder etwas früher dazugeben oder zum Schluss für das Feintuning immer wieder kleine Mengen Wasser (ca. 3 – 4 EL) ergänzen.
- Tiefkühlgemüse sollte pur (ungewürzt) und ohne Zusatzstoffe sein. Es sollte auch keine versteckten Fette enthalten (z. B. Pflanzenfett, Rahm, Speck etc.).
- Asiatisch-würzig schmeckt es mit 1 – 2 EL Sojasauce und etwas fein geschnittenem Ingwer (ca. ½ – 1 TL).
- Im Winter gibt es kaum aromatische Tomaten, daher am besten abgepacktes Tomatenfruchtfleisch (im Tetrapack) verwenden. Faustregel: 1 frische Tomate = ca. 75 g (bzw. 3 – 4 EL) Tomatenfruchtfleisch.

Variations- / Kombinationsmöglichkeiten

- Mit Geflügelfleisch: Geflügelfilet in Streifen schneiden und zu Beginn im Topf (ohne Öl) anbraten. Anschließend die Reiskörner dazugeben und wie oben beschrieben fortfahren.
- Mit Garnelen: Das Gericht wie oben beschrieben zubereiten. Erst zum Schluss, wenn der Reis weich gekocht wurde, die Garnelen entsprechend angegebener Garzeit dazugeben. So behalten sie ihre knackige Konsistenz. Kleinere Garnelen (d. h. Shrimps) sind hier empfehlenswert.

Tomaten-Paprika-Gemüse mit Ei▪

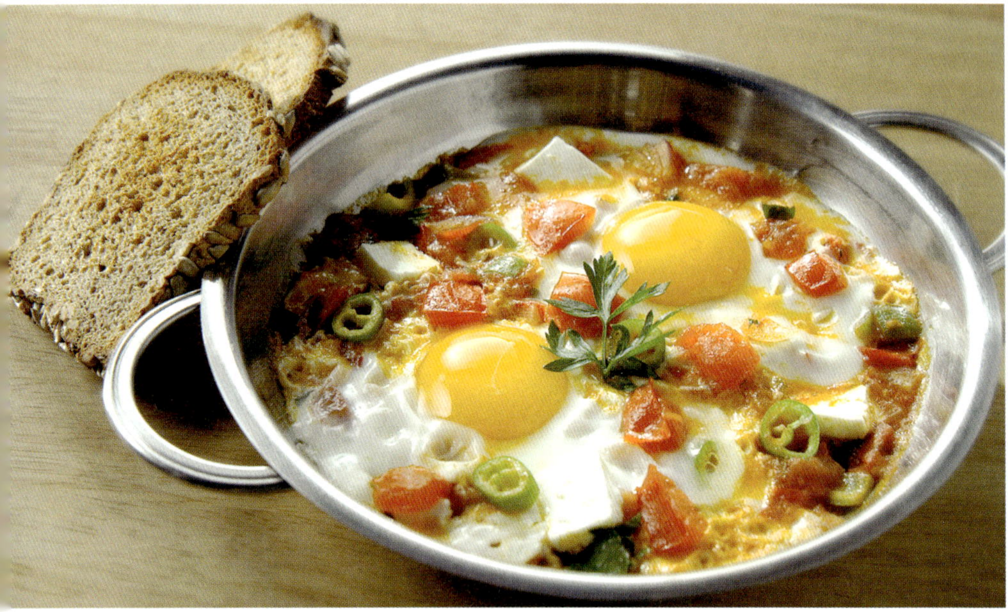

Zutaten für 1 bis 2 Personen

Ideal-Phase

1–2 Eier

ca. 50 g Schafskäse▪

1 Tomate bzw. im Winter: ca. 75 g Tomatenfruchtfleisch in kleinen Stücken, ½ Paprika (rot oder grün), 1 kleine Zwiebel▪

1 EL Olivenöl

fein gehackte Petersilie▪ (für ca. 2 EL), ½ TL Paprikapulver▪, Salz, Pfeffer▪

Balancier-Phase

1 Ei

ca. 25 g fettarmer Schafskäse▪

1 Tomate bzw. im Winter: ca. 75 g Tomatenfruchtfleisch in kleinen Stücken, ½ Paprika (rot oder grün), 1 kleine Zwiebel▪

½ EL Olivenöl

fein gehackte Petersilie▪ (für ca. 2 EL), ½ TL Paprikapulver▪, Salz, Pfeffer▪

- ▪ Auch ohne die mit ▪ gekennzeichneten Zutaten ein Genuss
- ▪ Mit Foodsport-Kernsortiment alle Zutaten verfügbar

Zubereitungsplan (für die Ideal-Phase)

	Arbeitsschritte	Zeitbedarf in Minuten 5	10	15	20	25	30
1	1 Tomate, ½ Paprika (rot oder grün) waschen, in Würfel schneiden und in eine Schüssel geben	■					
2	1 kleine Zwiebel▪ würfeln und mit in Schüssel geben		■				
3	Pfanne auf höchster Stufe aufheizen		■				
4	50 g Schafskäse▪ in Würfel schneiden, Petersilie▪ fein hacken (ca. 2 EL), getrennt beiseite stellen		■				
5	Das geschnittene Gemüse in die aufgeheizte Pfanne geben, mit 3–4 EL Wasser ablöschen			■			
6	1 EL Olivenöl, ½ TL Paprikapulver▪, Petersilie▪ hinzugeben, umrühren und aufkochen lassen			■			
7	Temperatur auf unteres Drittel stellen und das Gemüse 3–5 Minuten weich kochen			■			
8	Falls das Gemüse zu trocken erscheint/anklebt, noch 2–3 EL Wasser untermischen			■			
9	1–2 Eier in die Gemüsepfanne schlagen und Schafskäse▪ gleichmäßig darüber verteilen				■		
10	Salz und Pfeffer▪ dazugeben				■		
11	So lange garen, bis die Eier die gewünschte Konstistenz erreicht haben, ggf. hierfür Deckel schließen				■	■	

▪ Auch ohne diese Zutaten ein Genuss

Kochtipps

- Im Winter gibt es kaum aromatische Tomaten, daher am besten abgepacktes Tomatenfruchtfleisch (im Tetrapack) verwenden. Faustregel: 1 frische Tomate = ca. 75 g (bzw. 3–4 EL) Tomatenfruchtfleisch.

Variations-/Kombinationsmöglichkeiten

- Das Ganze schmeckt natürlich auch als »Rührei-variante«.
- Champignonscheiben oder Putenschinken passen sehr gut als weitere Zutaten.
- Für ein deftiges Frühstück belegen Sie mit diesem Gericht ein geröstetes Vollkornbrot.
- Ohne Eier kann man die Gemüsesauce auch hervorragend als Fleischbeilage servieren.

Auberginen mit Tomaten, Zwiebeln und Paprika▪

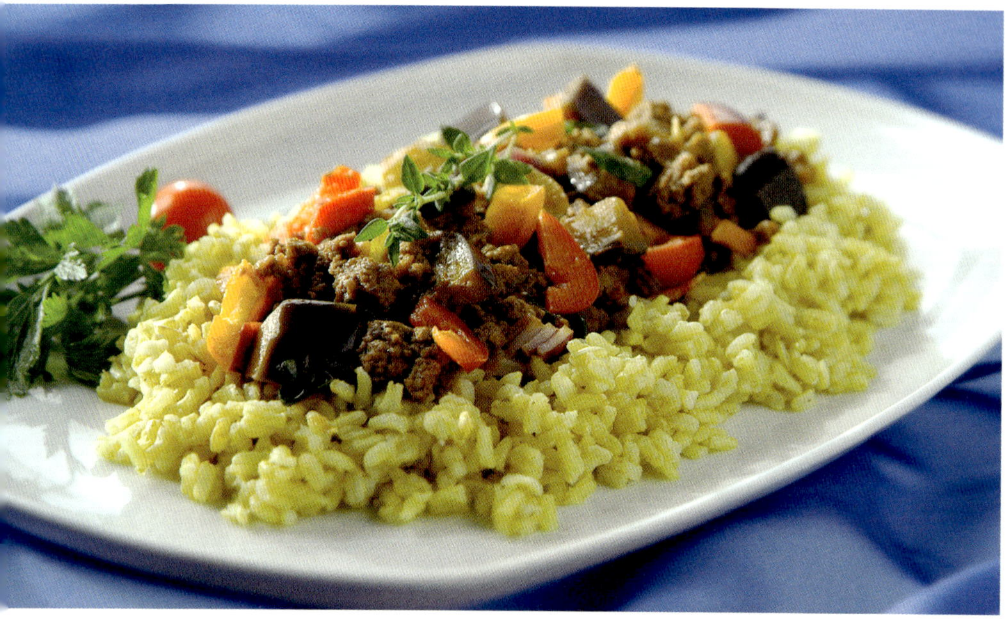

Zutaten für 1 bis 2 Personen

Ideal-Phase

ca. 150 g Vollkornreis

1 kleine Aubergine (max. 300 g), 1 rote Paprika, 1 Zwiebel, 1 Tomate bzw. im Winter: ca. 75–100 g Tomatenfruchtfleisch in kleinen Stücken

100 g fettarmes Hackfleisch▪ (vom Rind)

1 EL Tomaten-, ½ EL Paprikamark

3–4 EL Olivenöl

fein gehackte Petersilie▪ (für ca. 2 EL) , 1 Knoblauchzehe▪ (in feinen Scheiben), 1 TL Curry, ½ TL Paprikapulver, Salz, Pfeffer▪

Balancier-Phase

ca. 100 g Vollkornreis

1 kleine Aubergine (max. 300 g), 1 rote Paprika, 1 Zwiebel, 1 Tomate bzw. im Winter: ca. 75–100 g Tomatenfruchtfleisch in kleinen Stücken

100 g fettarmes Hackfleisch▪ (vom Rind)

1 EL Tomaten-, ½ EL Paprikamark

1 EL Olivenöl

fein gehackte Petersilie▪ (für ca. 2 EL) , 1 Knoblauchzehe▪ (in feinen Scheiben), 1 TL Curry, ½ TL Paprikapulver, Salz, Pfeffer▪

- Auch ohne die mit ▪ gekennzeichneten Zutaten ein Genuss
- Zum Mitnehmen in der Box geeignet

Zubereitungsplan (für die Ideal-Phase)

	Arbeitsschritte	Zeitbedarf in Minuten 5	10	15	20	25	30
1	Ca. 150 g Vollkornreis und doppelte Menge Wasser, ½ TL Curry, etwas Salz in kleinem Topf aufkochen lassen	■					
2	Reis kurz verrühren, Deckel gut schließen und auf unterster Stufe ca. 30 Minuten kochen lassen	■	■	■	■	■	■
3	1 kleine Aubergine (max. 300 g) der Länge nach vierteln, danach in jeweils ca. 3–5 mm dicke Scheiben schneiden	■					
4	Auberginen in einer Schale mit etwas Salzwasser (ca. ½ EL) geben, für ca. 5–10 Minuten darin baden	■	■				
5	1 rote Paprika, 1 Zwiebel, 1 Tomate (alternativ: 75 g Tomatenfruchtfleisch) waschen, würfeln und in Schüssel geben		■				
6	1 Knoblauchzehe▪ in feine Scheiben schneiden, Petersilie▪ fein hacken (2 EL), beides beiseite stellen		■				
7	1 EL Tomaten- und ½ EL Paprikamark sowie anschließend 3–4 EL Olivenöl mit in die Schüssel geben		■				
8	½ TL Curry, ½ TL Paprikapulver mit in die Schüssel geben		■				
9	Topf (oder große Pfanne) auf höchster Stufe aufheizen			■			
10	Auberginen mit Händen aus dem Wasserbad herausnehmen, leicht ausdrücken, mit Küchentuch abtupfen und beiseite stellen			■			
11	½ Tasse Wasser (ca. 100 ml) bereitstellen			■			
12	100 g fettarmes Hackfleisch▪ ohne Öl in der Pfanne gleichmäßig anbraten			■			
13	Inhalt der Schüssel sowie die Auberginen in den Topf geben, gut umrühren und aufkochen lassen				■		
14	Topfinhalt mit ½ Tasse Wasser (ca. 100 ml) ablöschen				■		
15	Umrühren und dabei aufkochen lassen, anschließend Temperatur auf unteres Drittel stellen				■		
16	Bereitgestellte Petersilie▪ und den Knoblauch▪ mit dazugeben					■	
17	Mit Salz und Pfeffer▪ würzen/abschmecken und noch ca. 10 Minuten bei geschlossenem Deckel garen					■	■
18	Ggf. immer wieder kleine Mengen Wasser (ca. 3–4 EL) beimengen, falls Inhalt zu trocken erscheint					■	■

▪ Auch ohne diese Zutaten ein Genuss

Kochtipps

- Auberginen schmecken besonders aromatisch, wenn Sie möglichst kleine, schmale Schoten verwenden.
- Wem der Geschmack der Schale zu bitter ist: Teil der Schale mit einem Kartoffelschäler/Küchenmesser entfernen. Am besten 2–3 längliche Streifen rundherum abschälen.
- Das Baden im Salzwasser sorgt dafür, dass die Auberginen beim Kochen nicht zu viel Fett aufnehmen.

Variations-/Kombinationsmöglichkeiten

- Dieses Rezept schmeckt auch hervorragend als vegetarische Variante.

Selleriegemüse ▪

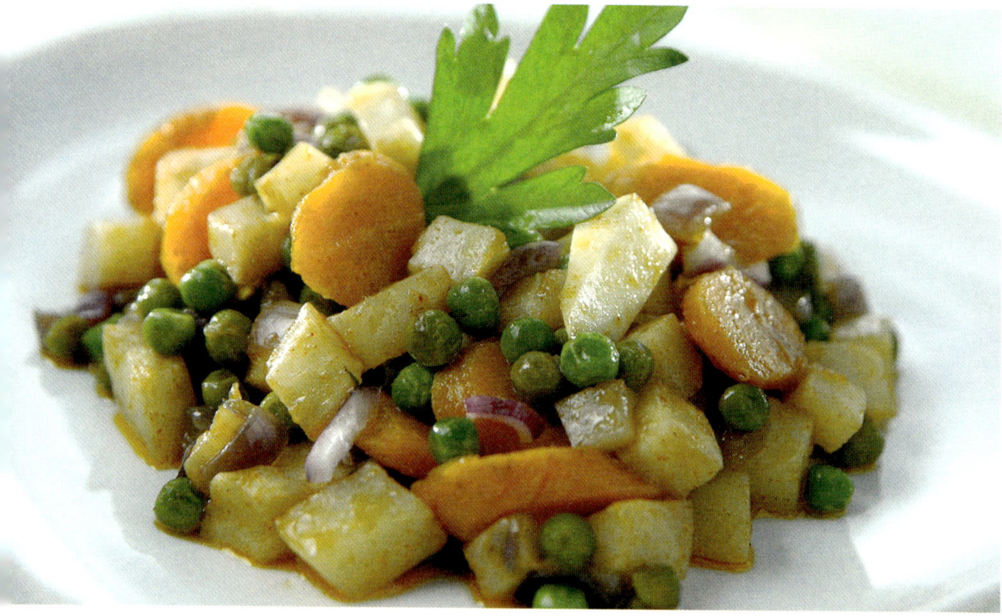

Zutaten für 1 bis 2 Personen

Ideal-Phase

¼ Sellerie, 2 Zwiebeln, 1 Karotte▪, 2–3 EL Tiefkühlerbsen▪, 2 fest kochende Kartoffeln

1 TL Tomaten- und 1 TL Paprikamark

4 EL Olivenöl

½ TL Paprikapulver, Salz

Balancier-Phase

¼ Sellerie, 2 Zwiebeln, 1 Karotte▪, 2–3 EL Tiefkühlerbsen▪, 2 fest kochende Kartoffeln

1 TL Tomaten- und 1 TL Paprikamark

2 EL Olivenöl

½ TL Paprikapulver, Salz

- ▪ Auch ohne die mit ▪ gekennzeichneten Zutaten ein Genuss
- ▪ Zum Mitnehmen in der Box geeignet

Zubereitungsplan (für die Ideal-Phase)

	Arbeitsschritte	Zeitbedarf in Minuten 5	10	15	20	25	30
1	¼ Sellerie, 2 fest kochende Kartoffeln, 1 Karotte▪ gut waschen	■					
2	Sellerie und Kartoffel schälen und in kleine Würfel schneiden, in Schüssel geben	■					
3	2 Zwiebeln fein würfeln, 1 Karotte▪ in 3–5 mm dicke Scheiben schneiden, ebenfalls mit in Schüssel geben		■				
4	Topf auf höchster Stufe aufheizen		■				
5	1 TL Tomaten- und 1 TL Paprikamark in ½ Tasse Wasser (ca. 100 ml) gut verrühren		■				
6	Das Gemüse aus der Schüssel und 2–3 EL Tiefkühlerbsen▪ in den aufgeheizten Topf geben			■			
7	Topfinhalt mit angerührter Sauce aus der Tasse ablöschen			■			
8	4 EL Olivenöl, ½ TL Paprikapulver dazugeben und rührend aufkochen lassen			■			
9	Temperatur auf unteres Drittel stellen			■			
10	Mit Salz abschmecken und bei geschlossenem Deckel ca. 15–20 Minuten garen			■	■	■	■
11	Ggf. immer wieder kleine Mengen Wasser (ca. 3–4 EL) beimengen, falls Inhalt zu trocken erscheint			■	■	■	■

▪ Auch ohne diese Zutaten ein Genuss

Kochtipps

- Das Gericht verliert sein Aroma, wenn Sie zu viel Wasser hinzugeben. Achten Sie daher darauf, nicht zu viel auf einmal beizumengen, sondern immer wieder eine kleinere Menge Wasser (3–4 EL) zu ergänzen, falls der Inhalt zu »trocken« erscheint.
- Falls nach der angegebenen Garzeit die Sellerie- oder Kartoffelwürfel noch zu hart sind, ebenfalls immer wieder etwas Wasser ergänzen und darauf achten, dass der Topf gut verschlossen ist.
- Sellerie muss vorher geschält werden, dabei auch alle wurzelartigen Unebenheiten entfernen, sodass nur der helle »Kern« sichtbar wird.
- Für »Sellerie-Anfänger« mag der aromatische Geschmack zunächst sehr intensiv erscheinen. Milder wird der Eindruck, wenn man das Verhältnis der Kartoffeln zulasten der Sellerie erhöht.

Variations-/Kombinationsmöglichkeiten

- Sie verwandeln dieses Gericht in eine exotische Spagettisauce, indem Sie die Kartoffeln weglassen und dafür 100 ml Kokosmilch, fein geschnittenen Ingwer (ca. 1TL) und 1TL Curry dazugeben. Parallel zur Zubereitung der Sauce kochen Sie die Spagetti nach Anleitung. Zum Schluss Spagetti mit der Sauce in der Pfanne vermischen.

Grüne Bohnen mit Hackfleisch

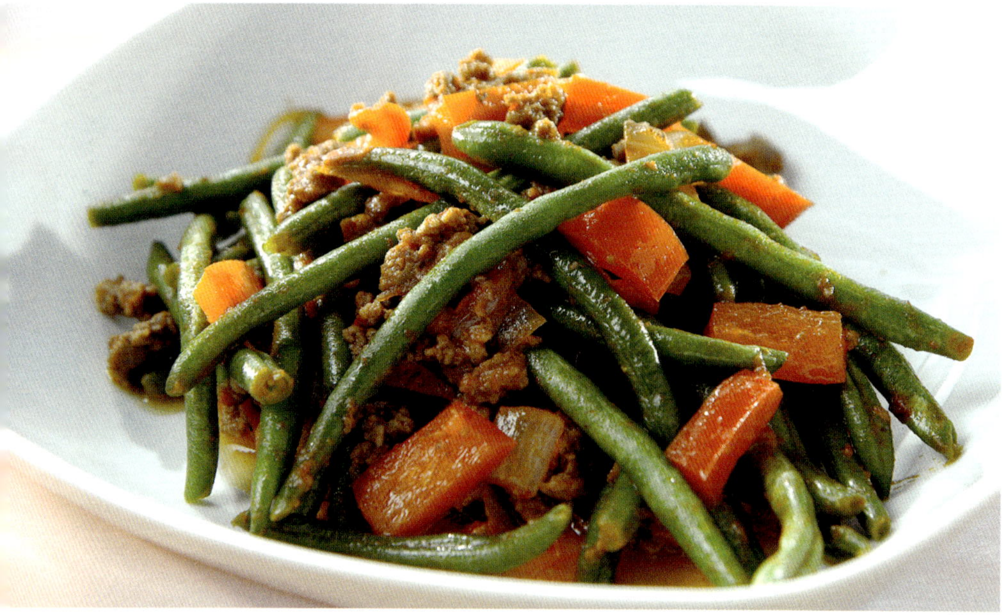

Zutaten für 1 bis 2 Personen

Ideal-Phase

ca. 250–300 g Tiefkühl-Prinzessbohnen, 1 Zwiebel, 1 Tomate, 1 rote Paprika, 1 Karotte

ca. 100 g fettarmes Hackfleisch (vom Rind)

1 TL Tomatenmark, 1 TL Paprikamark

3 EL Olivenöl

je ½ TL Curry, ½ TL Paprikapulver, Salz, Pfeffer

Balancier-Phase

ca. 250–300 g Tiefkühl-Prinzessbohnen, 1 Zwiebel, 1 Tomate, 1 rote Paprika, 1 Karotte

ca. 100 g fettarmes Hackfleisch (vom Rind)

1 TL Tomatenmark, 1 TL Paprikamark

1 EL Olivenöl

je ½ TL Curry, ½ TL Paprikapulver, Salz, Pfeffer

- Auch ohne die mit gekennzeichneten Zutaten ein Genuss
- Mit Foodsport-Kernsortiment alle Zutaten verfügbar
- Zum Mitnehmen in der Box geeignet

Zubereitungsplan (für die Ideal-Phase)

	Arbeitsschritte	Zeitbedarf in Minuten 5	10	15	20	25	30
1	1 rote Paprika, 1 Zwiebel, 1 Tomate, 1 Karotte▪ waschen	■					
2	Das Gemüse würfeln bzw. Karotte▪ in 3–5 mm dicke Scheiben schneiden, alles in Schüssel geben	■					
3	Topf auf höchster Stufe aufheizen		■				
4	1 TL Tomaten- und 1 TL Paprikamark in ½ Tasse Wasser (ca. 100 ml) gut verrühren		■				
5	100 g fettarmes Hackfleisch▪ im Topf gleichmäßig anbraten			■			
6	Das Gemüse aus der Schüssel in Topf geben und mit angerührter Sauce aus der Tasse ablöschen				■		
7	250–300 g tiefgekühlte Prinzessbohnen dazugeben und alles gut umrühren				■		
8	½ TL Paprikapulver▪, ½ TL Curry, 3 EL Olivenöl beimengen und alles aufkochen lassen				■		
9	Mit Salz und Pfeffer▪ würzen/abschmecken				■		
10	Temperatur auf unteres Drittel stellen und ca. 10–15 Minuten bei geschlossenem Deckel garen				■	■	■
11	Ggf. immer wieder kleine Mengen Wasser (ca. 3–4 EL) ergänzen, falls Inhalt zu trocken erscheint					■	■

▪ Auch ohne diese Zutaten ein Genuss

Kochtipps

- Im Winter gibt es kaum aromatische Tomaten, daher am besten abgepacktes Tomatenfruchtfleisch (im Tetrapack) verwenden. Faustregel: 1 frische Tomate = ca. 75 g (bzw. 3–4 EL) Tomatenfruchtfleisch.
- Bei Verwendung von frischen grünen Bohnen geht es mit einem Schnellkochtopf am schnellsten. Bei einem klassischen Kochtopf beträgt die Garzeit ca. 30–40 Minuten. Dabei von Anfang an mehr Wasser (ca. 250 ml) verwenden und bei Bedarf immer wieder etwas Wasser (3–4 EL) ergänzen.

Variations-/Kombinationsmöglichkeiten

- Die vegetarische Variante mit grünen Bohnen kann auch sehr gut als kalte Vorspeise gegessen werden.
- Anstelle von Prinzessbohnen: Dieses Rezept lässt sich auch mit vielen anderen Gemüsesorten zubereiten. Am besten geeignet sind Gemüsesorten, die schnellere Garzeiten haben. Das sind zum Beispiel Weißkohl, Wirsing, Spinat, Sellerie, Brokkoli, Zucchini oder auch (Tiefkühl-)Erbsen. Einfach in Schritt 7 dazugeben und Gemüsegarzeiten beachten.
- Bei Gemüse mit längeren Garzeiten (z. B. Kartoffeln, Karotten, Sellerie, Auberginen) daran denken, nicht zu dicke Scheiben bzw. Würfel zu schneiden, damit die Garzeiten möglichst kurz bleiben.

Powersuppe (Gemüsesuppe mit Huhn)

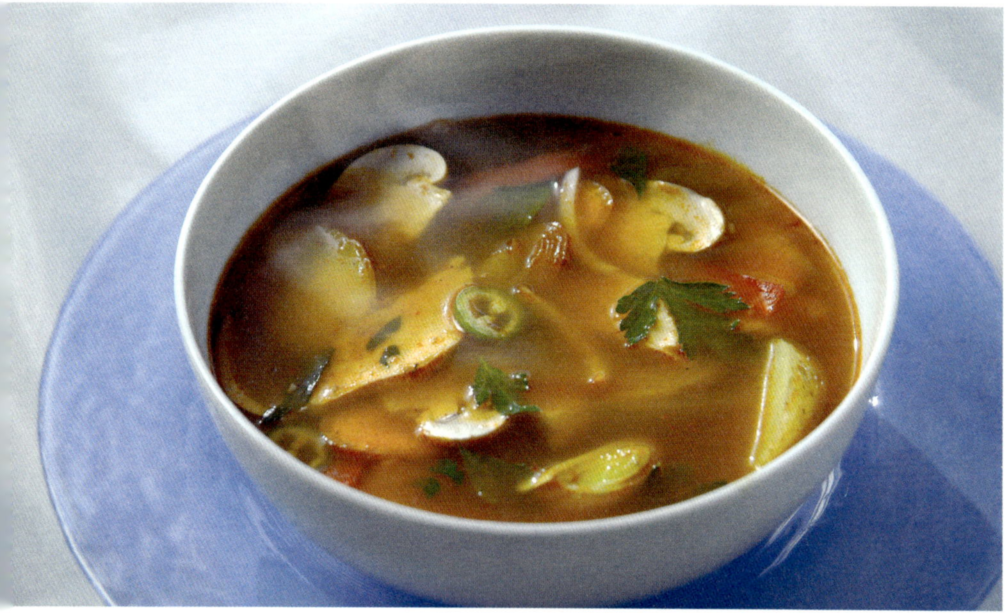

Zutaten für 1 bis 2 Personen

Ideal-Phase

¼ Hühnchen (Brust oder Keule), tiefgekühlt oder frisch

¼ (kleine) Sellerie, 1 Zwiebel, 1–2 Kartoffeln (fest kochend), 1 Karotte, 1 kleine (bzw. ½) Lauchstange*, 2 kleine Champignons*, 1 scharfe Chilischote*, fein gehackte Petersilie* (für ca. 2 EL) und ggf. weiteres Gemüse nach Geschmack und Saisonalität

1–2 TL Tomatenmark, 1 TL Paprikamark

3 EL Olivenöl

1 Gemüse-Brühwürfel, 2–4 Knoblauchzehen* (ganze Zehen), Ingwer in feinen Scheiben oder gerieben* (für ca. 1–2 TL), ½ TL Paprikapulver*, 1 EL Sojasauce*, 1 TL Tabasco*

Balancier-Phase

¼ Hühnchen (Brust oder Keule), tiefgekühlt oder frisch

¼ (kleine) Sellerie, 1 Zwiebel, 1–2 Kartoffeln (fest kochend), 1 Karotte, 1 kleine (bzw. ½) Lauchstange*, 2 kleine Champignons*, 1 scharfe Chilischote*, fein gehackte Petersilie* (für ca. 2 EL) und ggf. weiteres Gemüse nach Geschmack und Saisonalität

1–2 TL Tomatenmark, 1 TL Paprikamark

1 EL Olivenöl

1 Gemüse-Brühwürfel, 2–4 Knoblauchzehen* (ganze Zehen), Ingwer in feinen Scheiben oder gerieben* (für ca. 1–2 TL), ½ TL Paprikapulver*, 1 EL Sojasauce*, 1 TL Tabasco*

* Auch ohne die mit * gekennzeichneten Zutaten ein Genuss

Zubereitungsplan (für die Ideal-Phase)

	Arbeitsschritte	Zeitbedarf in Minuten 5	10	15	20	25	30	35	40	45
1	Das Gemüse waschen	■								
2	¼ Hühnchen und 1 Gemüse-Brühwürfel in den Schnellkochtopf geben	■								
3	Topf zu gut ⅓ mit Wasser füllen (ca. 1,2–1,5 Liter), Deckel schließen	■								
4	Schnellkochtopf auf höchster Stufe aufheizen	■								
5	Sobald das Wasser kocht, d. h. das Ventil schließt, Temperatur auf unteres Drittel stellen und Inhalt 20 Min. garen		■	■	■	■				
6	In der Zwischenzeit Gemüse (s. o.) waschen und grob schneiden / würfeln (in großer Schüssel zwischenlagern)		■	■						
7	2–4 Knoblauchzehen* schälen, Ingwer* reiben bzw. fein schneiden (ca. 1–2 TL), mit in die Schüssel geben				■					
8	Petersilie* fein hacken (ca. 2 EL), ebenfalls in der Schüssel zwischenlagern					■				
9	Nach 20–25 Minuten Kochzeit Topf abkühlen lassen und Hühnchen herausnehmen (Wasser nicht abgießen!)						■			
10	Vom gekochten Hühnchen nun Haut und Knochen entfernen und Fleisch in kleine Stücke zerteilen						■			
11	Fleischstückchen zusammen mit dem Gemüse und den Kräutern aus der Schüssel in den Topf zurückgeben						■			
12	1–2 TL Tomaten-, 1 TL Paprikamark mit in den Topf geben							■		
13	3 EL Öl, ½ TL Paprikapulver*, 1 EL Sojasauce*, 1 TL Tabasco* dazugeben, Topfinhalt kurz verrühren							■		
14	Schnellkochtopf wieder schließen, auf oberer Stufe aufkochen lassen, bis Ventil schließt							■	■	
15	Anschließend auf unterster Stufe ca. 5–10 Minuten kochen								■	■

* Auch ohne diese Zutaten ein Genuss

Kochtipps

- Für dieses Gericht ist die Verwendung eines Schnellkochtopfes unentbehrlich. Es gibt dabei kleine Unterschiede in den Systemen (bitte entsprechende Gebrauchsanweisung beachten). Mit einem »geschlossenen Ventil« ist hier der Beginn der eigentlichen Kochzeit gemeint.
- Ein klassisches Suppenhuhn ist eigentlich besser geeignet, jedoch kocht ein »normales« Hühnchen (Broiler/Hähnchen) schneller durch und das Fleisch ist entsprechend zarter.

Variations- / Kombinationsmöglichkeiten

- Zusätzlich geeignete Gemüsesorten: Fenchel, Rosenkohl, Chilis, Brech- bzw. Prinzessbohnen, Weißkohl, Wirsing, Erbsen, Paprika.
- Bei einer Erkältung: Knoblauchdosis verdoppeln, vor dem Servieren 1–2 EL Zitronensaft mit in die Suppe geben und mehr scharfe Zutaten wie Ingwer, Chilis und Tabasco verwenden.
- Turbovariante: Hühnchenfleisch komplett weglassen und nur mit Brühwürfel und Gemüse zubereiten.

5. Salate

Gemischter Salat mit knusprigen Geflügelbruststreifen

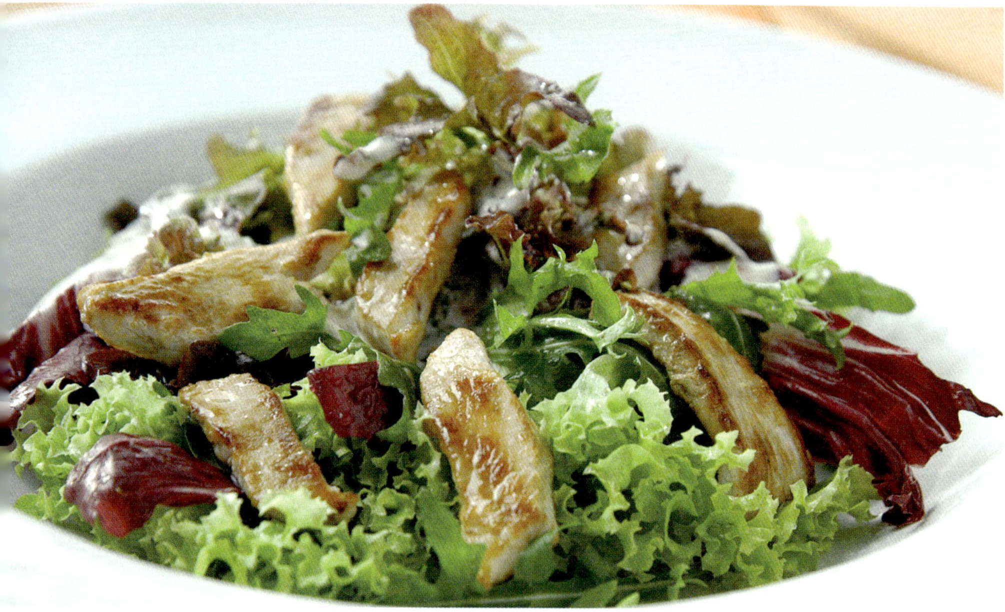

Zutaten für 1 bis 2 Personen

Ideal-Phase

ca. 200 g Geflügelbrustfilet (Pute oder Hähnchen)

ca. 75 g Blattsalat (z. B. Romana, Lollo Rosso usw.)

1 Zwiebel, 1 Paprika, 1 Tomate, 1 Stück Gurke (ca. 50 g) oder Salatgemüse nach Wahl und Saisonalität (z. B. Radieschen, Karotten)

1 EL Olivenöl

je 1 Messerspitze Curry und Paprikapulver, Salz

Balancier-Phase

ca. 200 g Geflügelbrustfilet (Pute oder Hähnchen)

ca. 75 g Blattsalat (z. B. Romana, Lollo Rosso usw.)

1 Zwiebel, 1 Paprika, 1 Tomate, 1 Stück Gurke (ca. 50 g) oder Salatgemüse nach Wahl und Saisonalität (z. B. Radieschen, Karotten)

1 TL Olivenöl

je 1 Messerspitze Curry und Paprikapulver, Salz

- Auch ohne die mit gekennzeichneten Zutaten ein Genuss
- Mit Foodsport-Kernsortiment alle Zutaten verfügbar

Zubereitungsplan (für die Ideal-Phase)

	Arbeitsschritte	Zeitbedarf in Minuten 5	10	15	20	25	30
1	Bei Tiefkühlfleisch: im verschlossenen TK-Beutel für ca. 10–20 Minuten im kalten Wasserbad auftauen lassen	■	■	■	■		
2	Ca. 75 g Blattsalat waschen, abtropfen und anschließend zupfen bzw. schneiden	■					
3	1 Zwiebel, 1 Paprika, 1 Tomate, 1 Stück Gurke (ca. 50 g) waschen und in mundgerechte Stücke schneiden		■				
4	Salatgemüse mit Blattsalat gut vermischen und auf 2 großen Salattellern verteilen		■				
5	Dressing vorbereiten, in kleiner Schüssel beiseite stellen			■	■		
6	Pfanne auf höchster Stufe aufheizen				■		
7	Ca. 200 g Geflügelbrust in fingerbreite Streifen schneiden				■		
8	Geflügelbruststreifen in heiße Pfanne geben (ohne Öl) und jede Seite ca. 1–2 Minuten braten					■	
9	Danach Pfanne von der Herdplatte nehmen, kurz herunterkühlen lassen (ca. 1 Minute), Herd ausschalten					■	
10	Anschließend 1 EL Olivenöl dazugeben, salzen, dabei Fleisch mit Löffel darin kurz wenden					■	
11	Mit je 1 Messerspitze Curry▪ und Paprikapulver▪ würzen und salzen, alles gleichmäßig umrühren					■	
12	Falls noch notwendig, Pfanne zurück auf Herdplatte geben und mit dessen Restwärme das Fleisch kross braten						■
13	Zuerst das Dressing und danach die Geflügelbruststreifen auf den Salattellern gleichmäßig verteilen						■

▪ Auch ohne diese Zutaten ein Genuss

Kochtipps

- Empfohlenes Dressing: Alle Dressings aus diesem Buch passen sehr gut.
- Fleisch immer ohne Öl anbraten, bis es leicht anbräunt, anschließend Pfanne kurz abkühlen lassen, um es dann mit etwas Öl knusprig zu braten. Erst zum Schluss würzen.
- Für eine Person: 100–150 g Geflügelfilet, 30–40 g Blattsalat, ½ Paprika verwenden, sonst wird die Portion zu groß.

Variations-/Kombinationsmöglichkeiten

- Asiatisch pikant: Nach dem Anbraten (in Schritt 9) zusätzlich 1–2 EL Sojasauce und 1 Knoblauchzehe in feinen Scheiben in die Pfanne geben und Fleisch gleichmäßig darin wenden.
- Ca. 1–2 EL geröstete Pinienkerne bzw. Salat-Kerne-Mix auf dem Dressing verteilen.
- Alternativen zu Geflügelbrustfilets: Tunfischstückchen (ohne Öl), gebratene oder gekochte Garnelen bzw. andere Meeresfrüchte.
- Weitere mögliche Zutaten:
  - Schnell und unproblematisch: eingelegte Artischockenherzen, Schafskäse, Parmesankäse in hauchdünnen Scheiben, Oliven (ohne Kern), eingelegte Peperoni.
  - Zutaten mit extra Vorbereitung: hart gekochte Eier, Bohnen, Vollkornnudeln, Kartoffeln.

Tomaten-Rucola-Salat▪

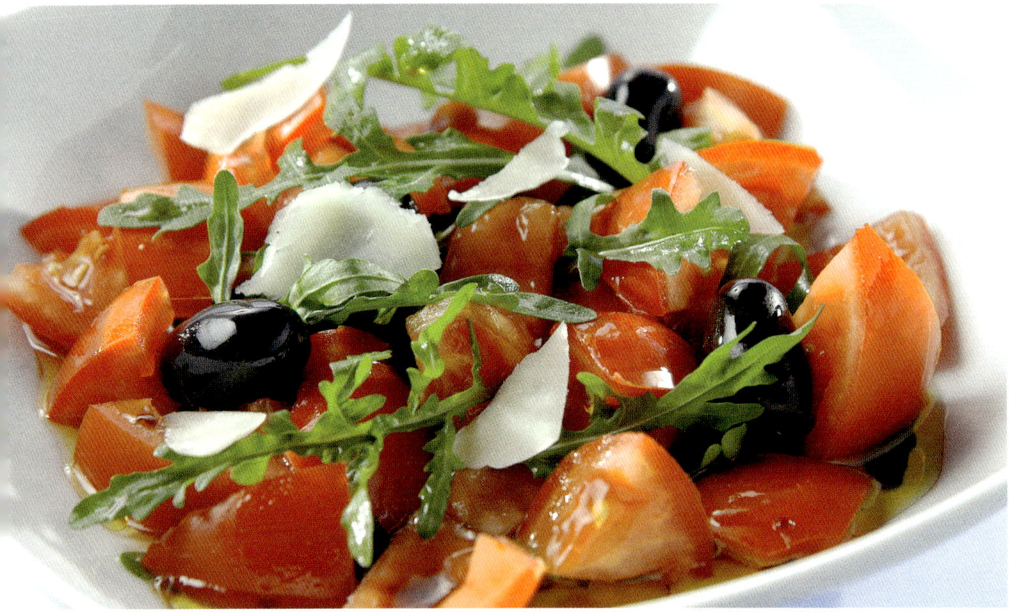

Zutaten für 1 bis 2 Personen

Ideal-Phase

ca. 50 g Rucolasalat (½ Bund)

1–2 Tomaten

4 schwarze Oliven (ideal: kernlos)▪

25 g Parmesankäse in feinen Scheiben▪

Balancier-Phase

ca. 50 g Rucolasalat (½ Bund)

1–2 Tomaten

4 schwarze Oliven (ideal: kernlos)▪

keinen Käse verwenden

- ▪ Auch ohne die mit ▪ gekennzeichneten Zutaten ein Genuss
- ▪ Mit Foodsport-Kernsortiment alle Zutaten verfügbar

Zubereitungsplan (für die Ideal-Phase)

	Arbeitsschritte	Zeitbedarf in Minuten 5	10	15	20	25	30
1	1–2 Tomaten und ca. 50 g Rucolablätter (½ Bund) waschen	■					
2	Stiehle von den Rucolablättern entfernen, besonders lange Blätter nochmal halbieren	■					
3	Tomaten würfeln und mit Rucolablättern im Salatteller durchmischen	■					
4	Dressing zubereiten und über den Salat geben		■	■			
5	ca. 25 g Parmesankäse▪ in hauchdünne Scheiben schneiden und auf Salat verteilen			■			
6	4 schwarze Oliven▪ (kernlos) ebenfalls auf dem Salat verteilen			■			

▪ Auch ohne diese Zutaten ein Genuss

Kochtipps

- Empfohlenes Dressing: Alle Dressings aus diesem Buch passen sehr gut.
- Parmesankäse schmeckt am aromatischsten, wenn er in hauchdünne Scheiben geschnitten/gehobelt wird.

Variations-/Kombinationsmöglichkeiten

- Mit Tunfischstückchen (ohne Öl) ergänzen.
- Weitere mögliche Zutaten: rote Paprika, rote Zwiebeln.

Griechischer Salat

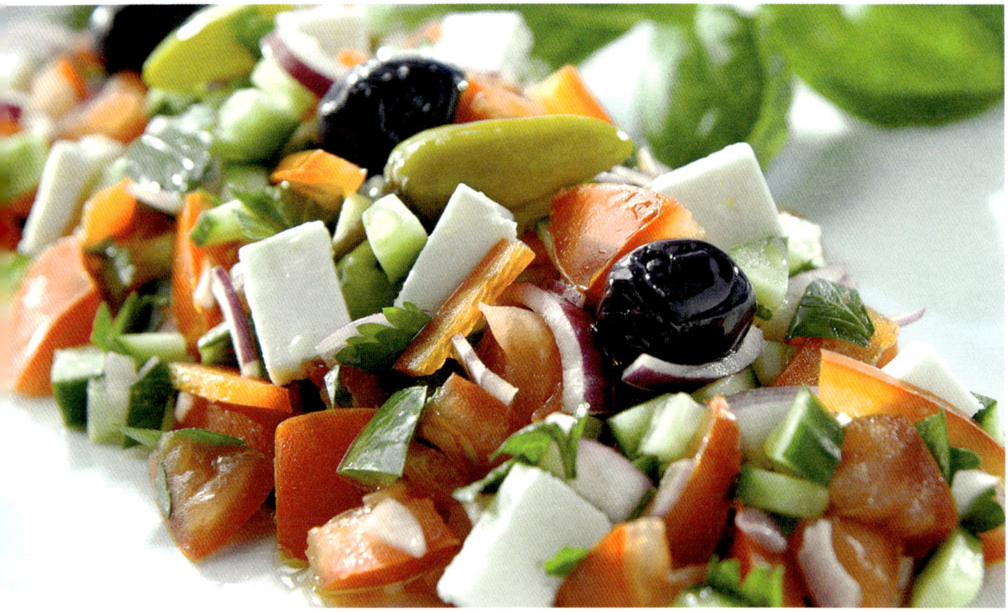

Zutaten für 1 bis 2 Personen

Ideal-Phase

1 Tomate, 1 kleine Feldgurke (bzw. 150 g Salatgurke), 1 Paprika (rot), 1 Zwiebel, fein gehackte Petersilie (2 EL), ca. 50 g Rucolasalat (ca. ½ Bund)

4 schwarze Oliven (ideal: kernlos), 2 eingelegte Peperoni

50 g Schafskäse

Balancier-Phase

1 Tomate, 1 kleine Feldgurke (bzw. 150 g Salatgurke), 1 Paprika (rot), 1 Zwiebel, fein gehackte Petersilie (2 EL), ca. 50 g Rucolasalat (ca. ½ Bund)

4 schwarze Oliven (ideal: kernlos), 2 eingelegte Peperoni

keinen Schafskäse verwenden

- Auch ohne die mit ▪ gekennzeichneten Zutaten ein Genuss
- Mit Foodsport-Kernsortiment alle Zutaten verfügbar
- Zum Mitnehmen in der Box geeignet

Zubereitungsplan (für die Ideal-Phase)

	Arbeitsschritte	Zeitbedarf in Minuten 5	10	15	20	25	30
1	Salatgemüse und ca. 50 g Rucolablätter▪ (½ Bund) waschen	■					
2	1 Tomate, 1 kleine Feldgurke (150 g Salatgurke), 1 Paprika▪, 1 Zwiebel fein würfeln, in Schüssel geben		■	■			
3	2 EL Petersilie▪ fein hacken, ebenfalls in Salatschüssel geben		■	■			
4	Rucolablätter▪ gezupft untermischen			■			
5	Ca. 50 g Schafskäse▪ würfeln, 2 eingelegte Peperoni▪ in kleine Stückchen schneiden				■		
6	Schafskäse▪, Peperoni▪ und 4 schwarze Oliven▪ (kernlos) mit in die Salatschüssel geben				■		
7	Dressing zubereiten und dazugeben, alles gut vermischen				■	■	

▪ Auch ohne diese Zutaten ein Genuss

Kochtipps

- Empfohlenes Dressing: Balsamico-Dressing, Mediterranes Dressing.

Variations-/Kombinationsmöglichkeiten

- Mit Tunfischstückchen (ohne Öl) ergänzen. Eigenen Saft aus der Dose auspressen, Tunfischstückchen in Salat untermischen.

Karottensalat

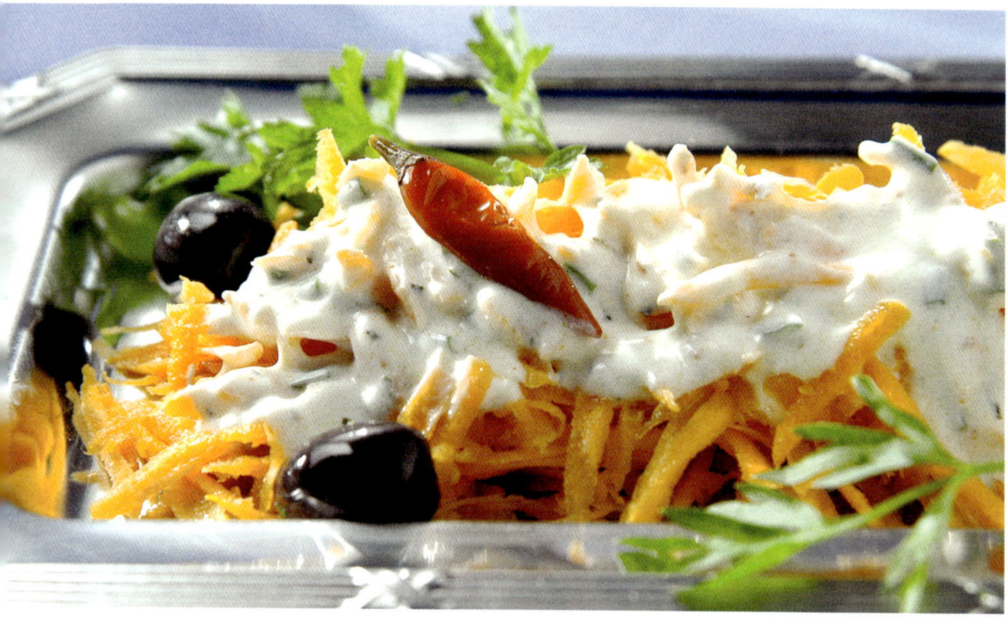

Zutaten für 1 bis 2 Personen

Ideal-Phase

2–3 feine Karotten

4 schwarze Oliven (ideal: kernlos), 1 eingelegte Peperoni

Balancier-Phase

2–3 feine Karotten

4 schwarze Oliven (ideal: kernlos), 1 eingelegte Peperoni

- Auch ohne die mit gekennzeichneten Zutaten ein Genuss
- Mit Foodsport-Kernsortiment alle Zutaten verfügbar
- Zum Mitnehmen in der Box geeignet

Zubereitungsplan (für die Ideal-Phase)

	Arbeitsschritte	Zeitbedarf in Minuten 5	10	15	20	25	30
1	2–3 feine Karotten waschen und wenn nötig vorsichtig schälen	■					
2	Anschließend mit einer Reibe oder Küchenmaschine zerkleinern und in Schüssel geben		■				
3	1 eingelegte Peperoni* in kleine Stückchen schneiden			■			
4	Mit Peperonistückchen und 4 schwarzen Oliven* (kernlos) dekorieren			■			
5	Dressing zubereiten und dazugeben			■	■		

* Auch ohne diese Zutaten ein Genuss

Kochtipps

- Empfohlenes Dressing: Mediterranes Dressing, Jogurt-Dressing.

Variations-/Kombinationsmöglichkeiten

- Frische Basilikum- oder Minzeblätter untermischen.

Rotkohlsalat ▪

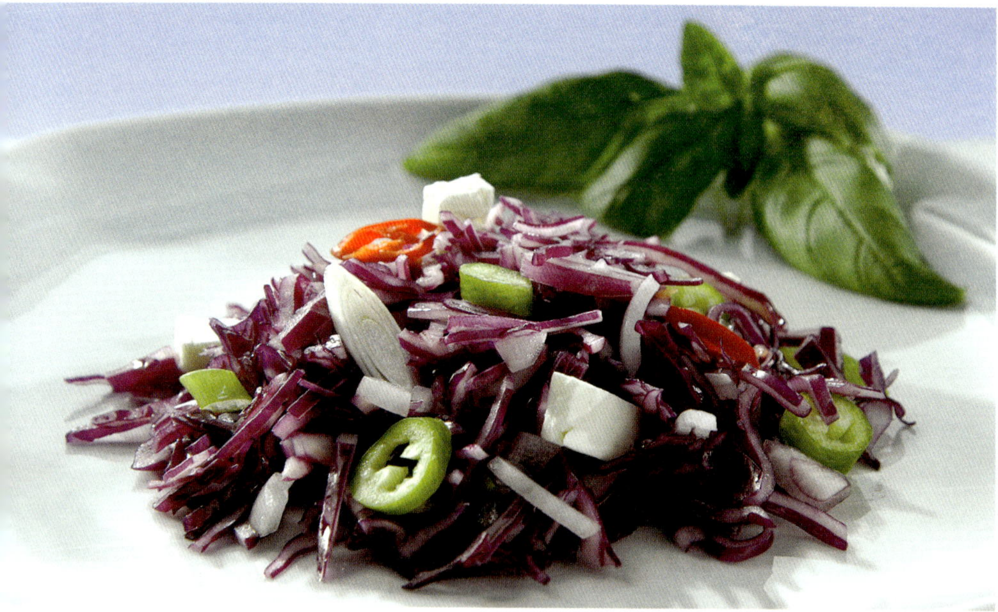

Zutaten für 1 bis 2 Personen

Ideal-Phase

150–200 g frischer Rotkohl (ca. 1–2 cm dicke Scheibe aus mittelgroßem Rotkohl)

1 Zwiebel ▪

ca. 30–40 g Schafskäse ▪

1–2 eingelegte Peperonischoten ▪, 1 frische Peperonischote ▪ oder ½ Paprika ▪

Balancier-Phase

150–200 g frischer Rotkohl (ca. 1–2 cm dicke Scheibe aus mittelgroßem Rotkohl)

1 Zwiebel ▪

kein Schafskäse

1–2 eingelegte Peperonischoten ▪, 1 frische Peperonischote ▪ oder ½ Paprika ▪

- ▪ Auch ohne die mit ▪ gekennzeichneten Zutaten ein Genuss
- ▪ Zum Mitnehmen in der Box geeignet

Zubereitungsplan (für die Ideal-Phase)

	Arbeitsschritte	Zeitbedarf in Minuten 5	10	15	20	25	30
1	1–2 cm dicke Scheibe Rotkohl abschneiden, äußere Schalen entfernen	■					
2	Rotkohlscheibe am Stück im Wasserbad waschen	■					
3	Anschließend Rotkohl fein zerkleinern (z. B. mit Küchenmaschine/ Reibe oder Messer)		■				
4	1 Zwiebel▪ fein würfeln und zusammen mit Rotkohl in Salatschüssel geben			■			
5	Ca. 30–40 g Schafskäse▪ würfeln und mit in Salatschüssel geben			■			
6	1 frische Peperonischote▪ oder ½ Paprika▪ in Scheiben schneiden bzw. würfeln und mit in Salat geben			■			
7	1 eingelegte Peperonischote▪ in feine Scheiben schneiden und mit dazugeben				■		
8	Alles gut durchmischen				■		
9	Dressing zubereiten und dazugeben				■	■	

▪ Auch ohne diese Zutaten ein Genuss

Kochtipps

- Empfohlenes Dressing: Balsamico-Dressing, Mediterranes Dressing, Jogurt-Dressing
- Fein gehackte frische Petersilie (ca. 2–3 EL) schmeckt nicht nur sehr gut dazu, sie gibt dem Salat noch eine appetitliche, grüne Note.
- Rotkohl lässt sich sehr gut lagern, selbst wenn man schon ein Stück herausgeschnitten hat. Darum ist er gerade im Winter sehr nützlich, wenn man im Laufe der Woche spontan Lust auf einen knackigen Salat bekommt.

Variations-/Kombinationsmöglichkeiten

- Ideale Beilage zu allen gegrillten Fleisch- und Geflügelgerichten.
- Rotkohlsalat lässt sich mit fast allen Salatgemüsesorten (außer Blattsalaten) kombinieren: z. B. Karotten, Frühlingszwiebeln, Gurken, Tomaten.
- Knusprige Putenstückchen oder auch Tunfischstückchen sind gut mit diesem Salat und ggf. noch einer Portion Vollkornreis zu kombinieren.

Paprikasalat

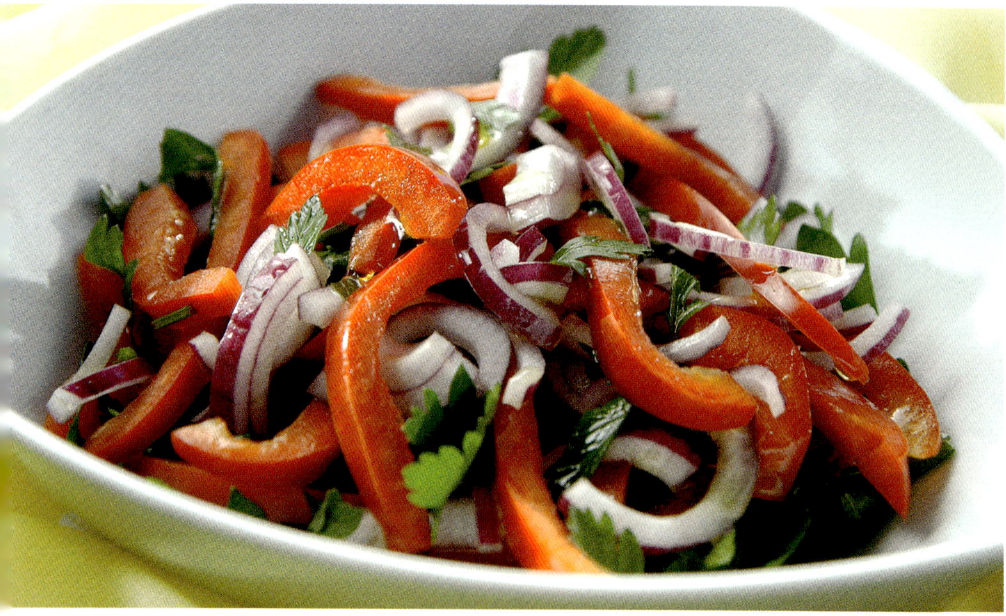

Zutaten für 1 bis 2 Personen

Ideal-Phase

1 rote Paprika oder 1 frische rote Peperonischote (süß)

1 Zwiebel, fein gehackte Petersilie (ca. 3–4 EL)

Balancier-Phase

1 rote Paprika oder 1 frische rote Peperonischote (süß)

1 Zwiebel, fein gehackte Petersilie (ca. 3–4 EL)

- Auch ohne die mit gekennzeichneten Zutaten ein Genuss
- Mit Foodsport-Kernsortiment alle Zutaten verfügbar
- Zum Mitnehmen in der Box geeignet

Zubereitungsplan (für die Ideal-Phase)

	Arbeitsschritte	Zeitbedarf in Minuten 5	10	15	20	25	30
1	Das Gemüse waschen	■					
2	1 rote Paprika oder 1 frische rote Peperonischote (süß) in mundgerechte Scheiben schneiden, in Salatschüssel geben		■				
3	1 Zwiebel fein würfeln, Petersilie▪ fein hacken (3–4 EL), alles zusammen mit in Salatteller geben und vermengen		■				
4	Dressing zubereiten und auf den Salat geben			■			

▪ Auch ohne diese Zutaten ein Genuss

Kochtipps

- Empfohlenes Dressing: Balsamico-Dressing, Mediterranes Dressing, Jogurt-Dressing, Senf-Vinaigrette.
- Paprika schnell vom Stiel befreien: Einfach den Stiel mit dem Daumen unter leichtem Druck nach innen drücken und danach die Paprika mit den Händen auseinander brechen.

Variations- / Kombinationsmöglichkeiten

- Als warme Vorspeise: Paprikastreifen in Pfanne ohne Öl andünsten und in Salatschüssel geben. Zwiebeln und Petersilie wie oben beschrieben beimengen. 2–3 EL Olivenöl, 1 gepresste Knoblauchzehe, 1 Messerspitze Cumin (falls zur Hand) und ½ EL Balsamico-Essig dazugeben und mit Salz abschmecken.
- Variante beim Grillen: Paprika und ca. 1 cm dicke Auberginenscheiben zunächst grillen, anschließend fein hacken, restliche Arbeitsschritte wie im ersten Punkt.

Obstsalat

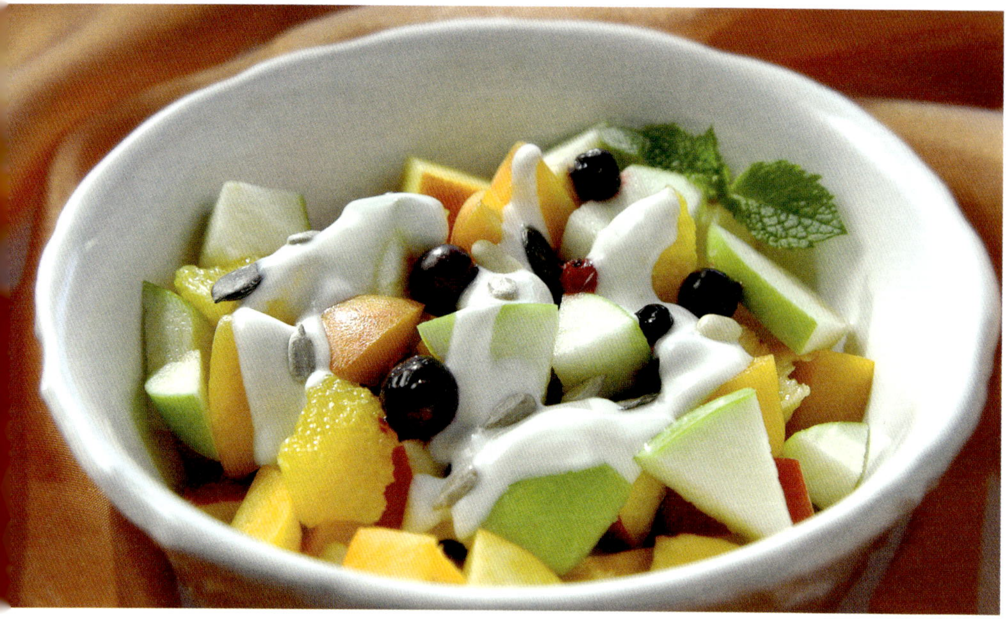

Zutaten für 1 bis 2 Personen

Ideal-Phase

ca. 400 g Frischobst nach Saison (ca. 200 g pro Person):
Vorschlag 1: 1 Pfirsich, 2–3 Aprikosen, 1 Feige, 4–8 Erdbeeren
Vorschlag 2: 1 Apfel oder Birne, 1 Kiwi, 3–4 Zwetschgen

8 EL fettarmer Jogurt

ca. 4–6 EL Müsli (oder Haferflocken)

1 EL Kerne-Mix (Sonnenblumen-, Soja-, Kürbis-, Pinienkerne)

1 TL Zitronensaft

Balancier-Phase

ca. 400 g Frischobst nach Saison (ca. 200 g pro Person):
Vorschlag 1: 1 Pfirsich, 2–3 Aprikosen, 1 Feige, 4–8 Erdbeeren
Vorschlag 2: 1 Apfel oder Birne, 1 Kiwi, 3–4 Zwetschgen

8 EL fettarmer Jogurt

ca. 4–6 EL Müsli (oder Haferflocken)

keinen Kerne-Mix verwenden

1 TL Zitronensaft

- Auch ohne die mit ▪ gekennzeichneten Zutaten ein Genuss
- Mit Foodsport-Kernsortiment alle Zutaten verfügbar
- Zum Mitnehmen in der Box geeignet

Zubereitungsplan (für die Ideal-Phase)

	Arbeitsschritte	Zeitbedarf in Minuten 5	10	15	20	25	30
1	Ca. 400 g Obst waschen, entkernen, in mundgerechte Stücke schneiden und auf 2 Schalen à 200 g verteilen	■	■				
2	Je ½ TL Zitronensaft▪ untermischen und anschließend 4 EL fettarmen Jogurt pro Schale verteilen			■			
3	Pro Schale 2–3 EL Müsli (oder Haferflocken) und jeweils ½ EL Kerne-Mix▪ verteilen			■			

▪ Auch ohne diese Zutaten ein Genuss

Kochtipps

- Bei Zubereitung für eine Person wird häufig viel zu viel Obst verwendet, was schnell eine abschreckende Wirkung haben kann, insbesondere für Obstmuffel. Faustregel: Ein großes Obststück (z. B. Apfel) mit kleineren/teilbaren Obstsorten (z. B. Erdbeeren, Trauben, Aprikosen) kombinieren. Das macht die Dosierung leichter.
- Obst, das direkt aus dem Kühlschrank verarbeitet wird, ist nicht für jeden sehr angenehm zu essen, insbesondere nicht zum Frühstück. Große Obststücke wie Äpfel, Grapefruit oder Orangen lieber am Vorabend aus dem Kühlschrank nehmen.
- Äpfel grundsätzlich vor dem restlichen Obst in die Schüssel schneiden. Mit Zitrusfrüchten kombiniert bzw. mit einem Schuss Zitronensaft wird so eine schnelle Braunfärbung verhindert.

Variations-/Kombinationsmöglichkeiten

- Als Nachtisch: Obst einfach pur bzw. mit einem kleinen Schuss Zitronensaft servieren. Für besondere Anlässe eine Kugel Eis nach Geschmack zugeben oder ein Stück Bitterschokolade darauf verreiben.
- Weitere Obstsorten, besonders lecker für den Nachtisch: Ananas, Mango oder Honigmelone.
- Mit Beerenfrüchten: Ca. 25 g pro Schale einplanen. Tiefgekühlte Beeren rechtzeitig (z. B. über Nacht) auftauen bzw. kurz in der Mikrowelle auftauen (max. 1 Minute).
- Ausgewogenes Frühstück: Dieser Obstsalat eignet sich hervorragend zum Frühstück. Wem das zu wenig ist, der kann hierzu noch 1–2 Scheiben belegtes Vollkornbrot kombinieren.

6. Turbo-Salatdressings

Mediterranes Dressing▪

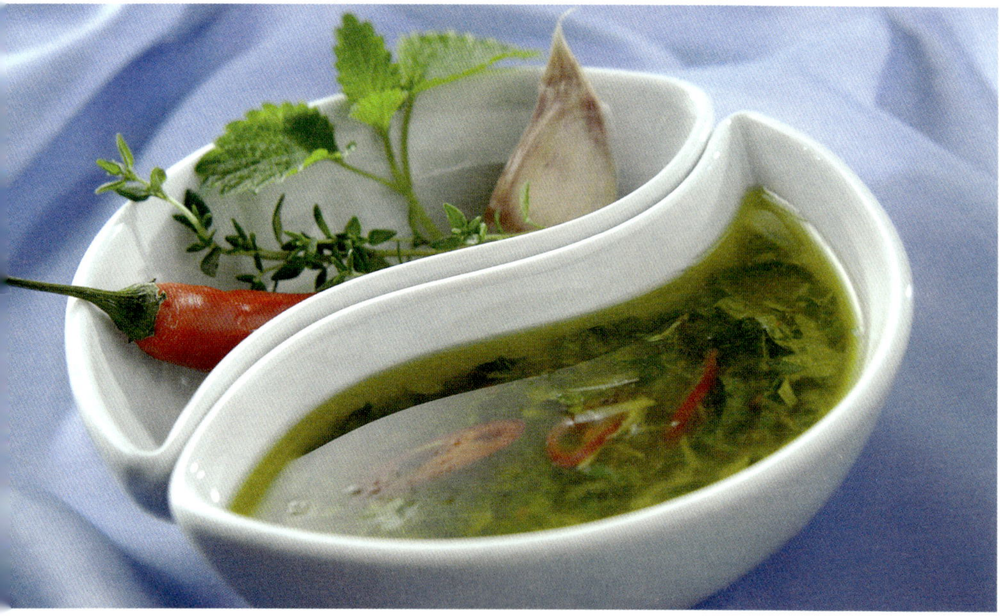

Zutaten für 1 bis 2 Personen

Ideal-Phase

½ EL Zitronensaft

3–4 EL Olivenöl

1 EL Balsamico- oder ½ EL Apfelessig

fein gehackte Salatkräuter (für ca. 1–2 EL, z. B. frischer Thymian, Basilikum, Petersilie – auch tiefgekühlt)

1 Messerspitze grob gemahlener Chili oder Paprikapulver, Salz, Pfeffer▪

½ –1 Knoblauchzehe▪ (gepresst)

Balancier-Phase

½ EL Zitronensaft

2–3 EL Olivenöl

1 EL Balsamico- oder ½ EL Apfelessig

fein gehackte Salatkräuter (für ca. 1–2 EL, z. B. frischer Thymian, Basilikum, Petersilie – auch tiefgekühlt)

1 Messerspitze grob gemahlener Chili oder Paprikapulver, Salz, Pfeffer▪

½ –1 Knoblauchzehe▪ (gepresst)

- Auch ohne die mit▪ gekennzeichneten Zutaten ein Genuss
- Mit Foodsport-Kernsortiment alle Zutaten verfügbar

Zubereitungsplan (für die Ideal-Phase)

	Arbeitsschritte	Zeitbedarf in Minuten 5	10	15	20	25	30
1	½ EL Zitronensaft in kleine Schüssel geben	■					
2	3–4 EL Olivenöl, 1 EL Balsamico- bzw. ½ EL Apfelessig beimischen	■					
3	Mit 1 Messerspitze Paprikapulver oder gemahlenem Chili würzen	■					
4	1–2 EL Salatkräuter (z. B. frischer Tymian, Basilikum, Petersilie) fein hacken und in das Dressing geben		■				
5	½ –1 Knoblauchzehe* pressen und dazugeben		■				
6	Alles zusammen noch einmal gut verrühren, mit Salz und Pfeffer* abschmecken		■				

* Auch ohne diese Zutaten ein Genuss

Kochtipps

- Für eine besonders feine, süßlich saure Note geben Sie zusätzlich noch 1–2 EL Granatapfelsirup hinzu (gibt es in türkischen Lebensmittel-Fachgeschäften). Ist besonders geeignet für alle Salate mit Tomaten oder Paprika als Hauptbestandteil.
- Apfelessig schmeckt besonders gut, wenn man darin Knoblauchzehen einlegt. Einfach in eine kleine Flasche 4–6 geschälte Knoblauchzehen geben und eine knappe Woche ziehen lassen (Flasche im Kühlschrank aufbewahren). In diesem Fall brauchen Sie keinen frischen Knoblauch mehr für das Dressing zu verwenden.

Jogurtdressing

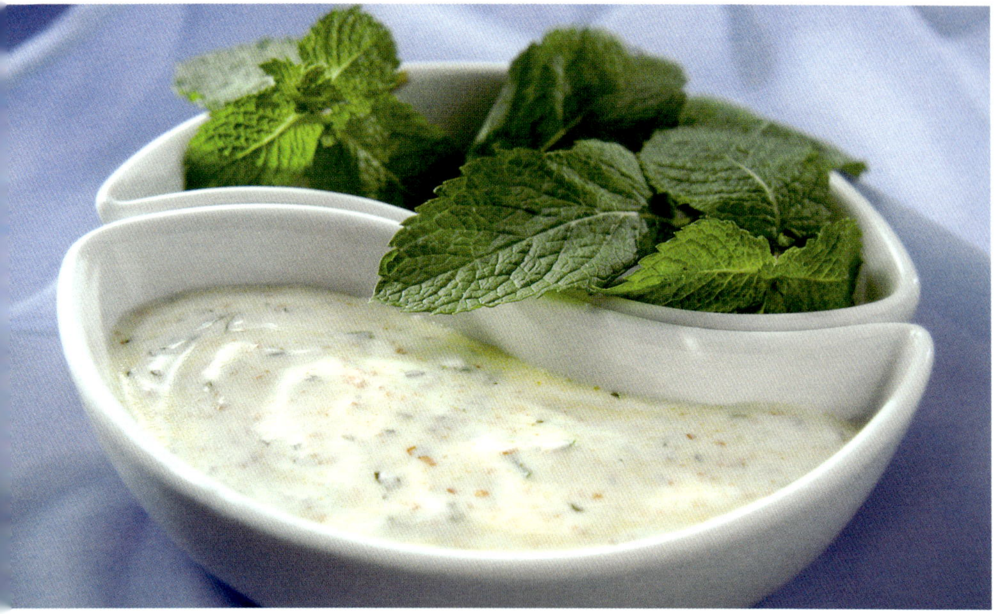

Zutaten für 1 bis 2 Personen

Ideal-Phase

ca. 4–5 EL fettarmer Jogurt

2 EL Olivenöl

1 TL Zitronensaft

1 EL Balsamico- oder Apfelessig

fein gehackte Salatkräuter (für ca. 1–2 EL, z. B. Schnittlauch, Dill, Petersilie – auch tiefgekühlt)

1 Messerspitze Paprikapulver, ½ TL Honig, ½ TL getrocknete Minze, Salz, Pfeffer

½ –1 Knoblauchzehe (gepresst)

Balancier-Phase

ca. 4–5 EL fettarmer Jogurt

½ –1 EL Olivenöl

1 TL Zitronensaft

1 EL Balsamico- oder Apfelessig

fein gehackte Salatkräuter (für ca. 1–2 EL, z. B. Schnittlauch, Dill, Petersilie – auch tiefgekühlt)

1 Messerspitze Paprikapulver, ½ TL Honig, ½ TL getrocknete Minze, Salz, Pfeffer

½ –1 Knoblauchzehe (gepresst)

- Auch ohne die mit ▪ gekennzeichneten Zutaten ein Genuss
- Mit Foodsport-Kernsortiment alle Zutaten verfügbar

Zubereitungsplan (für die Ideal-Phase)

	Arbeitsschritte	Zeitbedarf in Minuten 5	10	15	20	25	30
1	1 TL Zitronensaft und 1 EL Balsamico- oder Apfelessig in kleine Schüssel geben	■					
2	4–5 EL fettarmen Jogurt, 2 EL Olivenöl, ½ TL Honig, ½ TL getrocknete Minze* ebenfalls in Schüssel geben	■					
3	Inhalt der Schüssel mit Schneebesen gut verrühren		■				
4	Salatkräuter* (1–2 EL, z. B. Schnittlauch, Dill, Petersilie) fein hacken, ½–1 Knoblauchzehe* pressen und dazugeben		■				
5	1 Messerspitze Paprikapulver* dazugeben		■				
6	Alles zusammen nochmals gut verrühren und mit Salz und Pfeffer* abschmecken		■				

* Auch ohne diese Zutaten ein Genuss

Kochtipps

- Wenn Sie dem Jogurtdressing ½ Teelöffel Paprikapulver untermischen, bekommt es eine appetitliche zartrosa Farbe.
- Besonders pikant wird das Dressing mit einem Schuss Tabasco.

Senf-Vinaigrette▪

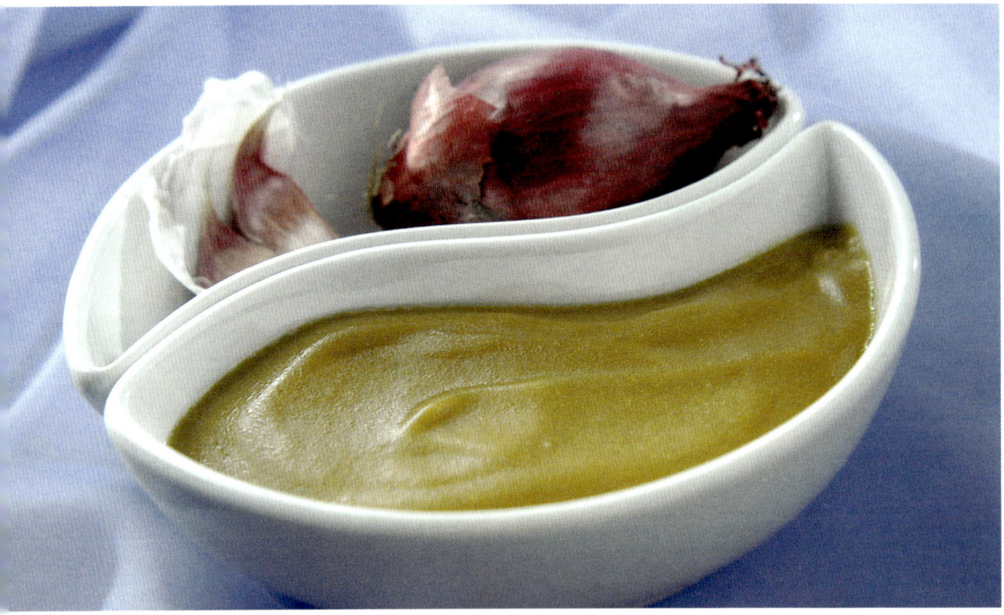

Zutaten für 1 bis 2 Personen

Ideal-Phase

2–3 EL fettarmer Jogurt

½ –1 TL Senf

3–4 EL Olivenöl

1 EL Balsamico-Essig, 1 TL Zitronensaft

½ –1 Knoblauchzehe▪ (gepresst)▪

1 TL Tomatenmark, Salz

½ TL Honig

Balancier-Phase

2–3 EL fettarmer Jogurt

½ –1 TL Senf

2–3 EL Olivenöl

1 EL Balsamico-Essig, 1 TL Zitronensaft

½ –1 Knoblauchzehe▪ (gepresst)▪

1 TL Tomatenmark, Salz

½ TL Honig

- Auch ohne die mit ▪ gekennzeichneten Zutaten ein Genuss
- Mit Foodsport-Kernsortiment alle Zutaten verfügbar

Zubereitungsplan (für die Ideal-Phase)

	Arbeitsschritte	Zeitbedarf in Minuten 5	10	15	20	25	30
1	2–3 EL fettarmen Jogurt in kleine Schüssel geben	■					
2	3–4 EL Olivenöl, 1 EL Balsamico, 1 TL Zitronensaft, ½ TL Senf, 1 TL Tomatenmark dazugeben	■					
3	½ –1 Knoblauchzehe▪ in Jogurtcreme hineinpressen	■					
4	½ –1 TL Honig dazugeben und Inhalt der Schüssel mit Schneebesen gut verrühren		■				
5	Dressing mit Salz abschmecken		■				

▪ Auch ohne diese Zutaten ein Genuss

Kochtipps

- Für eine besonders feine, süßlich saure Note geben Sie zusätzlich ½ EL Granatapfelsirup hinzu (gibt es in türkischen Lebensmittel-Fachgeschäften). Ist besonders geeignet für alle Salate mit Tomaten oder Paprika als Hauptbestandteil.

Balsamico-Dressing▪

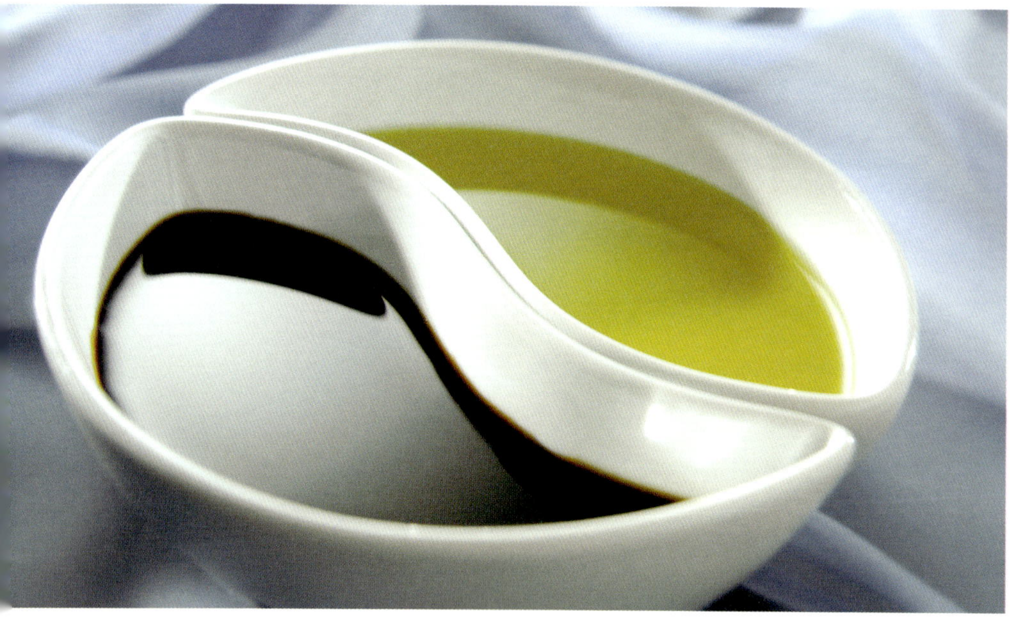

Zutaten für 1 bis 2 Personen

Ideal-Phase

4 EL Olivenöl

1 – 1 ½ EL Balsamico-Essig

Salz, Pfeffer▪

½ – 1 Knoblauchzehe▪ (gepresst)

Balancier-Phase

3 EL Olivenöl

1 – 1 ½ EL Balsamico-Essig

Salz, Pfeffer▪

½ – 1 Knoblauchzehe▪ (gepresst)

- ▪ Auch ohne die mit ▪ gekennzeichneten Zutaten ein Genuss
- ▪ Mit Foodsport-Kernsortiment alle Zutaten verfügbar

Zubereitungsplan (für die Ideal-Phase)

	Arbeitsschritte	Zeitbedarf in Minuten 5	10	15	20	25	30
1	4 EL Olivenöl und 1 EL Balsamico-Essig in Schüssel gut verrühren	■					
2	½ – 1 Knoblauchzehe▪ mit in das Dressing pressen, verrühren	■					
3	Anschließend mit Salz und Pfeffer▪ abschmecken	■					

▪ Auch ohne diese Zutaten ein Genuss

Kochtipps

- Wie man an dem Rezept unschwer erkennt, ist das die schnellste Dressingvariante, die im Prinzip zu jedem Salat passt.
- Wer es noch schneller mag, gibt das Öl und den Balsamico-Essig direkt auf den Salat und schmeckt das Ganze anschließend mit Salz und Pfeffer ab.
- Für das besondere Knoblaucharoma nimmt man eine kleine Flasche Olivenöl und legt darin 4 – 6 Knoblauchzehen für ca. 1 Woche ein, bevor man es für das Dressing benutzt.

Anhang

Danke

Meinen allerherzlichsten Dank richte ich an all jene Menschen, die mich bei der Entwicklung des Foodsport-Konzeptes und der Umsetzung dieses Buchprojektes mit Liebe, Begeisterung, guten Beziehungen, Tatkraft oder Spezialwissen unterstützt haben. Ein besonderer Dank gilt hierbei meiner Familie, meinen Freunden sowie all jenen hilfsbereiten und kritischen Experten und Geschäftspartnern, Testlesern und Testkochern, die zum Gelingen dieses Projektes auf ihre ganz persönliche Weise in höchst angenehmer und konstruktiver Form beigetragen haben: Alexander Weisgerber, Dr. Ali Assar, Belgin Kemeröz, Brigitte Marcinek, Dr. Daniela Drusch, Gerhard Hirsch, Gerhard Wegner, Günter Wagner, Hans-Uwe L. Köhler, Jean-Pierre Léfèvre, Dr. Klaus Völmle, Lutz Klimek, Markus Hederer, Mike Wozny, Mustafa Abaci, Nicole Schüller, Olaf Hakenbeck, Pierre Mouterde, Robert Lust, Saskia Wiese, Silke Schmidt, Dr. Stephan Drusch, Stefanie Mau, Tom Tilliger, Udo van Bergen, Yvonne Becker.

Literatur- und Quellenverzeichnis

Harvard School of Public health: www.hsph.harvard.edu/nutritionsource/

- Food Pyramids, What should you really Eat? (2003)
- Interpreting News on Diet, Research and the Mass Media – An Introduction (2003)
- Fats & Cholesterol – The good, The bad and the Healthy Diet (2003)
- Weitere Themengebiete: Protein, Carbohydrates, Fiber, Fruits & Vegetables, Calcium & Milk, Alcohol, Vitamins, Healthy weight, Excersize, Type 2 Diabetes
- Walter C. Willet, M.D., Eat, drink and be healthy: the Harvard Medical School guide to healthy eating, Simon & Schuster, New York 2001

Deutsche Gesellschaft für Ernährung: www.dge.de

- DGE spezial 02/2005 vom 21.03.2005: Die dreidimensionale Lebensmittelpyramide
- DGE aktuell 01/2005 vom 12.01.2005: Ist Kaffee ein Flüssigkeitsräuber?
- DGE aktuell 07/2004: DGE und aid beschließen gemeinsame Ernährungspyramide. Ergebnisse des aid-DGE Expertenworkshops vom 14.07.2004
- Ernährungsbericht 2004: DGE, Bonn
- DGE info 05/2004: DGE Ernährungskreis – Lebensmittelmengen
- DGE 2003: Die 10 Regeln der DGE. In: DGE (Hrsg): 50 Jahre DGE – Ernährungswissen im Wandel der Zeit. Festschrift zum 50. Jubiläum der DGE 2003
- DGE aktuell 03/2003 vom 07.03.2003: Ein erhöhter Cholesterin-Spiegel – eine schleichende Gefahr für die Gesundheit
- DGE special 02/2003 vom 29.04.2003: Mehr bewegen und die Fettaufnahme reduzieren – der beste Weg sein Gewicht zu halten!
- DGE aktuell 01/2003 vom 04.02.2003: Expedition Traumfigur – schlank mit Diäten?
- DGE aktuell 10/2002 vom 26.11.2002: Knack die Nuss – Nüsse sind besser als ihr Ruf
- DGE aktuell 09/2002 vom 12./13.11.2002: Functional Food – Gesundheit zum Essen?
- DGE aktuell 03/2002 vom 21.05.2002: Wie gut ist unser Wasser?
- DGE special 03/2001 vom 13.02.2001: Gemüse und Obst schützen am besten vor Krebs

- DGE special 01 / 2002 vom 12.02.2002: Vollkorn – ein wertvoller Bestandteil der vollwertigen Ernährung
- Stellungnahme des DGE 05 / 2001: Proteine und Kohlenhydrate im Breitensport
- DGE special 02 / 2000 vom 29.06.2000: Optimale Nährstoffversorgung ohne angereicherte Lebensmittel und Präparate möglich
- DGE aktuell 22 / 1999 vom 10.11.1999: Macht Fett wirklich fett?

Ernährungs-Umschau: www.ernaehrungs-umschau.de

- Ernährungs-Umschau 52 (2005) Heft 4: Grafische Umsetzung von Ernährungsrichtlinien – traditionelle und neue Ansätze; von Peter Stehle et al.
- Ernährungs-Umschau 51 (2004) Heft 3: Glykämischer Index und glykämische Last – ein für die Ernährungspraxis des Gesunden relevantes Konzept?; DGE Bonn
  Teil 1: Einflussfaktoren auf den glykämischen Index sowie Relevanz für die Prävention ernährungsmitbedingter Erkrankungen
  Teil 2: Umsetzung des Konzeptes eines niedrigen GI bzw. GL in Ernährungsempfehlungen für die Bevölkerung

BfR; Bundesinstitut für Risikobewertung: www.bfr.bund.de

- BfR, (2004): Dänemark verbietet bestimmte angereicherte Lebensmittel
- BfR, (05 / 2004): Wenn es warm wird, wachsen die Keime!
- BfR Wissenschaft (04 / 2004): Verwendung von Mineralstoffen in Lebensmitteln – Toxikologische und ernährungsphysiologische Aspekte
- BfR Wissenschaft (03 / 2004): Verwendung von Vitaminen in Lebensmitteln – Toxikologische und ernährungsphysiologische Aspekte
- BgVV, Bundesinstitut für gesundheitlichen Verbraucherschutz und Veterinärmedizin (2000): Stellungnahme des BgVV zur Einschätzung von Beta Carotin durch den Wissenschaftlichen Lebensmittelausschuss (SCF) der Europäischen Union

Weitere Quellen / Internetlinks

- Sonderdruck: Ernährung & Medizin 2005; 20, S. 87-92, Glykämischer Index und Insulin-Index, Neue Erkenntnisse oder alter Wein in neuen Schläuchen?, Björn Erwig, Johannes M. Peil, Günter Wagner, Hippokrates Verlag in MSV Medizinverlage, Stuttgart

- Schutz vor Krebs, Deutsches Krebsforschungszentrum, Heidelberg; 3. überarbeitete Auflage 2004; www.dkfz-heidelberg.de
- Biesalski, H.-K. und P. Grimm: Taschenatlas der Ernährung; 3. Auflage, Georg Thieme Verlag 2004
- Biesalski, H.-K. et al. (Hrsg.): Ernährungsmedizin; 3. Auflage, Georg Thieme Verlag 2004
- Georg Neumann, Ernährung im Sport, Meyer & Meyer, Aachen 2003
- Dr. med. Kurt-Reiner Geiß, Prof. Dr. Michael Hamm, Handbuch Sportlerernährung, Rowohlt Verlag, Hamburg 2003
- Deutsche Zeitschrift für Sportmedizin, Jahrgang 53, Nr. 7+8 (2002): 11:0 für die Gesundheit, Sportärztliche Empfehlungen zur Beeinflussung von Risikofaktoren – Förderung von Schutzfaktoren durch körperliche Aktivität und Sport, A. Berbalk et al.
- Foster-Powell, K; Holt, S.H.A.; Brand-Miller, J.C.: International table of glycemic index and glycemic load values: 2002. Am. J. Clin. Nutr. 76: 5–56 (2002)
- Schek, Alexandra: Top-Leistung im Sport durch bedürfnisgerechte Ernährung, Philippka Sportverlag, Münster (2002)
- Belitz, H.D., Grosch, W. und P. Schieberle: Lehrbuch der Lebensmittelchemie. 5. Auflage, Springer Verlag 2001
- DGE, ÖGE, SGE, SVE: D-A-CH-Referenzwerte für die Nährstoffzufuhr, Umschau / Braus, 2000
- BGBI I 1998, 230, 231: ZZulV, Verordnung über die Zulassung von Zusatzstoffen zu Lebensmitteln zu technologischen Zwecken, Stand: zuletzt geändert durch Art. 1 V v. 20.01.2005 I 128
- BGBI 1981, 1625, 1626: LMKV, Verordnung über die Kennzeichnung von Lebensmitteln, Stand: Neu gefasst durch Bek. V. 15.12.1999 I 2464; zuletzt geändert durch Art. 1 V v. 10.11.2004 I 2799
- Institut für Sporternährung e.V., Bad Nauheim; www.isonline.de
- Stiftung Deutsche Schlaganfall-Hilfe; www.schlaganfall-hilfe.de
- Deutscher Verband der Aromenindustrie e.V.; www.aromenhaus.de
- United States Departure of Agriculture; www.usda.gov
- European Food Information Council; www.eufic.org
- World Health Organisation (WHO), Gesundheitsthemen von A–Z mit weiterführenden Links; www.who.int/topics/en/
- WHO 2003: EUR / 03 / 5045414 E 79832: Food based dietary guidelines in the WHO European Region, Nutrition and Food Security Program, Denmark
- Verbraucherzentrale Hamburg: Ratgeber »Was bedeuten die E-Nummern?«, www.vzhh.de
- Wagner, G.; Schröder, U.: Essen Trinken Gewinnen, Praxishandbuch für Sporternährung, 2. Auflage, Pala Verlag 2004
- Wagner, G.; Peil, Dr. med. J. M.; Schröder, U.: Trink Dich Fit, Handbuch für das richtige Trinken, Pala Verlag 2003

Stichwortverzeichnis

Der Autor

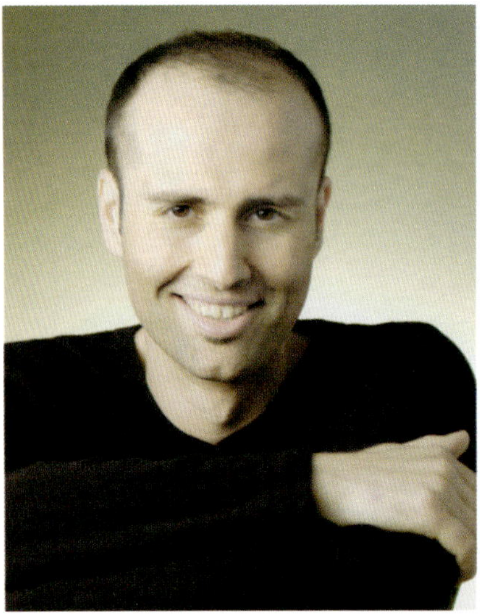

Diplom-Kaufmann **Tamer Kemeröz** war viele Jahre im Vertrieb und im internationalen strategischen Marketing in verschiedenen Managementpositionen tätig, unter anderem im Bereich der strategischen Geschäftsfeldentwicklung für Wellness-Märkte.

Mit seiner hohen Affinität zu den Themen Ernährung, Gesundheit und Sport und der Leidenschaft für das Kochen wurde er in den Stationen seiner beruflichen Karriere immer wieder herausgefordert, seinen gesunden Lebensstil, trotz eines knappen Zeitbudgets, durchzusetzen.

Im Jahre 1999 begann er, seine Verhaltensweisen systematisch zu beobachten und zu dokumentieren. Er wollte verstehen, warum sein persönlicher Lebensstil trotz Zeitmangel überhaupt funktionierte. Dabei wurden seine Projektfortschritte von Experten aus den Bereichen Ernährungswissenschaften und Sportmedizin begleitet.

Aus dieser persönlichen Betrachtungsweise heraus entwickelte sich im Laufe der Jahre das praxisbewährte Umsetzungskonzept Foodsport, das Menschen mit chronischem Zeitmangel hilft, einen gesunden, aktiven und genussvollen Lebensstil zu führen. Auf Grundlage des Foodsport-Konzeptes werden Seminare und Vorträge sowie Innovationsentwicklungsprojekte für Konsumgüter- und Dienstleistungsunternehmen angeboten.

www.foodsport.com